国家级技工教育规划教材
全国技工院校医药类专业教材

药学服务技术

樊予惠　侯爱敏　主编

中国劳动社会保障出版社

图书在版编目（CIP）数据

药学服务技术 / 樊予惠，侯爱敏主编. --北京 ：中国劳动社会保障出版社，2024. --（全国技工院校医药类专业教材）. -- ISBN 978－7－5167－6382－7

Ⅰ. R9

中国国家版本馆 CIP 数据核字第 20249G3741 号

中国劳动社会保障出版社出版发行

（北京市惠新东街 1 号　邮政编码：100029）

*

北京市科星印刷有限责任公司印刷装订　　新华书店经销

787 毫米×1092 毫米　16 开本　21.25 印张　449 千字

2024 年 8 月第 1 版　　2024 年 8 月第 1 次印刷

定价：48.00 元

营销中心电话：400－606－6496

出版社网址：http://www.class.com.cn

《药学服务技术》编审委员会

主　　编　樊予惠　侯爱敏

副 主 编　谢康磊　高慧丰　杨维祯

编　　者　**（以姓氏笔画为序）**

杨维祯（杭州第一技师学院）

陈美玲（山东医药技师学院）

尚　珂（河南医药健康技师学院）

金月珍（河南医药健康技师学院）

侯爱敏（河南医药健康技师学院）

高慧丰（山东医药技师学院）

郭新魁（郑州商业技师学院）

谢康磊（郑州商业技师学院）

樊予惠（河南医药健康技师学院）

主　　审　**（以姓氏笔画为序）**

卢　超（杭州胡庆余堂国药号有限公司）

周志涵（湖南省医药技工学校）

赵松峰（郑州大学第一附属医院）

总前言

为了深入贯彻党的二十大精神和习近平总书记关于大力发展技工教育的重要指示精神，落实中共中央办公厅、国务院办公厅印发的《关于推动现代职业教育高质量发展的意见》，推进技工教育高质量发展，全面推进技工院校工学一体化人才培养模式改革，适应技工院校教学模式改革创新，同时为更好地适应技工院校医药类专业的教学要求，全面提升教学质量，我们组织有关学校的一线教师和行业、企业专家，在充分调研企业生产和学校教学情况、广泛听取教师意见的基础上，吸收和借鉴各地技工院校教学改革的成功经验，组织编写了本套全国技工院校医药类专业教材。

总体来看，本套教材具有以下特色：

第一，坚持知识性、准确性、适用性、先进性，体现专业特点。教材编写过程中，努力做到以市场需求为导向，根据医药行业发展现状和趋势，合理选择教材内容，做到“适用、管用、够用”。同时，在严格执行国家有关技术标准的基础上，尽可能多地在教材中介绍医药行业的新知识、新技术、新工艺和新设备，突出教材的先进性。

第二，突出职业教育特色，重视实践能力的培养。以职业能力为本位，根据医药专业毕业生所从事职业的实际需要，适当调整专业知识的深度和难度，合理确定学生应具备的知识结构和能力结构。同时，进一步加强实践性教学的内容，以满足企业对技能型人才的要求。

第三，创新教材编写模式，激发学生学习兴趣。按照教学规律和学生的认知规律，合理安排教材内容，并注重利用图表、实物照片辅助讲解知识点和技能点，为学生营造生动、直观的学习环境。部分教材采用工作手册式、新型活页式，全流程体现产教融合、校企合作，实现理论知识与企业岗位标准、技能要求的高度融合。部分教材在印刷工艺上采用了四色印刷，增强了教材的表现力。

本套教材配有习题册和多媒体电子课件等教学资源，方便教师上课使用，可以通过技工教育网（http://jg.class.com.cn）下载。另外，在部分教材中针对教学重点和难点制作了演示视频、音频等多媒体素材，学生可扫描二维码在线观看或收听相应内容。

本套教材的编写工作得到了河南、浙江、山东、江苏、江西、四川、广西、广东等省（自治区）人力资源社会保障厅及有关学校的大力支持，教材编审人员做了大量的工作，在此我们表示诚挚的谢意。同时，恳切希望广大读者对教材提出宝贵的意见和建议。

本书前言

《药学服务技术》作为药学、药品经营与管理、药品服务与管理等专业的核心课程，以培养医药卫生类相关专业人才为目标，以药师、执业药师、健康管理师在日常工作中针对不同药学服务对象、不同工作岗位所需要掌握的各种专业知识与技能为主要内容。通过这门课程的学习和实践，学生能够具有药学服务的观念、意识和技能，能够全面提升自己的药学服务素养和能力水平，毕业后能够快速融入职场，为顾客提供优质的药学服务。

本教材在编写过程中，充分考虑了技工教育人才培养的特点和职业岗位的实际需求，立足于技工教育人才培养规格和职业岗位需求，整合药学、临床医学、健康管理学知识，参考医药商品购销员国家职业标准，设计了药学服务导言、处方调配与处方分析、常见病用药指导、安全用药指导、医疗器械推荐及使用、药学综合服务六个模块，理论与实践并重，突出应用能力培养。

本教材是由校企深度合作团队编写完成，汲取和借鉴了相关著作、教材的成果，得到了各位作者及其所在单位领导的大力支持，在此，一并致以崇高的敬意和衷心的感谢。侯爱敏负责编写任务一、任务二和任务十八，郭新魁负责编写任务三、任务四、任务十四和任务三十一，谢康磊负责编写任务五、任务六、任务七和任务十三，陈美玲负责编写任务八、任务十五和任务十六，金月珍负责编写任务九、任务二十八和任务二十九，高慧丰负责编写任务十、任务十一、任务二十四和任务二十五，尚珂负责编写任务十二、任务十九和任务三十以及前言，樊予惠负责编写任务十七，杨维祯负责编写任务二十、任务二十一、任务二十二、任务二十三、任务二十六和任务二十七。

由于编者学识和水平有限，书中难免存在疏漏与不妥之处，敬请广大师生批评指正，以便修订完善！

编者

2024 年 6 月

目 录

模块一 药学服务导言

模块二 处方调配与处方分析

模块三 常见病用药指导

模块四　安全用药指导

模块五　医疗器械推荐及使用

模块六　药学综合服务

模块一

药学服务导言

本模块学习内容主要包括药学工作人员的职业道德、药学服务中的礼仪以及药学服务过程中相关技术规范。通过本模块的学习，可以让学生对医药商品购销员这个职业以及药学服务的内容有更深入的认识，在今后的工作中能够严格要求自己，运用药学服务礼仪的沟通技巧为患者提供人性化、个性化的高质量药学服务；明确药学服务规范的重要性，提高患者用药依从性，促进合理用药，切实提高患者生命质量。在工作中能养成“以顾客为中心”的职业理念，具备较好的自主学习、与人沟通能力，树立良好的药学服务意识，切实做到诚实守信、关爱顾客，提升药学服务质量。

任务一

药学服务礼仪

礼仪是一种典章、制度，包括人的仪表、仪态、礼节，用以规范人的行为、举止，调整人与人之间的关系。良好的礼仪能使人感到亲切，使人产生健康愉悦的情绪，进而产生积极的态度和行为，改善医患关系，提高服务质量。药店作为服务性行业，能否为顾客提供高质量的药学服务，能否给顾客营造温馨舒适的购药场所，使其买到满意的产品，与店员的服务礼仪有着密不可分的关系。

学习目标

知识目标

1. 能明确药学工作人员的职业道德、内涵及服务礼仪相关知识。
2. 能列举出药学服务中基本的礼仪要求、仪容和服饰规范、仪态规范及服务中的注意事项。
3. 能明确药学服务中的咨询目标及内容。

技能目标

1. 能较好地运用药学服务基本礼仪的内容、方法、技巧来完成顾客咨询接待。
2. 能应用药学服务的方法和沟通技巧解决实际工作中的问题。
3. 能解答顾客购药过程中的各种咨询问题，为顾客提供一种高效、满意的购药服务。
4. 能明确顾客的真实需要，应用药学服务礼仪专业知识去问询了解，解决顾客需求。

任务引入

一位顾客拿着一盒钙铁锌口服液来药店，自述是两天在药店购买的，今天给孩子服用，发现有沉淀物，想来换药，你作为药店购销员，请完成该顾客的接待流程。

相关知识

一、药学工作人员职业道德

药学职业道德是调整药学工作人员与患者等服务对象之间关系、药学工作人员与社会之间关系和药学工作人员同仁之间关系的行为准则、规范的总和。药学职业道德规范是指药学工作人员在药学工作中应遵守的道德规则和道德标准，是社会对药学工作人员行为基本要求的概括。它是药学职业道德基本原则的具体表现、展开和补充，用以指导药学工作人员的言行，协调药学领域中的各种人际关系。

（一）基本原则

1. 提高药品质量，保证药品安全有效。

2. 实行社会主义的人道主义。

3. 全心全意为人民健康服务。

（二）具体内容

1. 药学工作人员对服务对象的职业道德规范

（1）仁爱救人，文明服务。

（2）严谨治学，理明术精。

（3）济世为怀，清廉正派。

2. 药学工作人员对社会的职业道德规范

（1）坚持公益原则，维护人民健康。

（2）宣传医药知识，承担保健职责。

3. 药学工作人员同仁间的职业道德规范

（1）谦虚谨慎，团结协作。

（2）勇于探索创新，献身医药事业。

（三）药学服务领域的道德责任

1. 药品流通领域的道德责任

（1）树立正确的经营道德观：一是为人民服务，二是根据《中华人民共和国药品管理法》和有关药政法规办事，三是正确处理社会效益和经济效益的关系。

（2）采购供应的道德要求：确保药品质量是采购供应的灵魂与核心，采购要及时准确、廉洁奉公。

（3）安全储运的道德要求：严谨准确、安全迅速、文明装卸、认真负责。

（4）药品销售服务中的道德要求：认真负责、主动热情、服务周到、实事求是、讲究信誉、依法销售。

（5）药品广告宣传中的道德责任：坚持实事求是、严肃认真和对国家、社会、患者负责的态度，准确传播药品信息。

2. 药品调剂配发中的道德责任

保证患者用药过程安全、有效、经济是药学工作人员在调剂配发时的基本工作责任。处方调配和药品销售中，还要求做到严肃、认真、负责，给患者提供合理用药的正确指导，并收集药品不良反应信息。

二、药学服务的内涵

药学服务是在临床药学工作的基础上发展起来的，与传统的药物治疗有很大的区别。药学服务是药学工作人员应用药学专业知识向公众（包括医护人员、患者及其家属）提供直接的、负责任的、与药物使用有关的服务，以期提高药物治疗的安全性、有效性和经济性，从而实现改善和提高人类生命质量的理想目标。

（一）药学服务对象

药学服务的对象是广大公众，包括患者及其家属、医护人员和卫生工作者、药品消费者、健康人群。在药学服务中，应重点注意以下重要人群。

1. 用药周期长的慢性病患者，或需长期或终身用药者。

2. 病情和用药复杂，患有多种疾病，需同时合并应用多种药品者。

3. 特殊人群，如特殊体质者、肝肾功能不全者、过敏体质者、小儿、老年人、妊娠及哺乳期妇女、血液透析者、听障及视障人士等，即老弱病残孕肝衰肾衰和过敏者。

4. 用药效果不佳，需要重新选择药品或调整用药方案者。

5. 用药后易出现明显的药品不良反应者。

6. 应用特殊剂型、特殊给药途径者。

7. 药物治疗窗窄需做监测者。

（二）药学服务专业技能

1. 调剂技能。调剂通常包括审方、调配处方和发药，是药学工作人员的基本工作，是药学工作人员根据医师的处方或医嘱，调配药品并进行用药交代，回答患者咨询的服务过程。

2. 咨询与用药教育技能。

3. 药品管理技能。

4. 药物警戒能力。

5. 沟通技巧：认真聆听患者的需求；尽量使用通俗易懂的语言和短句与患者交流，避免使用专业性语言；正确使用肢体语言（如微笑等）；使用开放式提问来鼓励患者提供更多的信息；沟通的时间不宜过长；关注老年人、婴幼儿、妊娠期妇女等特殊人群。

6. 药历书写能力。药历是药学工作人员为参与药物治疗和实施药学服务而为某一患者建立的用药档案。它源于病历，又有别于病历。我国药历的主要内容包括患者基本情况、病历摘要、用药记录、用药评价。

7. 应对投诉的能力。

8. 自主学习能力。

（三）药学服务主要实施内容

1. 协助医护人员制定和实施药物治疗方案。

2. 指导、帮助患者合理使用药物。

3. 积极参与疾病的预防、治疗和保健。

4. 定期对药物的使用和管理进行科学评估。

三、药学服务礼仪

服务礼仪通常指的是礼仪在服务行业的具体运用，是服务人员在自己的工作岗位上向服务对象提供服务的标准的、正确的行为规范，包括服务人员的仪容和服饰规范、仪态规范、语言规范等基本内容。

（一）药学工作人员的一般礼仪要求

1. 精神饱满

这是服务人员最基本的素质要求。只有热爱本职工作，正确认识和理解本行业工作的意义，不断提升专业水平，才能在工作中时刻保持良好的精神状态。

2. 热情耐心

必须以热情耐心的态度接待服务对象，尤其当服务对象比较挑剔或遇到较多困难、麻烦的时候，一定要注意保持耐心、冷静，以顺利完成服务工作。

3. 体态标准

服务人员应仪表端庄、仪态规范。无论是行走、站立还是坐着，服务人员都应按照标准严格要求自己，与顾客交谈时，保持与顾客 1 ~ 2 m 的距离。

（二）药学工作人员的仪容和服饰规范

药学工作人员除佩戴手表，结婚、订婚戒指外，不得佩戴其他饰物。不留长指甲，不化浓妆，不喷浓烈的香水。头发不能染成异色，男员工不留长发、大鬓角、小胡子，头发保持清洁，前不盖眉、侧不过耳、后不遮领；女员工发不过肩，长发要盘起，发型要美观、大方，但不要太夸张。穿着一般为统一的、简洁大方的服务制服。药学工作人员应保持服装干净、穿戴工整，按照公司的统一要求佩戴好工作牌。

（三）药学工作人员的仪态规范

药学工作人员的仪态可以体现其良好的素质以及职业形象，进而为顾客提供优质的服务。

1. 站姿

脚跟并拢，脚尖分开 30° ~ 45°；两膝并拢，双手交叉放于腹前（女性：右手在外，左手在内；男性：右手在内，左手在外）；挺胸抬头，收腹，将身体重心放于脚掌；目光直视前方，面带微笑。

2. 手势

向顾客介绍产品、引导方向时，上半身稍向前倾，手指自然并拢，手掌向上倾斜，以肘关节为轴指向目标。

3. 表情、态度

要微笑服务，态度自然、真诚，声音高低、轻重适度，情绪饱满热情，注意力集中。

4. 当班员工禁止行为

严禁在工作场所内吸烟、吃零食、闲谈、打闹，干私活、会客；严禁不按规定定位定岗；严禁站姿不端。

（四）药学工作人员语言规范

药学工作人员在接待顾客时有整套的参考服务用语，具体见表 1 – 1 – 1。

表 1－1－1　药学工作人员常用服务用语

分类	内容	要求
招呼用语	××，您好！有什么可以帮忙的吗？ 请稍等一下，我接待完这位顾客，马上就来。 ××先生/小姐，您慢慢选，选好了叫我一声，我先接待其他顾客	与顾客打招呼要落落大方，笑脸相迎，使顾客有宾至如归的感觉，不要麻木不仁、态度冷漠，不主动、不亲切
介绍用语	这是品牌产品，疗效好，价格合理，一向很受欢迎。 这是新产品，它的优点为……如果您需要的话，我可以帮您参谋一下。 这种药品（保健品/医疗器械等）的几个类型都不错，您可以随便挑选。 这种药品（保健品/医疗器械等）不耐高温，使用时请注意。您回去使用时，请先看一下说明书。 这件商品虽然便宜，但不适合您，您看呢？ 缺货时： 对不起，您问的药品（保健品/医疗器械等）我们刚卖完，用同类性质的药品替代怎么样？ 近期不会有，请您到其他药店看看。 这种药品过两天会有，请您抽空再来看看。 这种药品（保健品/医疗器械等）暂时缺货，方便的话，请留下您的姓名及联系方式，一有货我们马上通知您，好吗？ 回答问题： 您想买的药品（保健品/医疗器械等）在那边，请往这边走（手势）。 您想去的地方在××，可以乘××车到××站下	态度热情、诚恳，介绍药品时要实事求是，突出商品特点，结合顾客的需求，当好参谋，不要哗众取宠、言过其实、欺骗顾客
收款用语	收您××元钱，这是找您的××元钱，请收好。请拿好收银小票和找零！ 您买的东西共计××元，收您××元钱，找您××元钱，请点一下。 您的钱数不对，请您重新点一下。 ××先生/小姐，您想兑换零钱，我来帮您换。 请您再点一下，看看是否正确	要求唱收唱付，吐字清晰，交付清楚，将找款递送到顾客手中，不允许扔、摔、重放
包装用语	请稍候，我帮您包装好。这是您的药品（保健品/医疗器械等），请拿好。 这里有礼品袋，我为您装好。您的药品（保健品/医疗器械等）都放进去了，请您带好。 这种药品（保健品/医疗器械等）容易碎，请您小心拿好，注意不要碰撞。 这种药品（保健品/医疗器械等）易脏，请不要跟其他东西混在一起。 这种药品（保健品/医疗器械等）怕挤压，乘车时请注意。我已帮您装好，请不要倒置。 您买的药品（保健品/医疗器械等）已经放在购物袋里了，拿时请注意托底，请您带好随身物品	要求在包装过程中告知顾客药品的注意事项，应将包装好的商品双手递交给顾客，不要把商品扔给顾客不管，或者放在柜台上，而不帮助包装

续表

分类	内容	要求
道歉用语	对不起，让您久等了。 对不起，因为刚才忙没听见您叫我，请问您需要什么？ 对不起，让您多跑了一趟。 对不起，这个问题我实在不太明白，请原谅。 对不起，我把票开错了，我为您重开。 刚才的误会，请您谅解。 我会将您的意见反映给领导，以改进我们的工作，谢谢！对不起，我工作马虎了，今后一定努力改正。 真对不起，那位营业员不在，我一定将您的意见转达给她。 请原谅，我们工作时间不能长谈。 对不起，这个问题我解决不了，请您稍候，我请示一下领导	要求态度诚恳、语气温和，特别是接受顾客投诉时，要尽量争取顾客谅解，不允许做错了事不向顾客道歉，反而刺激顾客，伤害顾客和戏弄顾客
解释用语	对不起，这的确是商品质量问题，我给您退换。 对不起，按国家有关规定，已出售的药品如果不属于质量问题，是不能退换的。 对不起，您要退换的药品不属于质量问题，而且已经使用过了，无法再卖给别的顾客了，实在不能给您退换。 对不起，这个质量问题很难判断，请您到相关质检单位鉴定 下，如确属质量问题，我们愿意承担相应责任。 对不起，我没有权力处理这个产品问题，请稍等，我请示一下领导	要求委婉、细心，用语恰当、以理服人，使顾客心悦诚服，不要用生硬、不礼貌的语言伤害顾客，不能漫不经心，对顾客不负责任
调节用语	劝解纠纷： 实在对不起，刚才的营业员态度不好，惹您生气了，今后我们一定加强教育。我是××，您有什么意见请对我说好吗？有事好商量，我们尽量为您解决。 请您放心，我们一定解决好这件事情。 在收、找款发生纠纷时用语： 您别着急，我们大家回忆一下，我记得刚才收您的是××张××元面额的人民币，找您××元钱，请您再回忆一下，好吗？ 实在对不起，由于我们疏忽，造成差错，这是多收您的××元，请谅解。 对不起，请稍等，我们先核对一下货款再说，好吗？ 有顾客故意为难或辱骂营业员时： 您这样说就不太礼貌了，我们之间应相互尊重。有意见可以提，骂人就不对了，请您理解和支持我们的工作	要求和气待客，站在顾客的角度想问题、看问题、处理问题，不允许互相袒护、互相推诿，强词夺理、激化矛盾
道别用语	这是您的药，请拿好慢走！ 不客气，这是我们应该做的	要求谦逊有礼、和蔼亲切，使顾客感觉愉快和满意，不要沉默寡言
忌讳用语	对高个子男人，忌讳说“太高了”“不和谐”，应说“魁梧”。 对矮个子忌讳说“个矮”“不够尺寸”，应说“小巧”“干练”。 对盲人忌说“瞎”，可说“眼睛不太好”。 对腿脚残疾者忌说“瘸”“腿脚不好”，可说“腿脚不太方便”。 对带小孩的母亲忌说小孩“瘦”“弱”“小”“胖”，可说“机灵”“水灵”	要求学会委婉说话，不说忌讳话，把话说得合顾客心、随顾客意、入顾客心、顺顾客情，不要用语不当，伤害顾客

任务实施

一、活动准备

1. 场地准备：模拟药房。

2. 物品准备：柜台、不同种类的药品、带有进销存系统的计算机、凳子等。

3. 人员准备：将同学分成若干小组，每组4～6人，一人担任组长，负责分配组内成员任务，共同完成对顾客问病荐药的礼仪流程。

二、活动实施

1. 接待顾客

按照规范礼仪及医药商品购销员的职业标准接待顾客。

2. 询问诉求

（1）询问顾客基本信息：顾客是否为患者本人，患者的年龄、职业等。

（2）询问购买信息：购买时间、有无销售发票等。

（3）询问药品信息：药品的名称、是否拆封、药品有无破损、药品保存方法、保质期情况、目前药品性状等。

（4）询问用药史：是否已经服用过该药物、用药剂量等。

3. 确认需求和关注点

根据顾客需求，确认所购买药品为本店效期内药品。若顾客认为出现沉淀是药品变质，要求换药，作为医药商品购销员，应为顾客提供合理解释。

4. 提出处理建议

（1）确认顾客所购买药品属于效期内正常药品，出现沉淀是正常理化反应不需要更换。

（2）借助说明书等材料提供合理解释：发现钙铁锌口服液有沉淀物后，建议先查看生产日期，同时也需要查看保质期，从而判断药物是否在保质期内。对于保质期内且包装严密的钙铁锌口服液，即使有沉淀物也属正常现象。

（3）在顾客购买药品时，可以推荐顾客购买适合的保健品一起服用。若顾客购买的药物有不同品牌、不同厂家、疗效相近、价格不等的同类药，应指导顾客根据自身情况综合选择适合的药物类型。同时，提出处理建议前应明确顾客的购买信息、药品信息及用药情况。

5. 注意事项

接待顾客时要注意个人仪表、仪态、穿戴配饰、服务态度及沟通交流的方式方法。

6. 任务评价

评价细则

评价指标	评价要素
基本素养	待客接物落落大方，顾客进门必须主动招呼，使用礼貌用语。面带微笑，语调平和，举止端庄大方，不卑不亢
	仪容仪表规范，着装得体，不戴首饰、不染发，指甲干净整洁等
	在整个服务过程中仪态端庄，使用礼貌用语，沟通表达逻辑清晰
询问	能了解顾客的基本信息，注意沟通礼仪
	能有效获取顾客所购买药品的生产日期、名称、有效期、破损及拆封情况等
处理意见	能恰当表达对顾客的关心，主动询问顾客需求
	能准确了解顾客的需求，提高服务质量，告知顾客药品服用方法、药品保存方式、有效期等
	能清楚告知顾客药店药品管理规范，包括药品的更换条件、有效期限、保存方式及服用方法，并教会顾客做好购药记录
注意事项	当顾客退换货、投诉及抱怨时，严禁不作为
	当顾客需要帮助时，严禁对顾客不理不睬
	服务要真诚专业，秉承以人为本的理念，有培养长期顾客的意识

7. 清场

按照6S企业管理标准清理实训场地。

6S企业管理：6S就是整理（SEIRI）、整顿（SEITON）、清扫（SEISO）、清洁（SEIKETSU）、素养（SHITSUKE）、安全（SECURITY）六个项目，简称6S。

（1）整理：对工作场所物品进行分类处理，区分必要物品和非必要物品、常用物品和非常用物品、一般物品和贵重物品等。

（2）整顿：果断丢弃非必要物品，妥善保存必要物品，使工作现场秩序井然，并能经常保持整齐的状态。这样可以有效消除寻找物品的时间，避免手忙脚乱。

（3）清扫：对各自工位、办公设施定期进行彻底清扫、清洗，保持无垃圾、无脏污的状态。

（4）清洁：维护清扫后的整洁状态。

（5）素养：将上述四项内容切实执行，持之以恒，从而养成习惯。

（6）安全：上述一切活动，始终贯彻“安全第一”的宗旨。

实行6S管理，是理顺工作现场秩序和提高工作效率的重要管理手段。

思考与练习

一、单项选择题

1. 药学工作人员应具备的素质不包括（　　）。

A. 良好的专业知识和专业技能　　B. 书写药历的能力
C. 掌握必要的临床医学知识　　D. 精湛的医术

2. 药房内有两位顾客，顾客 A 认为甲药好，顾客 B 认为乙药好，药学工作人员却极力推荐丙药，结果顾客 A 拉着顾客 B 就走出了药房，是因为药学工作人员（　　）。
A. 缺乏认真的倾听　　B. 语言表达有问题
C. 非语言沟通有问题　　D. 交流时间掌握不好

3. 与人交谈时，保持同他人（　　）的距离。
A. 80 ~ 100 cm　　B. 50 ~ 80 cm　　C. 1 ~ 2 m　　D. 2 ~ 3 m

4. 下列服务礼仪不正确的是（　　）。
A. 服饰要和谐、大方且穿戴整洁　　B. 举止自然端庄、礼貌得体
C. 在店堂内怎么舒适就怎么坐　　D. 着装得体，不戴首饰、不染发

5. 下列行为举止合理的是（　　）。
A. 与顾客说话时面带微笑　　B. 用手指他人
C. 视线游移或面无表情　　D. 大声喧哗

6. 为顾客指示商品时正确的手势是（　　）。
A. 食指指向商品　　B. 随意指向商品　　C. 并拢手指指向商品　D. 挥手指向商品

7. 仪表礼仪要求药学工作人员接待顾客时视线应（　　）。
A. 向上　　B. 向下　　C. 水平　　D. 斜视

8. 在顾客选购商品过程中，不应（　　）。
A. 轻取轻放　　B. 百拿不厌
C. 不能让顾客等待太久　　D. 随便摔

二、多项选择题

1. 药学工作人员的一般礼仪要求为（　　）。
A. 精神饱满　　B. 热情耐心　　C. 随意洒脱　　D. 体态标准

2. 下列关于药学工作人员的站姿、手势说法正确的是（　　）。
A. 脚跟并拢，脚尖分开 30° ~ 45°　　B. 两膝并拢
C. 双手交叉放于腹前　　D. 挺胸抬头，收腹

3. 下列药学服务的主要实施内容，说法正确的是（　　）。
A. 医、药、护有机结合，共同承担医疗责任
B. 药学服务只是针对患者个人
C. 协助医护人员制定和实施药物治疗方案
D. 定期对药物的使用和管理进行科学评估

4. 下列属于药学服务的目标的是（　　）。
A. 提高患者用药依从性　　B. 为医生提供合理用药信息
C. 改善和提高患者生命质量　　D. 指导护士合理用药

5. 属于药学工作人员对服务对象的职业道德规范的有（　　）。

A. 仁爱救人、文明服务
B. 严谨治学、理明术精
C. 济世为怀、清廉正派
D. 坚持公益、维护健康

三、简答题

1. 药学工作人员职业道德基本原则有哪些？
2. 请以小组为单位展示药学工作人员的基本礼仪。

任务二

药学服务技术规范

药学工作人员应以合法的方式提供药品。由于疾病治疗具有一定的复杂性和限制性，医疗医药行业存在较高的风险，药学工作人员提供药品的手段和程序均应是合法的。这可以在很大程度上消除可能发生的医疗事故和医疗纠纷，大大提高医疗服务和药学服务的水准。因此，药学工作人员需要在国家有关法律法规的基础上，建立一套贯穿药品采购、储存、调配全过程，切合本部门实际的、高效的、合理的、合法的管理制度和操作规范。

学习目标

知识目标

1. 能了解药学信息服务内容。
2. 能列举出用药咨询服务的内容、方式及注意事项。
3. 能明确用药学服务技术规范目标及内容。

技能目标

1. 能应用药学服务规范相关内容，提供一个动态、连续、客观、全程掌握用药情况的记录。
2. 能对药品不良反应进行检测，并及时准确地上报。
3. 能根据顾客的需求为顾客推荐规范合理的用药建议。

任务引入

患者，男，26 岁，职业司机，患者咨询："您好，大前天我感冒了，服用了氨酚咖那敏片后，老想打瞌睡，这是怎么回事呀？"请你作为医药商品购销员完成该顾客的接待流程。

相关知识

一、药学信息服务

（一）概述

药学信息服务（drug information service），也称药学信息活动，是指药学工作人员进行的药学信息的收集、保管、整理、评价、传递、提供和利用等工作，目的是指导合理用药，收集药物安全性和疗效等信息，建立药学信息系统，提供用药咨询服务。

（二）内容

1. 药学信息的收集、保管、整理、评价，实现药学信息的有效管理。

2. 向患者及其家属、卫生工作者和其他人员提供药学信息咨询服务，确保药品得到正确、合理的使用。

3. 以药品疗效、安全性、费用和患者因素作为科学依据，建立和维护处方集，为临床提供科学、全面的用药指导。

4. 参与药品不良事件的报告和分析，及时发现并分析、上报药品的不良反应信息。

5. 提供用药审查服务，提示用药方案中潜在的问题，以便医生制定更好的用药方案。

6. 对患者及其家属、卫生工作者和其他人员进行药品使用教育。

7. 对医师、药师、药学学生和其他卫生工作者进行药学信息的教育和培训工作。

8. 对药品的使用进行评价，为药品监督管理部门提供药品在临床使用中的再评价数据，确保药品安全可靠。

9. 开展有关药学信息服务的研究工作，探索更多、更好的药学信息服务方式和技术，促进药学信息服务水平的提高。

10. 促进医疗机构之间的药学信息交流和合作。

二、药物警戒制度

药品安全与公众健康息息相关，药物警戒在其中发挥了重大作用。药物警戒是发现、评价、认识和预防药品不良反应或其他任何药物相关问题的科学研究与活动。不仅涉及药物的不良反应，还涉及与药物相关的其他问题，如不合格药品、药物治疗错误、缺乏有效性的报告、对没有充分科学根据而不被认可的适应证的用药、急慢性中毒的病例报告、与药物相关的病死率的评价、药物的滥用与错用、药物与化学药物、其他药物和食品的不良相互作用。目的是规范药物警戒工作管理，确保药品风险效益平衡，保障公众用药安全有效。我国药物警戒相关指导文件见表 1－2－1。

表 1－2－1　我国药物警戒相关指导文件

发布时间	文件
2011 年 5 月	《药品不良反应报告和监测管理办法》
2018 年 1 月	关于适用国际人用药品注册技术协调会二级指导原则的公告
2019 年 8 月	《中华人民共和国药品管理法》（2019 年修订）
2020 年 1 月	《药品注册管理办法》
2020 年 4 月	国家药监局、国家卫健委关于发布药物临床试验质量管理规范的公告
2022 年 4 月	《药品年度报告管理规定》
2023 年 3 月	关于发布《药物临床试验期间安全性数据快速报告常见问答（2.0 版）》的通告

（一）药物警戒

1. 概述：药物警戒是指对药品不良反应及其他与用药有关的有害反应进行监测、识别、评估和控制。

2. 目的：降低药品风险，实现药品风险—获益平衡，使患者利益最大化。

3. 药品上市许可持有人是药物警戒的责任主体，药品上市许可持有人应当建立药品安全委员会，设置专门的药物警戒部门，指定药物警戒负责人，配备足够数量且具有适当资质的人员，建立健全相关管理制度，开展药物警戒活动。持有人委托开展药物警戒相关工作的，双方应当签订委托协议。

（二）药品不良反应报告制度

对于发现的药品不良反应，应及时登录各省药品不良反应中心网站，填写药品不良反应报告表并提交。

1. 药品不良反应主要是指合格药品在正常用法、用量下出现的与用药目的无关的反应或意外有害反应，包括副作用、毒性作用、过敏反应、继发反应、特异性遗传反应、致癌、致畸和致突变反应等。

2. 门店质量管理员负责本店药品不良反应的情况收集报告和管理。

3. 营业员注意收集门店售出的药品（尤其是非处方药品）不良反应的反馈情况，一经发现应及时向门店质量管理员报告。

4. 门店发现不良反应，应及时填报药品不良反应报告表，报公司质量管理部。

5. 门店质量管理员应每季定期收集、汇总、填报药品不良反应报表，按规定向公司质量管理部和省药品不良反应监测站或当地药品监督管理部门报告。

6. 发现严重罕见或新的不良反应，应在 24 小时内向当地药品监督管理部门及所在的省、自治区、直辖市药品不良反应监测中心报告，并报公司质量管理部。

7. 出现死亡病例须在 1 小时内向当地药品监督管理部门及所在的省、自治区、直辖市药品不良反应监测中心报告，并报公司质量管理部。

三、药学服务规范

实例：北京市食品药品监督管理局《药品零售企业药学服务规范（2014 年试行）》

第一条　药品零售企业的经营场所、设施设备、人员配备、计算机系统等应当符合《北京市开办药品零售企业暂行规定》和新修订《药品经营质量管理规范》的要求。

第二条　药品零售企业店内除保证规定面积的药品经营区域外可以经批准经营医疗器械、保健食品、婴幼儿配方乳粉等相关健康产品，但不得经营其他类别商品。企业应建立相应制度并采取物理措施保证药品、医疗器械销售区域与其他类别商品区域有效隔离。

第三条　药品零售企业应建立相应制度并采取物理措施，保证中药饮片区和处方药销售区域在营业时间内，除具备处方审核、调配及核对资格的人员外，其他人员不得进入。

第四条　药品零售企业店内药品广告宣传应规范，不得宣传未取得批准文号的药品广告。

第五条　药品零售企业在营业时间内应有执业药师或药师在岗，为公众提供药学服务，提供的药学服务应与企业的经营范围相适应。

第六条　药品零售企业店内应具备必要的药学服务硬件条件。至少包括相对独立的药学服务咨询台或咨询区，备有药学工具书及资料，具备药学服务信息管理系统。从事处方调剂业务的门店还应具备处方调剂信息管理系统。

第七条　药品零售企业店内应配备血压计、体重计、腰围测量尺等服务设施。

第八条　药品零售企业应在店内公示顾客服务电话，方便公众电话咨询、接受顾客投诉，对投诉内容应及时跟踪处理并反馈。

第九条　药品零售企业应按照《北京市开办药品零售企业暂行规定》的要求配备销售单据打印设备，为顾客提供打印的销售凭证，销售凭证内容应符合《药品流通监督管理办法》和新修订《药品经营质量管理规范》的相关要求。

第十条　药品零售企业药学服务信息管理系统应至少具备以下功能：标准化药学咨询流程、药品词典（药品基础数据库）、药品基本信息查询、药品词典维护、用药安全信息查询、选药指导、药品说明书查询功能，用药咨询问题记录、维护、统计分析、查询功能，用药指导单打印功能。

第十一条　药品零售企业处方调剂信息管理系统应能对处方输入、审核、核对、调剂全程进行管理和记录，实现处方调剂流程标准化。并至少具备以下功能：处方输入、审核、调配环节管理和记录功能，处方风险提示功能，处方审核人员身份及签名记录功能。

第十二条　药品零售企业应根据经营规模和经营范围配备相应数量执业药师、药师，保证营业时间内执业药师、药师在职在岗。离岗时应出示“药师不在岗，停止销售处方药和甲类非处方药”的告知牌。

第十三条　药品零售企业需对店面标识和药学服务人员着装进行统一管理。应在店面外统一悬挂绿十字标识，应为药学服务人员配备统一的工作服装，服装颜色可从白、粉、绿三种颜色中选取。从事中药调剂岗位的人员，在工作时应佩戴帽子与口罩。

第十四条　参与处方药销售的药学服务人员均应在工服明显位置佩戴统一的身份标识，不得遮挡。身份标识至少应包括佩戴者姓名、岗位、单位名称、职称、本人免冠照片。

第十五条　执业药师及药师应当按照标准化咨询流程，就药品的科学合理使用为患者提供专业指导。

第十六条　执业药师及药师提供药学服务时应当举止文明、言语礼貌、服务热心、平等地对待患者，不得有任何歧视性或其他不道德的行为，应当尊重患者的隐私，对在执业过程中知晓的患者隐私，不得泄露。

第十七条　处方调剂人员应当对顾客所持的医师处方内容进行审核、调配、核对。对认为存在用药不适宜时，或发现严重不合理用药或者用药错误的处方，应当拒绝调剂。

第十八条　处方调剂人员在处方调剂时，在完成处方审核、调配、核对、发药工作后，应在处方相应位置及处方调剂信息管理系统中签章。

参与处方调剂的各岗位人员的签名或者专用签章样式应当在药品零售企业留样备查。

第十九条　处方调剂人员不得擅自更改处方，对于含麻醉药品、精神药品、医疗用毒性药品的处方和不能判定其合法性的处方，不得调剂。

第二十条　执业药师应当在职在岗，不得将自己的《执业药师资格证书》《执业药师注册证》、身份标识、印签交予其他人或机构使用。不得在药品零售企业、医疗机构只挂名而不现场执业。不得同意或授意他人使用自己的名义向公众推销药品或提供药学服务。

上述行为造成违法违规或其他后果的，由原证书、印签、身份标识持有人承担责任。

第二十一条　药品零售企业除应按新修订《药品经营质量管理规范》建立相应的质量管理制度外，还应建立以下制度：

（一）用药咨询与指导制度；

（二）处方药销售管理制度；

（三）药学信息（情报）收集制度。

第二十二条　执业药师及药师应当积极主动参加食品药品监督管理部门、行业协会等组织的各类培训，不断拓展知识面，完善和扩充药学服务专业知识，关注与执业活动相关的法律法规的变化，提高药学服务能力。

第二十三条　各辖区食药监管部门应当负责监督本辖区药品零售企业及其药学服务行为，应将药品零售企业的药品质量和药学服务质量管理水平与企业分级分类管理相结合。

第二十四条　推动药品零售企业药学服务能力提升，加强药品零售企业和药学服务人员自律管理。积极发挥协会等社会团体的作用，加大宣传和培训工作，提升药学服务人员药学专业水平。

四、用药咨询服务

（一）概述

用药咨询服务是应用药师所掌握的药学知识和药品信息，包括药理学、药效学、药动学、毒理学、商品学、药品不良反应、安全信息等，承接公众对药物治疗和合理用药的咨询服务。用药咨询对临床合理用药具有关键性作用，对保证合理用药有重要意义。根据药物咨询对象的不同，可以将用药咨询分为患者、医师、护士和公众的用药咨询。

（二）咨询方式

根据咨询方式不同，用药咨询可分为主动方式和被动方式。无论是医院药师还是药房（店）药师，都应当主动向购药的顾客讲授安全用药知识，向顾客发放一些合理用药宣传材料，或通过医院、药房（店）的网站向大众宣传健康小知识。另外，药师日常承接的咨询内容以被动咨询居多，往往采用面对面的方式或借助其他通信工具的方式，如电话咨询、网络或来信询问等。

（三）咨询内容

药师承接咨询的内容广泛多样，咨询的内容一般可分为以下几种。

1. 药品名称。通用名、商品名、别名。

2. 适应证。药品适应证是否与患者病情相对应。

3. 用药方法。包括口服药品的正确服用方法、服用时间和用药前的特殊提示；栓剂、滴眼剂、气雾剂等外用剂型的正确使用方法；缓释制剂、控释制剂、肠溶制剂等特殊剂型的用法；如何避免漏服药物，以及漏服后的补救方法。

4. 用药剂量。包括首次剂量、维持剂量、每日用药次数、间隔疗程。

5. 服药后预计疗效及起效时间、维持时间。

6. 药品不良反应与药物相互作用。

7. 是否有替代药物或其他疗法。

8. 药品的鉴定标识、储存条件和有效期。

9. 药品价格，是否进入医疗保险报销目录等。

（四）注意事项

药师向患者提供咨询服务时，要根据不同患者的需求以及患者的种族、文化背景、性别及年龄，有针对性地使用适宜的方式方法进行解释，同时还要注意尊重患者的个人意愿。

1. 对特殊人群需注意的问题

向老年人提供咨询时，语速宜慢，可以适当辅助使用书面文字、图片等方式方便他们理解和记忆。对于女性患者，应注意询问其是否已经妊娠或是否处于备孕期或哺乳期。同时，也不要忽视患者本身的疾病状况，如肝、肾功能不全者，会影响药物代谢和排泄，容易导致药品不良反应的发生和中毒。

2. 解释的技巧

对于一般患者的咨询，要以容易理解的医学术语来解释。应尽量使用描述性语言以便患者能正确理解，也可以口头与书面解释并用。

3. 尽量为特殊患者提供书面材料

特殊患者包括第一次用药的患者，使用地高辛、茶碱等治疗窗窄药物的患者，用药依从性不好的患者。

4. 尊重患者的意愿

保护患者的隐私，不得将患者的咨询档案等信息资料用于商业目的。

5. 及时回答不拖延

对于患者咨询的问题，能够当场给予解答的就当场解答，不能当场答复或者不是十分清楚的问题，不要冒失回答，要问清对方何时需要答复，待进一步查询相关资料以后尽快给予正确的答复。

任务实施

一、活动准备

1. 场地准备：模拟药房。

2. 物品准备：柜台、不同种类的药品、带有进销存系统的计算机、凳子等。

3. 人员准备：将同学分成若干小组，每组 4 ~ 6 人，一人担任组长，负责分配组内成员任务，共同完成顾客的用药指导。

二、活动实施

1. 接待顾客

按照规范礼仪及医药商品购销员的职业标准接待顾客。

2. 询问诉求

（1）询问顾客基本信息：患者是否为顾客本人，患者的年龄、职业等。

（2）询问疾病症状：是否有头晕、嗜睡、恶心、皮疹等症状，症状的持续时间，是否还患有其他疾病等。

（3）询问就医史：近期是否就医、有无慢性病等。

（4）询问用药史：是否在同时服用其他药物、药物名称、用药剂量等。

（5）询问过敏史：过敏药物名称及成分等。

3. 确认需求和关注点

根据顾客自述，服用了感冒药物氨酚咖那敏片后出现了嗜睡反应，判断可能是出现了药品的副作用。

4. 用药指导

“根据您的自述，您服用的感冒药物氨酚咖那敏片中含有嗜睡作用的马来酸氯苯那敏，才出现了嗜睡症状。考虑您的职业，并结合您当前的病情，您需要使用不含马来酸氯苯那敏等有嗜睡副作用的感冒药物，如氨酚伪麻美芬片、感冒清热颗粒、连花清瘟胶囊、金银花颗粒等。”另外，在提出用药建议时，可结合顾客情况向其推荐不同档次的药品和搭配的保健品，给予充分的选择余地；同时，提出用药建议前应充分评估顾客健康状况、用药禁忌及用药情况。如：为了使您的身体能够更快地康复，您也可以搭配使用保健品，提高机体免疫力，如蛋白粉、牛初乳、番茄红软胶囊，也可以选择玉屏风散、参芪花粉片、灵芝孢子粉等中成药。也可以选择中药，如黄芪、党参、当归、阿胶、熟地黄、黄精、石斛、枸杞子等，都能够起到较好的提高人体免疫力的作用。

5. 健康指导

可从用药指导、健康教育、饮食指导、运动指导、不良反应监测等方面对顾客进行健康指导。

6. 任务评价

评价细则

评价指标	评价要素
基本素养	待客接物落落大方，顾客进门必须主动招呼，使用礼貌用语，面带微笑、语调平和，举止端庄大方，不卑不亢
	仪容仪表规范，着装得体，不戴首饰、不染发，指甲干净整洁等
	在整个问病荐药过程中仪态端庄，使用礼貌用语，沟通表达逻辑清晰

续表

评价指标	评价要素
问病	能了解顾客的基本信息，注意沟通礼仪
	能有效获取顾客的症状、疾病史、用药史、家族史、过敏史及既往健康状况等
用药	能根据顾客的疾病或疾病的症状推荐药品，药物选择合理
	能根据顾客情况推荐销售提高免疫力的保健药品、食品
用药指导	能恰当表达对顾客的关心，主动询问顾客需求
	能准确介绍药品信息，包括药品名称、有效成分、主治功能、规格、有效期等
	能说明药品的不良反应、禁忌证，以及联合用药的相互作用
	能清楚告知顾客药品服用剂量、服用时间及服用顺序，并教会顾客做好用药记录
健康指导	能从饮食、运动、情绪等方面对顾客进行健康指导
	能从烟酒、睡眠等生活习惯方面对顾客进行健康指导
	服务真诚专业，秉承以人为本的理念，有培养长期顾客的意识

7. 清场

按照6S企业管理标准清理实训场地。

思考与练习

一、单项选择题

1. 药学服务的最基本要素是（　　）。

A. 药学知识　　B. 用药指导

C. 与药物有关的服务　　D. 药物信息的提供

2. 下列药师承接的用药咨询内容中，多由患者提出的是（　　）。

A. 自我保健　　B. 新药信息

C. 药品适应证　　D. 治疗药物监测

3. 下列接受患者用药咨询方式，不正确的是（　　）。

A. 可主动向患者讲授用药知识

B. 可向患者发放一些合理用药宣传材料

C. 可采用电话、网络等通信方式

D. 有针对性地回答患者问题，不要作过多询问

4. 下列患者用药咨询环境设置中，不合理的是（　　）。

A. 咨询处紧邻门诊药房　　B. 标志明确

C. 环境舒适　　D. 均采用开放式柜台

5. 下列对患者提供咨询服务时需要特别关注的问题，说法错误的是（　　）。

A. 尽可能不要使用任何医学术语

B. 应多使用数字

C. 对用药依从性不好的患者应提供书面材料

D. 应保护患者隐私

二、多项选择题

1. 药学服务的对象包括（　　）。

A. 医生　　B. 患者及其家属　　C. 护士　　D. 公众

2. 患者用药咨询的内容包括（　　）。

A. 药品名称　　B. 适应证

C. 药品价格　　D. 药品的鉴定标识

3. 出现下列哪些情况，药师应对患者进行提示（　　）。

A. 患者合并用药较多　　B. 患者既往有不良反应史

C. 使用特殊管理药品的患者　　D. 使用临近效期的药品

4. 医院药师在药品不良反应监测工作中应做到（　　）。

A. 患者发生药品不良反应，应立即停用所有可疑致病药物

B. 用药过程中所发生的任何不良反应都应首先归为药物不良事件

C. 可以再次尝试使用可疑药物

D. 加强对高危险药品的管理

5. 我国药品不良反应监测报告系统组成包括（　　）。

A. 国家药品不良反应监测中心　　B. 药品不良反应专家咨询委员会

C. 药品零售机构如药房、药店　　D. 省市县级药品不良反应监测机构

三、简答题

1. 药物不良反应的种类有哪些?

2. 用药咨询服务内容有哪些?

模块二

处方调配与处方分析

本模块学习内容包括处方基本知识、处方审核、处方调配程序、管理规定和注意事项等理论知识及操作技能。通过本模块的学习，学生能使用正确的社交礼仪接待顾客，培养审核分析处方的能力、根据处方要求进行调配的能力等。在工作中养成“以人为本、健康至上”的职业理念，培养良好的与人沟通、与人合作的能力，养成认真负责的工作态度，切实做到诚实守信、关爱顾客，提升药学服务质量。

任务三

药品处方调配

处方调配是指药学专业技术人员按操作规程调剂处方药品。处方调配基本程序分为收方、审方、划价、收费、调配、包装标识、核对、发药八个环节。只有取得药学专业技术职务任职资格的人员方可从事处方调剂工作。

学习目标

知识目标

1. 能了解处方的概念、分类、书写规则以及处方调配流程。
2. 能完成处方审核。
3. 能列举出处方调配中的注意事项。
4. 能完成核查与发药。

技能目标

1. 能使用社交礼仪接待顾客。
2. 能向顾客介绍处方药和非处方药区别。
3. 能根据顾客的处方进行用药适宜性审核，并完成调配、核查与发药等流程。
4. 能为顾客提供正确的用药指导。

任务引入

顾客王某，男，40岁，银行职员，因感觉身上瘙痒到医院就诊后确诊为2型糖尿病。医生开具处方后，顾客携带处方到药店寻求帮助。

请你作为医药商品购销员，完成顾客接待，并为其提供处方调配服务。

相关知识

一、处方认知

（一）处方的概念

处方是指由注册的执业医师和执业助理医师（以下简称医师）在诊疗活动中为患者开

具的，由取得药学专业技术职务任职资格的药学专业技术人员（以下简称药师）审核、调配、核对，并作为顾客用药凭证的医疗文书，它具有法律、技术和经济上的意义。

（二）处方的性质

处方具有法律性、技术性、经济性。

（三）处方的分类

1. 法定处方

法定处方主要指《中华人民共和国药典》（以下简称《中国药典》）、由国家食品药品监督管理局颁布并执行的标准（简称局颁标准）收载的处方，它具有法律约束力。在制备法定制剂或医师开写法定制剂时均应参照此规定。

2. 医师处方

医师处方是医师为患者诊断、治疗和预防用药所开具的处方。

3. 协定处方

协定处方是医院药剂科与临床医师根据医院日常医疗用药的需要，协商制定的处方。它适于大量配制和储备药品，以便于控制药品的品种和质量，提高工作效率，减少患者取药等候时间。每个医院的协定处方仅限于在本单位使用。

（四）处方的格式

1. 处方前记

处方前记包括医疗、预防、保健机构名称，费别，患者姓名，临床诊断等。

2. 处方正文

处方正文以 Rp（recipe）起头，正文包括药品名称、剂型、规格、数量、用法、用量等。

3. 处方后记

处方后记包括医师、调配人、核对人、发药人的签名和发药日期等。

处方结构图例如图 2－3－1 所示。

（五）处方书写规则

1. 处方记载的患者一般情况、临床诊断应清晰、完整，并与病历记载相一致。

2. 每张处方只限于一名患者的用药。

3. 处方字迹应当清楚，不得涂改；如有修改，必须在修改处签名并注明修改日期。

4. 患者年龄必须写实足年龄，新生儿、婴幼儿写日、月龄，必要时注明体重。

5. 西药、中成药可以分别开具处方，也可以开具一张处方；中药饮片应单独开具处方。

6. 化学药、中成药处方，每一种药品须另起一行；每张处方不得超过 5 种药品。

7. 中药饮片处方的书写，可按君、臣、佐、使的顺序排列；药物调剂、煎煮的特殊要求注明在药品右上方，并加括号；对饮片的产地、炮制有特殊要求的，应在药名之前写明。

8. 应按照药品说明书中常用剂量使用，特殊情况需超剂量使用时，应注明原因并再签名。

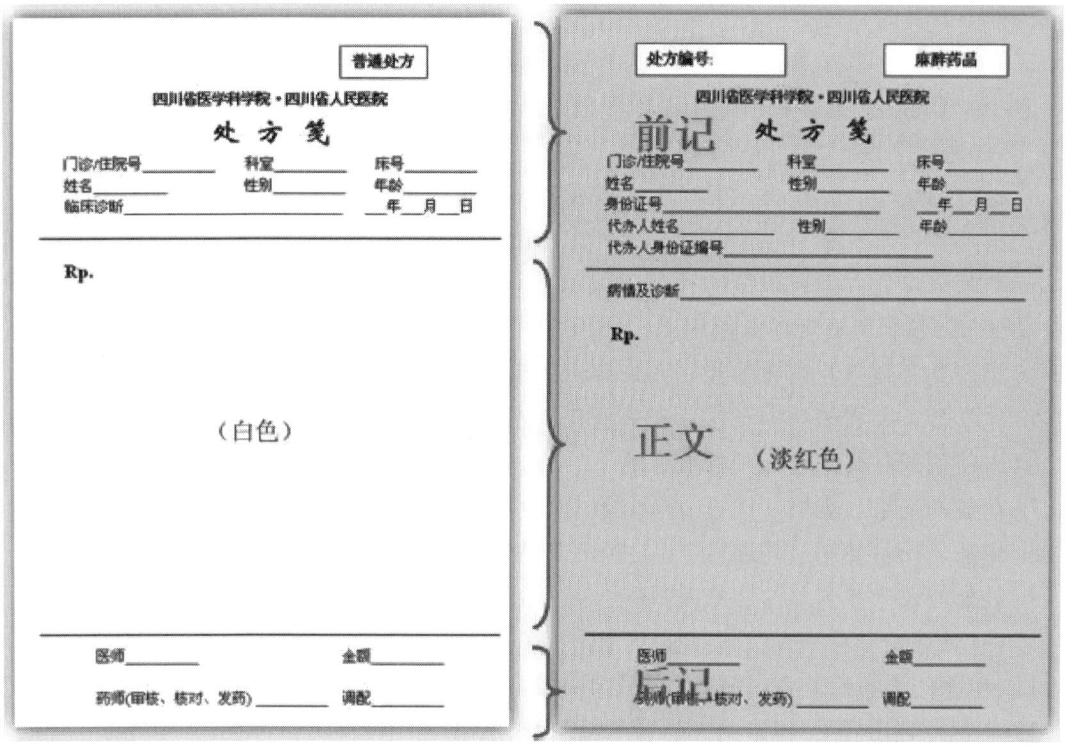

图 2－3－1　处方结构图例

9. 为便于药学专业技术人员审核处方，医师开具处方时，除特殊情况外必须注明临床诊断。

10. 开具处方后的空白处应画一斜线，以示处方完毕。

11. 处方医师的签名式样和专用签章须与在药学部门留样备查的式样一致。

12. 医师开具处方应当使用经国家食品药品监督管理部门批准并公布的药品通用名称、复方制剂药品名称。

13. 药品剂量与数量一律用阿拉伯数字书写。

14. 药品名称应当使用规范的中、英文名称书写；药品用法可用规范的中文、英文、拉丁文或者缩写体；药品剂量、规格、用法、用量要准确规范；不得自行编制药品缩写名称或者使用代号；不得使用“遵医嘱”“自用”等含糊不清字句等。

15. 门诊处方一般不得超过 7 日用量；对于某些慢性病、老年病或特殊情况，处方用量可适当延长，但医师必须注明理由。

16. 麻醉药品、精神药品、医疗用毒性药品、放射性药品的处方用量应严格执行国家规定，开具麻醉药品处方时，应有病历记录。

二、处方审核

（一）合法性审核

1. 处方开具人是否根据《中华人民共和国执业医师法》取得医师资格，并执业注册。

2. 处方开具时，处方医师是否根据《处方管理办法》在执业注册地点取得处方权。

3. 麻醉药品、第一类精神药品、医疗用毒性药品、放射性药品、抗感染药物等药品处方，是否由具有相应处方权资质的医师开具。

（二）内容审核

1. 处方的结构内容缺项，书写不规范或者字迹难以辨认的。

2. 医师签名、签章不规范或者与签名、签章的留样不一致的。

3. 药师未对处方进行审核的（处方的审核、调配、核对、发药栏目无审核调配药师及核对发药药师签名，或者单人值班调剂未执行双签名规定）。

4. 早产儿、新生儿、婴幼儿处方未写明体重或日、月龄的。

5. 化学药、中成药与中药饮片未分别开具处方的。

6. 未使用药品规范名称开具处方的。

7. 药品的剂量、规格、数量、单位等书写不规范或不清楚的。

8. 用法、用量使用“遵医嘱”“自用”等含糊不清字句的。

9. 处方修改未签名并注明修改日期，或药品超剂量使用未注明原因和再次签名的。

10. 开具处方未写临床诊断或临床诊断书写不全的。

11. 单张门诊急诊处方超过5种药品的。

12. 无特殊情况下，门诊处方超过7日用量，急诊处方超过3日用量，慢性病、老年病或特殊情况下需要适当延长处方用量未注明理由的。

13. 开具麻醉药品、精神药品、医疗用毒性药品、放射性药品等特殊管理药品处方未执行国家有关规定的（包括未写明处方颜色、用量或未附带证明文件等）。

14. 医师未按照抗菌药物临床应用管理规定开具抗菌药物处方的。

15. 中药饮片处方药物未按照君、臣、佐、使的顺序排列的。

（三）用药适宜性审核

1. 用药与诊断的相符性

（1）无适应证用药举例：流感——抗生素；咳嗽——阿奇霉素；Ⅰ类手术切口——第三代头孢菌素。

（2）无正当理由超适应证用药：坦洛新——降压；阿托伐他汀钙——补钙；黄体酮——输尿管结石；小檗碱（黄连素）——降血糖；二甲双胍——非糖尿病患者的减肥。

（3）不合理联合用药：细菌感染性腹泻——小檗碱（黄连素）+盐酸地芬诺酯片+双八面体蒙脱石粉剂，可间隔使用。

（4）过度治疗用药：食管癌——顺铂+氟尿嘧啶+表柔比星+依托泊苷。增加表柔比星、依托泊苷的用量并不能明显提高疗效，反而会增加毒性。

2. 剂量、用法和疗程的正确性

（1）老年人用药剂量应比中青年人有所减少。60~80岁的老年人用药剂量可为中青年人的3/4以下，80岁以上的老年人用药剂量可为中青年人的1/2。

（2）儿童用药剂量应按药品说明书推荐的儿童剂量，依据儿童体重或体表面积计算。

3. 选用剂型和给药途径的合理性

根据临床需要选择给药途径，选择顺序为口服、肌内注射、输液。

（1）重症、急救治疗：给药方式适宜选择静脉注射、静脉滴注、肌内注射、吸入及舌下含化。

（2）轻症、慢性疾病治疗：因用药持久，给药途径适宜选用口服。

（3）皮肤疾病治疗：宜选择外用溶液剂、酊剂、软膏剂、涂膜剂等剂型。

（4）腔道疾病治疗：宜选择局部用栓剂等。

4. 是否有重复用药

（1）重复用药的危害：重复用药易用药过量，导致不良反应甚至中毒。

（2）出现重复用药危害的原因：一药多名（同种药品的商品名有很多种）、不同种中成药中含有相同的化学药成分。

5. 过敏试验及结果

对规定必须做皮试的药物，处方是否注明过敏试验及结果判定。必须做皮肤敏感试验的药物：β－内酰胺类抗生素的青霉素、氨基糖苷类抗生素中的链霉素、碘造影剂等。

6. 相互作用与配伍禁忌

（1）药物相互作用。药物相互作用是指2种或2种以上的药物同时或先后使用时，所引起的药物作用和效应的变化。药物相互作用是双向的，既可能对患者产生有益结果，使疗效协同或药物毒性降低，也可能对患者产生有害结果，使疗效降低或药物毒性增强。

（2）药物相互作用对药效学的影响。

作用相加或增加疗效：作用于不同的靶位，产生协同作用，如磺胺甲唑（SMZ）+甲氧苄啶（TMP）——协同抑菌或杀菌；保护药品免受破坏，从而增加疗效，如亚胺培南+西司他丁钠——后者可保护亚胺培南在肾脏中不受破坏，阻断其在肾脏的代谢，保证有效性；促进吸收，增加疗效，如铁剂+维生素C——后者可促进铁被人体吸收；延缓或降低抗药性，以增加疗效，如青蒿素+乙胺嘧啶、磺胺多辛——后者可延缓前者抗药性的产生。

减少药品不良反应：如普萘洛尔+硝酸酯类——抗心绞痛协同作用，抵消或减少各自的不良反应。

敏感化作用：如排钾利尿剂+强心苷类药物——使心脏对强心苷敏感化，易发生心律失常。

拮抗作用：如甲苯磺丁脲+氢氯噻嗪类药——可拮抗前者降糖作用。

增加毒性或药品不良反应：如肝素钙+阿司匹林等非甾体抗炎药、葡糖苷、双嘧达莫——有增加出血的危险。

（3）药物相互作用对药动学的影响。

影响吸收：抗酸药复方制剂（含有Ca^{2+}、Mg^{2+}、Al^{3+}、Bi^{3+}）+四环素——形成难溶性的络合物，影响吸收和疗效。

影响分布：阿司匹林、依他尼酸、水合氯醛与磺酰脲类口服降糖药、抗凝血药、抗肿瘤药等合用——使后三者游离型药物增加，血浆药物浓度升高。

影响代谢：肝药酶诱导剂（苯巴比妥、苯妥英钠、卡马西平、利福平）+肝药酶抑制剂——应适当增量。

影响排泄：丙磺舒、阿司匹林、吲哚美辛、磺胺类药物+青霉素——可减少青霉素自肾小管的排泄，使青霉素排泄减慢，血浆药物浓度增高，血浆半衰期延长。

（4）药物的理化配伍禁忌（体外）。药物理化配伍禁忌是指由于pH值、离子电荷等条件的改变而引起药液的混浊、沉淀、变色和活性降低等变化，如青霉素与碳酸氢钠、氢化可的松混合可发生透明度不改变而效价降低的潜在性变化。

（5）药理配伍禁忌（体内）。药理配伍禁忌是指药物配伍中出现不良反应增加、毒性增强的反应，是发生在患者体内的变化，如阿昔洛韦与齐多夫定注射液合用能够增加药品神经、肾毒性。

（6）化学药与中成药的联合应用。化学药与中药具有协同作用，二者合用能够增强疗效，如黄连、黄柏与四环素、呋喃唑酮、磺胺甲唑对治疗痢疾、细菌性腹泻有协同作用；降低药品的毒副作用和不良反应，如氟尿嘧啶、环磷酰胺（抗肿瘤药，副作用为呕吐、恶心）与海螵蛸粉、白及粉（止血消肿，保护胃黏膜）合用可以防止出现严重的消化道反应；减少剂量，缩短疗程，如珍菊降压片（珍珠层粉、野菊花、槐花米、可乐定、氢氯噻嗪）中，可乐定的剂量比单用剂量减少60%。

（7）药物的滴注速度是否适宜。临床静脉输注的常用药物溶媒主要为0.9%氯化钠注射液、5%葡萄糖注射液、葡萄糖氯化钠注射液、复方乳酸钠葡萄糖注射液、复方氯化钠注射液等。影响静脉滴注速度的因素有：药物成分，万古霉素滴注过快易引起“红人综合征”；患者年龄，新生儿的输液速度要求很慢，老年人宜降低输液速度；患者病理状态，患者肾功能不全时，输注0.9%氯化钠注射液时不宜过快。

（四）审核结果

1. 审核结果分类

主要分为合理处方和不合理处方。不合理处方包括不规范处方、用药不适宜处方及超常处方。

（1）不规范处方：违反处方书写基本要求、医师未按照抗菌药物临床应用管理规定开具抗菌药物处方。

（2）不适宜处方：用药与诊断不相符，遴选的药品不适宜，药品剂型或给药途径不适宜，无正当理由不首选国家基本药物，用法、用量不适宜，联合用药不适宜，重复给药，处方中药物有配伍禁忌或者不良相互作用，其他用药不适宜情况。

（3）超常处方：无适应证用药，无正当理由开具高价药，无正当理由超说明书用药，无正当理由为同一患者同时开具两种以上药理作用机制相同药物。

2. 审核结果处理

（1）药师在审查过程中发现处方中有不利于患者用药处或其他疑问时，应联系处方医师进行干预，经医师改正并签字确认后，方可调配。

（2）对发生严重药品滥用和用药失误的处方，应拒绝调配并按有关规定报告。

（五）处方常用拉丁词缩写与中文对照表（见表 2－3－1）

表 2－3－1　　处方常用拉丁词缩写与中文对照表

缩写字	中文	缩写字	中文
aa.	各	N	夜晚
a. c.	饭前	Neb.	喷雾剂
a. d.	睡前	o. d.	每日
a. h.	每 2 小时，隔 1 小时	O. D.	右眼
a. j.	早饭前	O. L.	左眼
a. m.	上午，午前	O. S.	左眼
Ad. ; add	到、为、加至	O. U.	双眼
Ad us. ext	外用	Ol.	油
Ad us. int.	内服	p. c.	饭后
Amp.	安瓿	p. o.	口服
b. i. d.	1 日 2 次	Pil.	丸剂
Co.	复方的	p. m.	午后
c. t.	皮试	p. r. n.	必要时
d. d	每日	q. d.	每日
d. i. d	每日，日日	q. i. d.	每日 4 次
Dieb. alt	间日，每隔一日	q. h.	每 1 小时
g. ; gm.	克	q. 4. h.	每 4 小时
h.	小时	q. n.	每日晚上
h. d.	睡觉时，就寝时	Rp.	取
h. s.	睡觉时	s. ; sig.	标记，指示
In. d	每日	s. i. d	每日 1 次
Inj.	注射剂	s. o. s	需要时
i. h.	皮下注射	Semih.	半小时
i. m.	肌内注射	Stat. ; st	立刻，立即
i. v.	静脉注射	Supp.	栓剂
Lit.	升	t. i. d.	每日 3 次
Ml.	毫升	Tab.	片剂
Mg.	毫克	Us.	应用，用途

三、处方调配

（一）四查十对

《处方管理办法》中明确提出，在调剂处方过程中药剂师必须做到“四查十对”，即查处方，对科别、姓名、年龄；查药品，对药名、剂型、规格、数量；查配伍禁忌，对药品性状、用法用量；查用药合理性，对临床诊断。

（二）处方调配的注意事项

1. 仔细阅读处方，按照药品的顺序逐一调配。

2. 对贵重药品、麻醉药品等分别实行管理和登记制度。

3. 调配药品时应检查药品的批准文号，并注意药品的有效期，以确保使用安全。

4. 药品调配齐全后，与处方逐一核对药品名称、剂型、规格、数量和用法，准确、规范地书写标签。

5. 对需特殊保存条件的药品应加贴醒目标签，以提示患者注意，如 2 ~ 10 ℃冷处保存。

6. 尽量在每种药品上分别贴上用法、用量、储存条件等标签，并正确书写药袋或粘贴标签。

7. 调配好一张处方的所有药品后再调配下一张处方，以免发生差错。

8. 核对后签名或盖名章。

（三）特殊调剂

根据患者个体化用药的需要，药师应在药房中进行特殊剂型或剂量的临时调配，如稀释液体、研碎药片并分包、分装胶囊、制备临时合剂、调配软膏剂等，应在清洁环境中操作，并作记录。

四、核查与发药

（一）核查

处方药品调配完成后由另一药师再次全面认真地审核一遍处方内容，确认无误，并在处方上签字。

（二）发药

这是调剂工作的最后环节，必须把好这一关。以下为发药步骤：

1. 核对患者姓名。

2. 逐一核对药品与处方的相符性，检查药品剂型、规格、剂量、数量、包装，并签字。

3. 发现处方调配有错误时，应将处方和药品退回调配处方者，并及时更正。

4. 发药时向患者交代每种药品的使用方法和特殊注意事项。向患者交付处方药品时，应当对患者进行用药指导。

5. 发药时应注意保护患者隐私。

6. 如患者有问题咨询，应尽量解答。

任务实施

一、活动准备

1. 场地准备：模拟药房。

2. 物品准备：模拟处方、柜台、不同种类的治疗糖尿病的药物、带有进销存系统的计算机、凳子等。

3. 人员准备：将同学分成若干小组，每组 4 ~ 6 人，一人担任组长，负责分配组内成员任务，共同完成处方调配任务。

二、活动实施

1. 接待顾客

按照规范礼仪及医药商品购销员的职业标准接待顾客。

2. 收方

接收患者提供的处方。

3. 审方

（1）四查十对。

（2）审核处方完整性，确认处方的合法性。

（3）用药适宜性的审核：处方用药是否与临床诊断相符，用法用量、剂型与给药途径是否正确，有无重复用药现象，有无配伍禁忌。

4. 计价

必须准确、迅速，以缩短患者取药时间。

5. 调配

严格按照处方调配流程，本组内成员分工明确。调配、核对不能由同一人完成。

（1）认真阅读处方，按照药品顺序，逐一调配，有疑问需要先确认再调配。

（2）每种药品上分别贴标识，特殊药品加醒目标签。

（3）核对后签名。

6. 核查与发药

（1）另一名药师核查。

（2）发药，再次核对顾客信息，交代用药品用法用量及注意事项。

7. 任务评价

评价细则

评价指标	评价要素
基本素养	待客接物落落大方，顾客进门必须主动招呼，使用礼貌用语，面带微笑，语调平和，举止端庄大方，不卑不亢
	仪容仪表规范，着装得体，不戴首饰、不染发，指甲干净整洁等
	在整个服务过程中仪态端庄，使用礼貌用语，沟通表达逻辑清晰

续表

评价指标	评价要素
询问诉求	能了解顾客的基本信息，注意沟通礼仪
	能有效获取顾客购买药品名称、剂型、品牌等信息
服务事项	根据顾客的处方，做好调剂前的准备工作，并审查处方
	迅速并正确计价，调配相应的药品，缩短顾客的等待时间
	核对后发药，告知顾客服用的方法和剂量。如有需要为顾客包装
注意事项	当顾客退换货、投诉及抱怨时，严禁不作为
	当顾客需要帮助时，严禁对顾客置之不理
	服务要真诚专业，秉承以人为本的理念，有培养长期顾客的意识

8. 清场

按照6S企业管理标准清理实训场地。

思考与练习

一、单项选择题

1. 审方需要做到（　　）。

A. 四查十对　　B. 四查五对　　C. 四查六对　　D. 四查七对

2. 青壮年感冒门诊处方药量一般不得超过（　　）日用量。

A. 3　　B. 5　　C. 7　　D. 15

3. 下列属于处方后记内容的是（　　）。

A. 药品商品名称　　B. 药物用量　　C. 发药人的签名　　D. 患者年龄

4. 临床静脉输注的常用药物溶媒主要为（　　）%氯化钠注射液。

A. 1.5　　B. 1　　C. 0.5　　D. 0.9

5. 下列具备开具处方权利的人员为（　　）。

A. 执业药师　　B. 执业医师　　C. 执业护师　　D. 实习医生

6. 处方常用拉丁词 a. d. 是（　　）的缩写。

A. 睡前服药　　B. 口服　　C. 一天一次　　D. 一天两次

二、案例分析

图2-3-2是某患者到社区卫生服务中心就诊后的处方笺，请根据处方，进行处方分析、调配与用药指导。

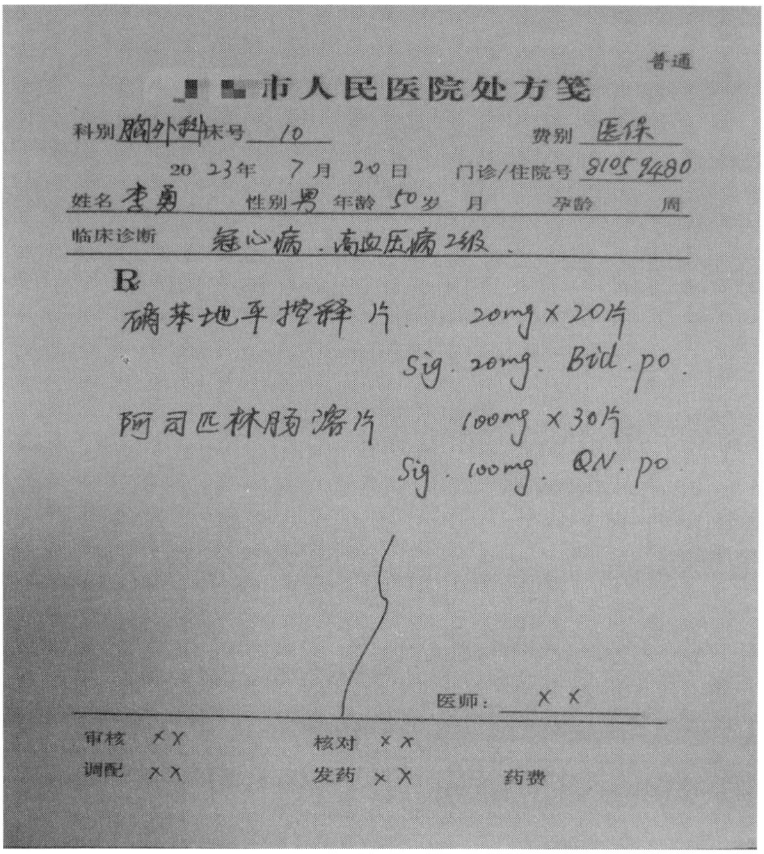
普通

[redacted]市人民医院处方笺

科别 胸外科 床号 10　　费别 医保

2023年 7月 20日　　门诊/住院号 81059480

姓名 李勇　性别 男　年龄 50岁　月　孕龄　周

临床诊断　冠心病，高血压病2级

R

硝苯地平控释片　20mg×20片

Sig. 20mg. Bid. po.

阿司匹林肠溶片　100mg×30片

Sig. 100mg. QN. po.

医师：××

审核 ××　核对 ××

调配 ××　发药 ××　药费

图 2-3-2　心脏病处方笺

任务四

中药处方调配

中药处方调配是指中药调剂人员根据医师处方要求，按照配方程序和原则，及时准确地将中药饮片或中成药调配成供顾客使用的药剂再进行发售的一项操作技术。

学习目标

知识目标

1. 能阐述中药处方组方原则、中药处方类型和结构。
2. 能明确中药配伍禁忌。
3. 能写出中药调剂程序及注意事项。
4. 能列出中药煎煮、服用和计量方法。

技能目标

1. 能使用社交礼仪接待顾客。
2. 能根据顾客的处方进行用药适宜性审核，并完成处方调配、核查与发药等流程。
3. 能为顾客进行规范合理的用药指导。

任务引入

顾客王某，女，38 岁，教师，因感觉机体抵抗力低、易感冒而到中医院就诊。医生开具处方后，顾客携带处方到药店寻求帮助。

请你作为药店医药商品购销员（执业药师），接待顾客并完成中药处方调配服务工作，同时为其提供用药指导。

相关知识

一、相关概念

中药处方是指载有中药名称、数量、煎服方法等内容的书面文件。

二、组方原则

君药：是指针对发病原因或主症起主要治疗作用的药物，它是处方中不可缺少的主要部分。

臣药：是指协助君药以加强治疗作用的药物，它是处方中的辅助部分。

佐药：有三类，一是佐助药，即配合君、臣药以加强治疗作用，或直接治疗兼症及次要病症的药物；二是佐制药，即用以消除或者减弱君、臣药的毒性，或制约其峻烈之性的药物；三是反佐药，即病重邪盛可能拒药时，配用与君药性味相反而又能在治疗中起相成作用的药物。

使药：是指引经药或调和药性的药物。

三、中药处方的类型

经方：是指《黄帝内经》《伤寒杂病论》等经典著作中所记载的方剂。

时方：是指张仲景以后的医家，尤其是清代以后的医家所制定的方剂，它在经方的基础上有很大发展。

秘方：又称禁方，是医疗上有独特疗效、不轻易外传（多系祖传）的药方。

单方、验方：单方是配伍比较简单而有良好药效的方剂，往往只有一两味药，力专效捷，服用简便；验方是指民间积累的经验方，简单而有效。

医师处方：是指医师临诊时为顾客所书写的药方。

法定处方：是指国家药品标准收载的处方，它具有法律的约束力。

四、中药处方的结构

前记，包括医疗机构名称、费别，患者姓名、性别、年龄、门诊或住院病历号，科别或病室和床位号、临床诊断、开具日期等，可添列特殊要求的项目。

正文，是处方的重要部分，以 Rp 或 R 标示，分列药品名称、剂型、规格、数量、用法用量。中药饮片处方应分列饮片名称、数量、煎煮方法和用法用量。

后记，包括医师签名或加盖专用签章，药品金额以及审核、调配、核对、发药药师签名或者加盖专用签章。

中药处方的结构见图 2－4－1 中药处方示例。

五、处方的通用名称

正名，一般以《药典》收载的药品名称为“正名”，一味中药只能有一个“正名”。

别名，是指除正名以外的名称，习称为“通用名称”，也就是我们通常所说的“别名”。

并开药名，是指医师处方使用的药品名称，通常由两种或两种以上疗效基本相似或有协同作用饮片的缩写构成。

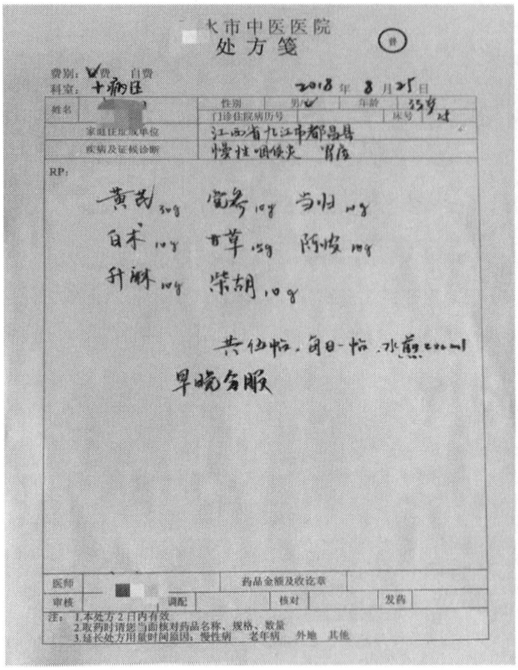

[redacted]市中医医院
处方笺

费别：公费 自费
科室：中病区　　2018年8月25日

姓名	[redacted]	性别	男	年龄	
		门诊住院病历号		床号	
家庭住址或单位	江西省九江市都昌县				
疾病及证候诊断	慢性咽喉炎 胃痞				

RP：

黄芪30g　党参10g　当归10g
白术10g　甘草15g　阿胶10g
升麻10g　柴胡10g

共伍帖，每日一帖，水煎200ml
早晚分服

医师	[redacted]	药品金额及收讫章			
审核		调配	核对		发药

注：1.本处方2日内有效
2.取药时请您当面核对药品名称、规格、数量
3.延长处方用量时间原因：慢性病　老年病　外地　其他

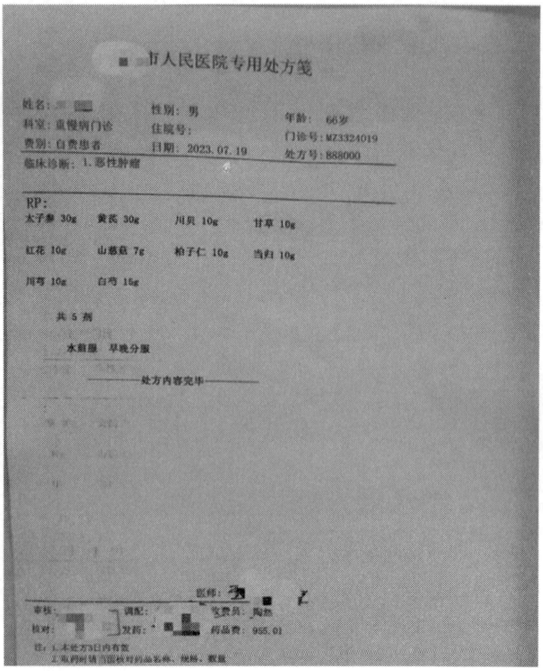

[redacted]市人民医院专用处方笺

姓名：[redacted]　性别：男　年龄：66岁
科室：重慢病门诊　住院号：　门诊号：MZ3324019
费别：自费患者　日期：2023.07.19　处方号：888000
临床诊断：1.恶性肿瘤

RP：
太子参 30g　黄芪 30g　川贝 10g　甘草 10g
红花 10g　山慈菇 7g　柏子仁 10g　当归 10g
川芎 10g　白芍 15g

共5剂

水煎服　早晚分服

——处方内容完毕——

医师：[redacted]
审核：[redacted]　调配：　收费员：[redacted]
核对：[redacted]　发药：[redacted]　药品费：955.01

注：1.本处方3日内有效
2.取药时请当面核对药品名称、规格、数量

图2-4-1　中药处方

六、处方应付

处方应付是指调剂人员根据医师处方要求和传统习惯，选用符合规格标准的药物，进行处方调配。

处方应付一般包括中药别名应付和并开药应付、中药炮制品应付。

中药别名应付是指在中药处方中，当医师使用药材的别名或俗称时，药剂师需要能够准确识别并配付相应的药材。

并开药应付是指医师在中药处方中使用并开药名时，药剂师应分别给付。

处方炮制品的应付可分为两类。一类是当医师在处方上写明药物炮制品的名称时，药房应付给相应的炮制品；若只写药物名称，而不写炮制品的名称，则付给生品，即未经炮制处理的原药材。另一类是处方中的药物无论写的是药名还是炮制品名，均付给炮制品；如果因病情需要而用生品，则要在药名前另加“生”字。

七、用药禁忌

中药的用药禁忌主要包括配伍禁忌、妊娠禁忌和饮食禁忌三个方面。

（一）配伍禁忌

配伍的概念就是根据治疗需要和药物性能，有选择地将两种或两种以上的药物配合在一起应用。

“七情”是中药配伍中的七种情况，包括单行、相须、相使、相畏、相杀、相恶、相反。

单行，是指单用一味药治病。

相须，就是性能功效相类似的药物，配合应用后可以起到协同作用，增强疗效。

相使，就是将性能功效有某种共性的药物配合应用，以一种药物作为主药，另一种药物为辅来提高主药疗效。

相畏，就是一种药物的毒性或副作用，被另一种药物抑制、降低或消除。

相杀，就是一种药物能消除或减轻另一种药物的毒性或副作用。

相恶，就是两种药物配合应用后，能相互牵制而使药物作用降低或损失。

相反，就是两种药物配合应用能产生毒性反应或剧烈毒副作用。

配伍禁忌十八反、十九畏：

十八反

本草明言十八反，半蒌贝蔹芨攻乌。
藻戟遂芫俱战草，诸参辛芍叛藜芦。

十九畏

硫黄原是火中精，朴硝一见便相争。
水银莫与砒霜见，狼毒最怕密陀僧。
巴豆性烈最为上，偏与牵牛不顺情。
丁香莫与郁金见，牙硝难合京三棱。
川乌草乌不顺犀，人参最怕五灵脂。
官桂善能调冷气，若逢石脂便相欺。
大凡修合看顺逆，炮爁炙煿莫相依。

（二）妊娠禁忌

某些药物具有损害胎元以致堕胎的副作用，所以应该作为妊娠禁忌的药物。根据药物对于胎元损害程度的不同，一般可分为禁用与慎用两类。

禁用的大多是毒性较强或药性猛烈的药物，如巴豆、牵牛、大戟、斑蝥、商陆、麝香、三棱、莪术、水蛭、虻虫等；慎用药物包括通经祛瘀、行气破滞，以及辛热性质的药物，如桃仁、红花、大黄、枳实、附子、干姜、肉桂等。

凡禁用的药物，绝对不能使用；慎用的药物，则可根据孕妇患病的情况酌情使用，但没有特殊必要时应尽量避免，以防发生意外。

（三）饮食禁忌

饮食禁忌简称食忌，也就是通常所说的忌口。在古代文献上有常山忌葱，地黄、何首乌忌葱、蒜、萝卜，薄荷忌鳖肉，茯苓忌醋，鳖甲忌苋菜，以及蜜反生葱等记载。这说明服用某些药时不可同吃某些食物。另外，由于疾病的关系，在服药期间，凡属生冷、黏腻、腥臭等不易消化及有特殊刺激性的食物，都应根据需要予以避免。高烧患者还应忌油。

八、中药调剂程序

中药调剂的一般程序分为审方、计价、调配、复核、发药五个程序。

正确的处方，来源于医师细致的诊断；准确的配方，是中药调剂人员业务技能精纯的体现。

审方、计价是调配前的准备，调配是配方的具体操作，复核是确保用药准确安全的关键，发药是药物到顾客手中的最后一环。

为确保药剂质量和顾客用药安全，中药调剂人员应有严格分工。《处方管理办法》第三十一条规定，具有药师以上专业技术职务任职资格的人员负责处方审核、评估、核对、发药以及安全用药指导；药士从事处方调配工作。

（一）审方

在审方时应注意以下几点：

1. 全面审方。收方后必须认真审查处方各项内容，如处方的科别，顾客姓名、性别、年龄、婚否、住址，处方药味、剂量、用法、剂数，医师签名、日期等，确认无误后方可收方、计价，如发现问题，应向购药者核对。对非正式的处方更要慎重。

2. 当顾客为妊娠状态时，则需审查处方药味中有无妊娠禁忌药品，若有妊娠禁忌药则不予调配；若因病情需要，必须经处方医师重新签字后，方可调配，但处方中没有写脉案者则不适用此规定。

3. 有配伍禁忌、超剂量用药、超时间用药、服用方法有误、违规使用毒麻中药等不符合规定的处方应向顾客说明，不予调配。如确属需要超常规使用的，应经处方医师在该味药旁重新签字后方可调配。

4. 注意审查药味是否有一字之差、并开药名和别名的情况。

5. 审查处方药味、剂量、用法，有无字迹模糊不清，以及漏写剂量、重开药名等，如遇此类情况均要与处方医师联系，重新确定签字后方可调配。

6. 如有临时缺药，应请处方医师修改并重新签字后方可调配。

7. 处方日期如超过 3 日，应请处方医师重新签字后方可调配。

8. 调剂人员不得擅自涂改医师处方。

（二）计价

计价又称“算方”“划价”，一般由收方者完成。在计价时应注意以下几点：

1. 按定价计价，不得随意估价和改价，做到计价准确无误。单价“分”以下尾数按“四舍五入”执行。

2. 计价中要注意剂量、新调价、自费药品等项。处方中药味若有不同规格或贵细药品，应在药品名的顶部注明单价，俗称“顶码”。处方中若有自费药品，须经顾客同意后计价，并在收据中注明“自费”字样。

3. 计价应准确无误，误差小于 0.05 元/剂。

4. 准确计价后，零售药店将单价、剂数、总价、日期、经手人等填入盖有计价图章的表格内，医疗单位则将处方总价记在处方下角，并收存处方备查。

5. 零售药店计价时，应在处方药味四角处，用笔圈钩，作为原方的标志，并将药味总数写在处方背面，便于再次调剂时，检查药味有无增减，若有增减变化，可以重新计价。

6. 零售药店开票收款时，必须写明顾客姓名、剂数、单价、总价。金额大小写相符，收找款唱收唱付。

（三）调配

调配，习称“抓药”，是把斗内药物，按处方要求（如药味、剂量、炮制方法等）调配齐全，集合于一处的操作方法。

1. 调剂人员接到已计价的处方后，应再次进行审方，审查有无相反、相畏药物，毒麻中药的用法用量、药品的别名、并开药名、剂量等，经审核无误后，方可调配。审查医师处方脚注以及是否存在需要临时炮制加工的药品。

2. 对戥是指使用经过检验合格的星秤来称量药物。每次调配前先检查定盘星的平衡度是否准确。根据处方药物的不同体积和重量，选用适当的戥子，一般用克戥。称取贵重药品或毒性中药，克以下的要使用毫克戥，才能保证剂量准确。

3. 持戥：左手持戥杆，右手取药。检视戥量指数和所称药物是否平衡，要将戥水平举至眉齐的高度，以戥秤平衡为准。如有差异，增减饮片至平衡为准。

4. 对于一方多剂的处方应按“等量递减”“逐剂复戥”的原则将称取的饮片倒在包装纸上，不可凭主观任意估量分剂或抓配。每一剂的重量误差应控制在 ±5% 以内。

5. 为便于核对，要按处方药味所列的顺序调配，间隔平放，不可混放一堆。对于松散而量大的饮片，如通草、灯心草、夏枯草、淫羊藿、茵陈等药应先称，以免覆盖前药；对黏度大的饮片如瓜蒌、熟地黄、龙眼肉等应后称，放于其他饮片之上，以免污染包装用纸。

6. 根据医师处方要求，处方应按常规要求和传统调配习惯进行调配。禁止生炙不分、以生代炙，如发现有伪劣药品、发霉变质药品、炮制不合格等现象，应及时向有关责任者提出更换合格品后，再行调配。

7. 处方中需要特殊处理的药品，如先煎、后下、包煎、包服、烊化、另煎等要单包成小包并注明用法，再放入药包；有鲜药时，应分剂量单包成小包并注明用法后再另包成大包，不与群药同包。

8. 矿物类、动物贝壳类、果实种子类等质地坚硬的药品，需要用药缸临时捣碎后再分剂量，更有利于煎出有效成分。在使用药缸前，须先检查药缸内是否洁净。凡捣碎毒性中药或者有特殊气味的中药后，应及时将药缸洗刷干净，以免影响其他方剂。临时捣碎以适度为宜。

9. 处方中有需要临时炮制加工的药品，可称取生品后由专人处理，临时炮制也要依法炮制，炮制品要符合质量要求。调剂时需捣碎的中药多为含油脂或挥发油成分较多的果实种子类药物，也有少量坚硬的根及根茎类、矿物类、动物贝壳类药物。此类药物既不能给整药，也不能提前捣碎放置时间过长（不可超过一周），需在称取前捣碎，这样做既有利于药物有效成分的煎出，也可防止过早捣碎导致有效成分的流失或变质。

10. 调配完毕并经自查确认无误签字后，再交复核人进行复核。

（四）复核

复核又称“校对”，是指对调配的药品按处方逐项进行全面细致的核对。复核的内容一般有以下几个方面：

1. 调配好的药品是否与处方所开药味及剂数相符，有无错味、漏味、多味和掺杂异物。

2. 称好的药品剂量是否与处方用量有差距。处方中各味药的剂量应准确，每剂药的剂量误差应在 ±5% 内。必要时要复称。

3. 处方中有无配伍禁忌、妊娠禁忌药物，毒麻中药有无超量。毒麻中药、贵细药品的调配是否得当。

4. 需要先煎、后下、包煎、烊化、另煎、冲服等需特殊处理的药品是否单包并注明用法。

5. 审查药品质量，保证无假冒伪劣饮片，审查药物有无虫蛀、发霉变质，有无生炙不分或以生代炙，整药、籽药应捣未捣现象，调配处方有无乱代乱用等现象。

6. 复核人员检查无误并签字后，方可包装。

7. 包装时，需先煎、后下等特殊处理的药品都应放在每一包的上面，鲜药要单独包装并放在各药包的上面，外用药应使用专用包装，并要有外用标志。最后将处方固定在捆扎好的药包之上。

（五）发药

发药是中药调剂工作的最后一个环节。在发药时要注意以下几点：

1. 发药人员首先要核对取药凭证，应询问顾客姓名、药剂贴数，注意区分姓名相同、相似的顾客，防止错发。

2. 耐心向顾客或其家属说明方药的用法、用量、禁忌、煎煮方法，需要特殊处理中药的用法，自备药引的用法，并解答有关药品疗效、药源情况、价格等方面的问题。

3. 含毒麻中药的处方应留存并整理登记，以备查。

4. 检查药品包扎是否牢固，取药号码是否捆扎于药包上。

5. 如发现差错应立即采取措施，予以纠正。

九、中药煎煮

煮剂，是指由一般的温度和加热时间，将药物煎煮去渣所得的液体剂型。煮剂具有吸收快、奏效迅速、作用强的特点。

煎剂，是指将经过煎煮去渣的药液，再经加热浓缩所得的液体剂型。煎剂加热时间较长，药液浓度较高，能使药液缓慢吸收，延长药效。

沸水泡药，是指药物经过沸水浸泡去渣所得的液体剂型。沸水泡药加热时间短，温度较低，药液味薄气清，用于泄上焦热邪。

汤剂煎煮的质量好坏，直接影响药效。明代李时珍在《本草纲目》中提到“凡服汤剂，虽品物专精，修治如法，而煎药者鲁莽造次，水火不良，火候失度，则药亦无功”。清代徐大椿在《医学源流论》中说“煎药之法，最宜深耕，药之效不效，全在乎此”。

煎药应注意煎药用具、用水、火候、时间等内容。

（一）煎药用具

砂锅为首选的煎药用具，它具有受热均匀、散热慢、化学性质稳定、价廉等特点，其他陶瓷等也可以作煎具使用。忌用铜、铁制的器具煎药，因其化学性质活泼，极易和中药内所含的鞣质、甙类等发生化学反应而使煎出的汤液变色，甚至改变药物的性能，产生副作用。最好也不用铝锅及不锈钢、搪瓷容器来煎药，以确保中药的疗效。

（二）煎药用水

汤剂的溶媒主要为洁净的水，根据病情也有添加酒或醋等与水混合作为辅助溶媒。古代所取用的水种类很多，仅《本草纲目》记载的就多至42种，李时珍主要选择雨水、液雨水、潦水、腊雪、露水5种，这些为天然蒸馏水，含矿物质少，比较纯净，在煎煮中对中药成分一般影响不大。总之，煎药用水应以洁净、少含矿物质或其他杂质为原则，如自来水、井水等，有条件者可使用蒸馏水。

煎药时要注意用水量，汤剂用水量直接影响煎药质量。汤剂用水量的多少应以药物的质量、体积、吸水能力及治疗功效等因素决定。

对于不同质地、重量相同的药物，质地轻松的容积就大，质地坚实的容积就小，其各自所需用水量会有所不同。因此，在加水时应充分考虑药物的体积和质地。通常将药物置于煎器内，头煎加水至超过药物表面2～3 cm为度；二煎的用水量应当减少，但仍需加水至超过药物的表面为宜。为便于煎出有效成分，在煎煮前，先将药物加水浸泡20～30分钟。用于小儿内服的汤剂，尽可能减少药物的用水量，以减轻小儿服药困难，见表2－4－1。

表2－4－1　　汤剂煎药用水量参考简表

汤剂类型	头煎用药量	二煎用水量
解表剂	400～600 mL	200～300 mL
一般药剂	500～700 mL	300～350 mL
滋补调理剂	700～900 mL	400～450 mL

（三）煎药火候

煎药火力的大小，习称“火候”，火候包括“文火”和“武火”。文火，又称慢火，火力小而缓，温度较低，水分蒸发缓慢；武火，又称紧火，火力大而急，温度较高，水分蒸发快。煎药火力的强弱，直接影响汤剂成分的煎出。火力过强，水分很快被蒸发，药物成分不易煎出，而且药物易焦煳，药液易煎干；火力过弱，煎煮效率低，药物的成分不易煎出。煎药一般采用“先武后文”的原则，即在沸腾前宜用武火，使水很快沸腾，沸腾后用文火，使药液保持微沸状态，减少水分蒸发，以利于煎出药物的成分。但根据各类药剂的不同特点，煎药火候亦有区别，见表2－4－2。

表2－4－2　　汤剂火候参考简表

汤剂类型	应用火力说明
解表剂	应用武火速煎，“气足势猛”药力迅速
一般药剂	应用文火和武火交叉煎煮，使有效成分充分煎出
滋补调理剂	开始用武火煎沸，沸腾后用文火慢煎，使药汁浓厚、药力持久

（四）煎药时间

煎药时间长短，历代医家没有明确的说法，一般与加水量的多少、火力的大小、药物吸收水能力及治疗作用等因素有关，但与火力的大小控制有更密切的关系，见表2－4－3。

表 2-4-3　　汤剂煎药时间参考简表（自煎沸时起算）

汤剂类型	头煎煎药时间	二煎煎药时间
解表剂	15~20 分钟	10~15 分钟
一般药剂	20~25 分钟	15~20 分钟
滋补调理剂	30~35 分钟	20~25 分钟

十、特殊煎药方法

（一）先煎

先煎的目的是增加药物溶解度，降低或缓解药物毒性，以充分发挥其疗效。

1. 矿石类、贝壳类、动物角甲类饮片因质地坚硬，有效成分不易煎出，应打碎先煎 20 分钟，再与其他药物同煎。

2. 某些有毒饮片可先煎 1~2 小时，以降低毒性或消除毒性。

（二）后下

后下的目的是减少药物因煎煮时间过久所造成的成分散失。

1. 气味芳香、含挥发性成分的饮片不宜煎煮时间过久，以免有效成分散失。一般在其他群药煎好前 5~10 分钟入煎即可。

2. 久煎后有效成分易破坏的饮片也需后下，一般在其他群药煎好前 10~15 分钟入煎即可。

（三）包煎

包煎是指把药物装在纱布袋中煎煮。

1. 含黏液质较多的饮片在煎煮过程中易黏糊锅底，宜包煎，如车前子、葶苈子。

2. 富含绒毛的饮片宜包煎，以免脱落的绒毛混入煎液后刺激咽喉，引起咳嗽，如旋覆花、辛夷等。

3. 花粉等微小饮片因总表面积大、疏水性强，煎煮时宜包煎，避免漂浮影响有效成分的煎出，如蒲黄、海金沙、蛤粉、六一散等。

（四）烊化

烊化（溶化）是将一些胶类、蜜膏类中药单独溶化的方法，以避免与群药同煎时使煎液黏稠而影响其他有效成分的煎出及结底糊化。可将此类药置于已煎好的药液中加热溶化后一起服用；也可将此类药置于容器内，加适量水，加热溶化或隔水炖化合，再加入群药煎液中混匀分服。如阿胶、鹿角胶、龟胶等。

（五）另煎

一些贵重中药，为使其有效成分充分煎出，减少有效成分被其他药渣吸附，需在另器单独煎煮取汁，再将药渣并入其他群药合煎，然后将分别煎煮的药液混匀后分服。一般饮片通常需另煎 30~40 分钟，如人参、西洋参、西红花等；质地坚硬的贵重药，如羚羊角等应单独煎煮 2~3 小时。

（六）对服

液体中药与其他药中一起煎煮，往往会影响其药效，故应待其他药物煎煮去渣取汁后再行兑入服用，如黄酒、竹沥水、姜汁、蜂蜜等。

（七）冲服

一些用量少的贵细中药宜先研成粉末再用群药的煎液冲服，以避免有效成分被其他药渣吸附而影响药效，如雷丸、蕲蛇、羚羊角、三七、琥珀、鹿茸、金钱白花蛇等。

（八）煎汤代水

煎汤代水是将某些药物先行煎煮，然后滤去药渣，保留药液，再将保留的药液作为溶剂，与其他药材一起煎煮。这种方法适用于质地松散、用量大的药材，如葫芦壳等，其目的是使药材中有效成分充分煎出，同时避免因直接与其他药材同煎而致煎液混浊的问题。

十一、汤剂的服法

（一）汤剂服用量

汤剂一般每天服用一剂，每剂药一般煎两次，将头煎、二煎药汁混合后分服。根据病情的不同，有时采用一天服两剂或“顿服”或将药汁分数次“饮服”。医师在治疗过程中，应根据病情轻重缓急而选择的不同的服药方法。

（二）服药时间

通常每天服药两次，上午一次，下午或晚上临睡前一次。根据病情不同，有时病在上焦的宜饭后服，病在下焦的宜饭前服；补养药多在饭前服；消导药可饭后服；驱虫药和泻下药大多空腹时服；对肠胃刺激性大的药物宜饭后服；镇静安神药宜睡前服；治疗急性病症的药物则不拘时间，应迅速服。

（三）冷服和热服

一般汤剂应在温而不凉时候服用，但对寒性病症要热服，热性病症则需要冷服，应视病情灵活运用。

（四）呕吐及口噤的服药方法

呕吐病人服药最难，一般可采取少量多次饮服的方法避免呕吐，如仍有呕吐，可先饮生姜汁少许，再服药汁，或在药汁中加适量生姜汁再服。

口噤是指牙关紧闭、口不能开的症状，通常是由于病重导致神志昏迷而出现的。遇到此种情况，应先以“通关散”搐鼻或用乌梅擦牙龈，使病人开噤，然后将药汁徐徐灌下。

（五）催吐药的服法

催吐药大多药性猛烈，一般只有在误食毒物的时候服用，或用于治疗实邪壅塞上脘的急性疾患。催吐药可在胃中迅速发挥作用，如服药后不能及时呕吐者，应以探吐方法助其呕吐。

十二、中药的计量

中药计量单位，长期以来普遍采用16进位的旧制，即1斤＝16两＝160钱＝1 600分。自1979年7月1日起，全国中医处方用药计量单位一律采用以克为单位的公制。

任务实施

一、活动准备

1. 场地准备：中药调剂药房。

2. 物品准备：模拟处方、戥称、中药调剂台、中药斗谱、中药材、带有进销存系统的计算机、凳子等。

3. 人员准备：将同学分成若干小组，每组4～6人，一人担任组长，负责分配组内成员任务，共同完成处方调配任务。

二、活动实施

1. 接待顾客

按照规范礼仪及医药商品购销员的职业标准接待顾客。

2. 收方

3. 审方

(1) 四查十对。

(2) 审核处方完整性，确认处方的合法性。

(3) 用药适宜性的审核：处方用药是否与临床诊断相符，用法用量、剂型与给药途径是否正确，有无重复用药现象，有无配伍禁忌。

4. 计价

计价必须准确、迅速，以缩短顾客取药时间。

5. 调配

严格按照处方流程进行调配，本组内成员分工明确。调配、核对不能由同一人完成。

(1) 认真阅读处方，按照药品顺序，逐一调配，有疑问需要先与医师确认再调配。

(2) 每种药品依次摆放在调剂纸上。

(3) 核对后在处方笺上签名。

6. 核查与发药

(1) 另一名药师核查。

(2) 发药时，根据顾客需要，包装交付或代煎煮后交付。

7. 任务评价

评价细则

评价指标	评价要素
基本素养	待客接物落落大方，顾客进门必须主动招呼，使用礼貌用语，面带微笑、语调平和，举止端庄大方、不卑不亢
	仪容仪表规范，着装得体，不戴首饰，不染发，指甲干净整洁
	在整个服务过程中仪态端庄，使用礼貌用语，沟通表达逻辑清晰
询问诉求	能了解顾客的基本信息，注意沟通礼仪
	能有效获取顾客购买药品名称、剂型、品牌等信息
服务事项	根据顾客的处方，做好调剂前的准备工作，并审查处方
	迅速并正确计价，调配相应的药品，缩短顾客的等待时间
	核对后发药，根据顾客需要包装交付或代煎煮后交付，并告知顾客服用的方法和剂量

续表

评价指标	评价要素
注意事项	当顾客退换货、投诉及抱怨时，严禁不作为
	当顾客需要帮助时，严禁对顾客置之不理
	服务要真诚专业，秉承以人为本的理念，有培养长期顾客的意识

8. 清场

按照6S企业管理标准清理实训场地。

【知识拓展】

中药斗谱的排列与中成药的调剂

一、中药斗谱的排列

饮片的调剂设施主要有饮片“斗架”、调剂台、计量用具、碎药用具等，另外备有临时特殊加工炮制的工具。

每个“斗架”装“药斗”数十个，一般按横七竖八或横八竖七排列，每个“药斗”中又分成2~3个小格；另外，“斗架”最下层设几个大“药斗”。依调剂室大小和工作量可设置数个“斗架”，按一字形或丁字形排列。

“药斗”内分装饮片的编排方法称为“斗谱”。“斗谱”的编排原则通常根据临床用药情况，将饮片分为常用药、一般药、不常用药。常用药饮片一般装入靠近操作者的药斗中；一般饮片装入靠近常用药的药斗内；不常用药装入远处或上层药斗里。质重的饮片如磁石、自然铜、龙骨等宜装入下层药斗中；质轻体积大的饮片如淡竹叶、灯心草等宜装入最下层的大药斗内。每个药斗内各小格装药编排：通常按饮片的功能编组，如解表药、清热药、活血药等，宜将相仿的药味装入同一药斗或邻近的药斗内；也有按入药部位编组，如植物药的根、茎、叶、花、果实、种子；动物药及矿物药等分类装入各药斗里。

二、中成药的调剂

中成药的调剂仍应遵从中药调剂的工作流程，严格按审方、计价、调配、复核和发药程序进行。中成药的调剂必须注意有效期。

中成药调剂也要注意用药禁忌。

思考与练习

一、判断题

1. 烊化（溶化）只适用于植物枝条类中药材。（　　）
2. “十八反”属于中药调剂配伍禁忌。（　　）

3. 处方标准和处方格式可由医疗机构自行制定。(　　)
4. 中药汤剂头煎，植物类药剂需要煎煮一个小时以上。(　　)
5. 中药汤剂头煎，动物类药剂需要煎煮一个小时以上。(　　)
6. 中药汤剂头煎，滋补类药剂需要煎煮一个小时以上。(　　)
7. 砂锅为煎煮中药汤剂的最佳器具。(　　)
8. 铝罐也可以用于中药汤剂煎煮。(　　)
9. 芳香类中药煎煮时需要先煎。(　　)
10. 辛夷类中药煎煮时需要包煎。(　　)

二、案例分析

图 2－4－2 是某患者到社区卫生服务中心就诊后的处方笺，请根据处方，进行处方分析、调配与用药指导。(实际操作时，个别药材饮片可用形状相似药材饮片代替。)

众意好医师演示 处方笺

费别：自费　医疗证/医保卡号：　处方编号：120004

姓名：李四　性别：女　年龄：30岁

门诊/住院病历号：BL1508120004　科室（病区/床位号）：全科

临床诊断：头痛，枕大池囊肿　开具日期：2022-08-12

住址/电话：

Rp.

羌活 12g	当归 10g	川芎 10g
赤芍 10g	熟地黄 10g	僵蚕 9g
葛根 20g	红花 10g	石菖蒲（水剑草） 10g
泽泻 12g	焦白术 10g	地龙 9g
细辛 3g	白芷 12g	藿香 15g
党参 15g	藁本 10g	柴胡 10g
炙甘草 6g	清半夏 10g	天麻 10g

配5副 每日一剂 水煎服 每日两次

药品费用	诊疗费	医材费	检查治疗费	其他费	合计
186.45	0.00	1.00	15.00	0.00	201.45

医师：李医生　药品金额：186.45

审核药师：　调配药师/士：　核对、发药药师

图 2－4－2　某患者就诊后的处方笺

模块三

常见病用药指导

本模块学习内容包括常见病的病因、临床表现及诊断标准、治疗药物、用药注意事项和健康指导等部分。通过本模块的学习，学生能使用适宜的社交礼仪进行顾客接待，具备根据顾客的症状及检查指标并结合疾病的病因、患者既往疾病史等因素分析顾客的情况，为顾客提供正确的用药指导及健康教育的能力，在工作中养成“合理用药、健康至上”的职业理念，培养与人交流、与人沟通、解决问题的能力，培养市场意识、服务意识，切实做到诚实守信、关爱顾客，提升药学服务质量。

任务五 口腔溃疡用药指导

口腔溃疡又称复发性口疮、复发性阿弗他溃疡或复发性阿弗他口炎，是慢性的口腔黏膜小溃疡，深浅不等，为圆形或椭圆形损害，具有疼痛性、复发性、自限性和炎症性等特征。胃肠功能紊乱、体内缺乏锌铁、体内缺乏维生素、微循环障碍、免疫功能低下、精神紧张、睡眠不足、肠道寄生虫病、局部创伤等常易诱发溃疡。

学习目标

知识目标

1. 能明确口腔溃疡的诱因、临床表现及治疗原则。
2. 能列举治疗口腔溃疡的常用药物种类、临床应用、不良反应及用药注意事项。
3. 能明确口腔溃疡的健康指导目标及内容。

技能目标

1. 能使用正确的社交礼仪接待顾客，询问顾客的症状、病史和用药情况，搜集相关信息并进行正确判断，并根据顾客的症状及既往疾病史等情况为顾客推荐合适的药物，提醒顾客注意药物的不良反应和注意事项，帮助顾客合理用药。
2. 能指导顾客正确使用含漱剂、口腔贴片、外用散剂等药物。
3. 能较好地掌握药物的使用规范、适应证、不良反应以及禁忌证等内容，有效预防药物滥用、误用及副作用。
4. 能解答顾客各种用药方面的问题，能运用专业知识和通俗易懂的语言普及疾病及用药常识，消除顾客的用药疑虑。
5. 能有效地通过多种途径对顾客进行综合性健康指导。

任务引入

顾客张某，女，30 岁，公司职员，因身体不适到药房寻求帮助。顾客自诉口内溃疡剧痛已经两天，通过镜子自查下唇及舌前部可见几处小米粒大小的浅表溃疡，溃疡中心微凹，周围红晕，散在分布。现张某欲购买一些疗效快的治疗药物，无其他服药史，无用药过敏史。

请你作为药店医药商品购销员，完成顾客接待，并为其提供用药指导。

相关知识

一、疾病概述

（一）常见病因

口腔溃疡的病因和发病机制涉及免疫学、遗传学、营养与代谢、微循环、内分泌、精神心理以及感染等多个方面。免疫力低下，营养缺乏，消化不良，感染，长期的精神压力、焦虑、抑郁等负面情绪，遗传等因素都可能导致溃疡的发生。同时，急性或慢性的机械或物理化学刺激（如牙刷过硬、食物过烫等）、放疗和化疗等因素也可能对口腔黏膜造成损伤，从而引发口腔溃疡。

（二）临床表现

口腔溃疡多发生于口腔非角化区，如唇、颊、黏膜、舌缘、齿龈等处，为圆形或椭圆形，创面直径为0.2～0.5 cm，溃疡单个或由数个连成一片，溃疡表浅、边缘整齐，外观呈灰黄色或灰白色，上覆盖黄白渗出膜，周围黏膜充血、水肿而有红晕，局部有烧灼样疼痛，于进餐时加重，影响进食、说话，病程7～10天可自愈。严重溃疡直径可达1～3 cm，深及黏膜下层甚至肌肉，病程此起彼伏，连绵不断。

（三）体格检查要点与实验室检查指标

1. 口腔视诊

观察口腔溃疡的形状、大小以及颜色，从而判断口腔溃疡的类型和程度。如要注意溃疡的边缘是否整齐，有无倒凹；周围有炎性浸润的溃疡边缘多有突起；癌性溃疡周围可见结节状增生和浸润。

2. 实验室检查

（1）微生物检查。通过对病损部位进行涂片并应用革兰氏染色，可以观察到细菌的形态和染色特征，从而判断感染的病原体类型，如革兰阳性及阴性球菌、梭状杆菌及森疏螺旋体等。

（2）脱落细胞学检查。对疱疹性口炎可在局麻下刮取溃疡底部脱落的上皮细胞进行巴氏染色，有助于确诊。

（3）免疫学检查。检查细胞和体液免疫功能的变化可协助诊断某些疾病。当免疫功能低下时，人体对病原体的抵抗能力减弱，容易感染各种病原体，包括白念珠菌等。

（4）血液学检查。怀疑感染性口炎时应查血常规及白细胞分类。

（四）诊断与鉴别诊断

1. 诊断

根据患者发病症状、体格检查及实验室辅助检查可明确诊断。

2. 鉴别诊断

（1）轻型口腔溃疡。多发于唇、舌、颊等部位，数个（1～5个）溃疡同时或先后发生，创面直径为2～4 mm，圆形或椭圆形，移行沟处可呈线状，表面覆以浅黄色假膜。初起疼痛尖锐，7～14 天自行愈合，不留瘢痕。间歇期长短不同，严重时可数月不止，此起彼伏。

（2）重型口腔溃疡。多发生于口腔后部、软腭、扁桃体周围或颊部黏膜。数个（1～3 个）溃疡同时或先后出现，创面直径为 1～3 cm 或更大，外形多不规则，病程持续数周或数月，疼痛剧烈，愈合后遗留瘢痕或组织缺损，可同时伴发小溃疡。

（3）疱疹样溃疡。好发于口底、舌腹黏膜。数十个溃疡同时或先后出现，创面直径为 1～2 mm，状似疱疹性口炎，病程可持续数周或数月，疼痛明显，愈合后不留瘢痕。

二、治疗原则与用药

（一）治疗原则

1. 全身治疗

目的在于防止或减少溃疡的复发，可应用免疫抑制剂、免疫增强剂或中药等。

2. 局部治疗

目的在于促进溃疡愈合，减轻患者的痛苦，可应用各种含漱液，局部应用糊剂、霜剂、散剂及局部注射等。

3. 避免和减少诱发因素的刺激

注意调整生活规律，调整情绪，均衡营养，少吃刺激性食物。

（二）治疗药物

口腔溃疡的治疗以外用药为主。《国家非处方药目录》收载的治疗口腔溃疡的药物活性成分和制剂有氯已定含漱剂、西地碘含片、甲硝唑口腔贴片、地塞米松贴片、甲硝唑含漱剂、碘甘油等。

1. 非处方药

（1）0.5% 甲硝唑含漱剂或氯已定含漱剂：早晚刷牙后含漱，一次 15～20 mL，每日 2～3 次，连续 5～10 天为 1 个疗程。

（2）西地碘含片：可直接卤化细菌的体蛋白，杀菌力强，对细菌繁殖体、芽孢和真菌也有较强的杀灭作用。含服，一次 1.5～3 mg，每日 3～5 次。

（3）溶菌酶含片：有抗菌、抗病毒作用和消肿止血作用。含服，每次 20 mg，每日 4～6 次。

（4）甲硝唑口腔贴片：黏附于黏膜患处，一次 1 片，每日 3 次。饭后用，临睡前加用 1 片。

（5）地塞米松贴片：具有很强的抗炎作用，能够降低毛细血管的通透性，减少炎症的渗出，贴片用量较小且作用直接、持久，可促进溃疡愈合。外用贴敷于溃疡处，每处 1 片，一日总量不得超过 3 片，连续使用不得超过 1 周。

（6）爽口托疮膜：有清湿泻毒、收敛生肌的作用，用时取药膜贴于疮面，每日 2～3 次。

（7）冰硼咽喉散、青黛散：是中医传统治疗口腔溃疡的主要用药，应用时取少量吹敷于患处，每日 2～3 次。

（8）0.5% ~1%达克罗宁液：将适量药物涂于溃疡面上，连续2次，用于进食前暂时止痛。

（9）维生素类药物：可维持正常的代谢功能，促进病损愈合，在溃疡发作时口服0.1 ~ 0.2 g维生素C，每日3次；或口服复合维生素B，一次1片，每日3次。

2. 处方药

（1）10%硝酸银溶液：可采用烧灼法，将溶液置于溃疡面上，至表面发白为止。硝酸银可使溃疡面上蛋白质沉淀而形成薄膜保护溃疡面，促进愈合，适用于溃疡数目少、面积小且间歇期长的患者。

（2）复方甘菊利多卡因凝胶：涂布于溃疡局部镇痛，每日3次，每次挤出约0.5厘米凝胶，涂于患处并稍加按摩使凝胶能够略微渗入组织。

（3）泼尼松：对反复发作的口腔溃疡推荐口服，一次10 mg，每日3次；或口服左旋咪唑，一次50 mg，一日3次，每周服用2日。

三、用药嘱咐

1. 西地碘有轻微刺激感，口含后偶见口干、胃部不适、头晕和耳鸣，对碘过敏者禁用。

2. 氯己定偶可引起接触性皮炎，高浓度溶液有刺激性，长期使用氯己定含漱剂可使牙齿着色、味觉失调，儿童和青年口腔偶可发生无痛性浅表脱屑性损害。

3. 一般牙膏中均含有阴离子表面活性剂，与氯己定可产生配伍禁忌，因此使用氯己定含漱剂后需至少间隔30分钟后才可刷牙。

4. 甲硝唑含漱剂使用后可有食欲不振、口腔异味、恶心、呕吐、腹泻等不良反应，偶见有头痛、头晕、失眠、抑郁、皮疹、荨麻疹、白细胞减少等不良反应，停药后可迅速恢复正常。长期应用可引起念珠菌感染。

5. 使用甲硝唑口腔贴片期间，不得饮酒或饮用含酒精的饮料。

6. 喷中药散剂时不要吸气，以防药粉进入呼吸道而引起呛咳。

7. 频繁应用地塞米松贴片可引起局部组织萎缩，使由皮肤、黏膜等部位侵入的病原菌不能得到控制，引起继发性真菌感染等。另对口腔内有真菌感染者禁用。

8. 使用烧灼法治疗口腔溃疡时，应注意控制药液量，以避免烧灼邻近健康组织。

9. 对口腔溃疡的治疗首先要去除诱发因素，例如长期使用含有激素类的吸入剂后没有及时漱口，造成口腔溃疡反复发作，应告知患者养成吸入后即需漱口的习惯，避免残留药物对口腔黏膜的损伤，同时保持口腔清洁卫生。

四、健康指导

口腔溃疡是一种常见的口腔疾病，通常会导致口腔内的疼痛和不适，遵照下列健康指导，可有效缓解，并促进康复。

1. 减少外界刺激

忌食刺激性食物，如烟酒、油炸食品等；食物的温度不能够太冷或者太热；尽量选择软烂、易消化的食物，避免需要用力撕咬或者咀嚼的食物，以减少对口腔溃疡的刺激。

2. 注意生活规律和营养均衡

做到饮食多样化和膳食平衡，不挑食，多吃杂粮、粗粮、绿叶蔬菜、水果、薯类、豆制品和牛奶等。补充含锌多的食物以促进创面愈合，如牡蛎、动物肝脏、瘦肉、蛋类、花生、核桃等。

3. 保持心情舒畅

保持乐观开朗的心态，遇事管理好情绪，克服焦虑不安的心态。同时保持大便通畅，这是防止口腔溃疡复发的基本前提。

4. 如长时间未痊愈或溃疡加重建议及时就医治疗，以免延误病情。

任务实施

一、活动准备

1. 场地准备：模拟药房。

2. 物品准备：柜台、不同种类的治疗口腔溃疡的药品、带有进销存系统的计算机、凳子等。

3. 人员准备：将同学分成若干小组，每组 4 ~ 6 人，一人担任组长，负责分配组内成员任务，共同完成口腔溃疡的用药指导。

二、活动实施

1. 接待顾客

按照规范礼仪及医药商品购销员的职业标准接待顾客。

2. 询问诉求

（1）询问顾客基本信息：顾客是否为患者本人，患者的年龄、职业等。

（2）询问疾病症状：是否有烧灼样的疼痛，进餐时疼痛感有无加重，同时观察创面的形状大小以及色泽。

（3）询问就医史：最近是否就医。

（4）询问用药史：是否在同时使用其他药物，使用药物的名称、用药剂量等。

（5）询问过敏史：有无过敏史，过敏药物名称及成分等。

3. 确认购药品种和数量

“综合考虑您自述的情况，判断您这是口腔溃疡，推荐您购买氯己定含漱剂、复合维生素 B、冰硼咽喉散等药物。”此类药物有不同厂家，可指导顾客根据自身情况综合选择适合的药物类型。

4. 用药指导

第一，对氯己定含漱剂、复合维生素 B、冰硼咽喉散等药物的不良反应和注意事项，进行用药指导，同时可结合顾客情况向其推荐不同价格的保健食品，给予顾客充分的选择余地；第二，提出用药指导前应充分评估顾客的健康状况、用药禁忌及用药情况。

5. 健康指导

可从用药指导、健康教育、饮食指导、日常口腔护理、生活习惯、心情压力等方面对顾客进行健康指导。当溃疡病情加重或溃疡面积增加时，要及时就医治疗。

6. 任务评价

评价细则

评价指标	评价要素
基本素养	待客接物落落大方，顾客进门必须主动招呼，使用礼貌用语，面带微笑、语调平和，举止端庄大方、不卑不亢
	仪容仪表规范，着装得体，不戴首饰、不染发，指甲干净整洁
	在整个问病荐药过程中仪态端庄，使用礼貌用语，沟通表达逻辑清晰
问病	能了解顾客的基本信息，注意沟通礼仪
	能有效获取顾客的症状、疾病史、用药史、家族疾病史、过敏史及既往健康状况等
用药	能根据顾客的疾病或疾病的症状推荐药品，药品选择合理
用药指导	能恰当表达对顾客的关心，主动询问顾客需求
	能准确介绍药品信息，包括药品名称、有效成分、主治功能、规格、有效期等
	能说明药品的不良反应、禁忌证、联合用药的相互作用
	能清楚告知顾客药品服用剂量、服用时间及服用顺序，并教会顾客做好用药记录
健康指导	能从饮食、运动、情绪等方面对顾客进行健康教育
	能从烟酒、睡眠等生活习惯方面对顾客进行健康指导
	服务真诚专业，秉承以人为本的理念，有培养长期顾客的意识

7. 清场

按照6S企业管理标准清理实训场地。

【知识拓展】

口腔健康问题别忽视，这些知识要知道

口腔健康是人体健康的重要组成部分，当口腔疾病发生时，我们应该如何处理？又有什么办法可以有效预防口腔疾病呢？

一、什么是口腔黏膜病？

过敏后嘴唇出现红肿、起泡、流血等症状，嘴里有灼烧感，或出现烂嘴角及口腔溃疡等症状，统称为口腔黏膜病。该病一般出现在工作生活压力大、情绪不稳定、精神情绪压抑、饮食不均衡、消化道有疾病、肠道紊乱、抵抗力较低的人群当中。需要注意的是，关于口腔溃疡，人们通常有两大认知误区。一是“溃疡不会恶变”，部分人不把口腔溃疡放在心上，认为它是小病。但对于长期存在且无明显疼痛感的溃疡，就要警惕可能是恶性溃疡。二是“疼即是恶性”，面对痛感明显的口腔溃疡，很多人担心存在癌变风险，十分惊慌。但通常情况下，良性的口腔溃疡往往痛感明显，且可自愈，恶性的口腔溃疡反而痛感不太明显。

二、如何判断口腔是否发生癌变？

长期吸烟、喜饮烈性酒、喜咀嚼槟榔的人群一般是口腔癌的高发群体。日常生活中，应注意口腔卫生和健康，定期检查。坏牙不及时治疗、烂牙不及时拔除，时间久了也可能引起口腔癌变。如果发现口腔溃疡面积较大、疼痛感较小、持续时间久，且难以自愈时，要及时去医院检查是否发生癌变。口腔癌也可能以高出口腔黏膜的肿物形式出现，肿物可能是菜花状。这时患者也要引起重视，及时检查肿物是否发生病变。同时，患者也可通过自我检测的方式来判断一些癌前病变的症状。正常口腔黏膜呈粉色，如果口腔黏膜出现红斑、白斑，口腔内出现扁平苔藓、黏膜下出现纤维性变、慢性盘状红斑狼疮，颌下淋巴结肿大，口腔功能受到肿瘤影响无法正常闭合，患者一定要及时就医。

三、如何预防口腔疾病？

1. 重视唇部防晒。日常使用的防晒霜不适用于嘴唇肌肤，唇部防晒要以物理防晒为主。患者要避免日光照射嘴唇，可通过戴大檐帽、打遮阳伞、戴口罩等方式进行防晒。

2. 戒烟酒，拒绝咀嚼槟榔，注意饮食均衡。

3. 养成良好的口腔卫生习惯，有效刷牙。佩戴假牙应注意不要对口腔造成损伤，睡觉时摘取、清洗假牙。

4. 口腔出现问题时，及时就医。

思考与练习

一、配伍选择题

A. 西地碘含片　　B. 甲硝唑含漱剂　　C. 地塞米松贴片　　D. 氯己定含漱剂

1. 频繁应用可引起局部组织萎缩的药物是（　　）。

2. 伴有甲状腺功能亢进症的口腔溃疡患者应避免使用的药物是（　　）。

二、填空题

1. 口腔溃疡有自愈性，病程（　　）天，严重者病程此起彼伏、连绵不断。

2. （　　　　）具有很强的抗炎作用，能够降低毛细血管的通透性，减少炎症的渗出，贴片用量较小且作用直接、持久，可促进溃疡愈合。外用贴敷于溃疡处，每处 1 片，一日总量不得超过 3 片，连续使用不得超过 1 周。

3. （　　　　）、青黛散等是中医传统治疗口腔溃疡的主要用药。应用时取少量，吹敷于患处，每日 2 ~ 3 次。

4. 对反复发作的口腔溃疡，推荐口服（　　），一次 10 mg，每日 3 次。

5. 一般牙膏中均含有阴离子表面活性剂，与氯己定可产生配伍禁忌，因此使用氯己定含漱剂后至少需间隔（　　）分钟后才可刷牙。

6.（　　　　）可直接卤化细菌的体蛋白，杀菌力强，对细菌繁殖体、芽孢和真菌也有较强的杀灭作用。

7. 甲硝唑含漱剂使用后可有食欲不振、口腔异味、恶心、呕吐、腹泻等反应，偶见有头痛、头晕、失眠、抑郁、皮疹、荨麻疹、白细胞减少等不良反应，停药后可迅速恢复正常。长期应用可引起（　　　）。

8. 使用甲硝唑口腔贴片期间，不得（　　　　）。

任务六

牙周炎用药指导

牙周炎是指发生于牙周组织的慢性炎症，主要由牙菌斑、牙石、食物嵌塞、不良修复体等病因及刺激因素引起。牙周炎会引起牙龈、牙周膜、牙槽骨和牙骨质炎症，导致牙周袋（牙齿和牙龈之间出现口袋状空隙，病理性加深龈沟）形成、牙槽骨吸收，进而导致牙齿松动，这是我国成人牙齿丧失的首位原因。

学习目标

知识目标

1. 能明确牙周炎的病因、临床表现及治疗原则。
2. 能列举治疗牙周炎的常用药物种类、临床应用、不良反应及用药注意事项。
3. 能够明确牙周炎的健康指导目标及内容。

技能目标

1. 能使用正确的社交礼仪接待顾客，询问顾客的症状、病史和用药情况，搜集相关信息并进行正确判断，为顾客推荐合适的药物。
2. 能够指导顾客正确使用抗菌漱口水。
3. 能够辨别不同种类抗生素的应用和不良反应，并给予合理的建议。
4. 能够关注顾客口腔卫生习惯，为顾客提供正确的健康指导。

任务引入

顾客张某，女，36 岁，某公司部门经理，一年前，她发现原本整齐的牙齿出现牙缝，吃东西经常塞牙，但由于平时工作忙碌一直未将此事放在心上。直到最近一次聚餐中，张女士发现自己门牙牙缝越来越大，而且牙齿有逐渐向外翘起的趋势，对自己的面容和生活造成了极大的困扰。张女士经诊断患有牙周炎，为治疗此病，张女士来到药店寻求帮助。

请你作为药店医药商品购销员，完成顾客接待，并为其提供用药指导。

相关知识

一、疾病概述

（一）常见病因

牙周炎的最主要病因是牙菌斑。牙菌斑是一种细菌生物膜，是黏附于牙齿表面的细菌性群体。在牙菌斑的长期刺激下，牙周组织会出现炎症变化。牙菌斑可由创伤性咬合，牙齿错位、拥挤，食物嵌塞未及时清理，吸烟等因素诱发。

（二）临床表现

1. 早期症状

（1）由于炎症扩展，牙周膜被破坏，牙槽骨逐渐吸收，导致牙龈与牙根分离，致使龈沟加深，从而形成牙周袋。

（2）由于炎症刺激，导致牙龈肿胀，血管脆性增加，患者容易出现牙龈出血的症状，主要表现为刷牙出血或者咬硬物出血。

2. 晚期症状

（1）牙周炎晚期，牙周袋会进一步加深，牙周袋壁有溃疡及炎性肉芽组织形成，牙周袋内有脓性分泌物存留，若轻按牙龈可见牙龈袋内溢脓，并且常伴有口臭的情况。

（2）由于牙周组织被破坏，特别是牙槽骨吸收加重时，支持牙齿的力量不足，进而出现牙齿松动、移位的现象。此时，患者常有咬合无力、牙龈肿痛等症状。

3. 并发症

（1）根分叉病变：发生于多根牙，严重者有牙槽骨吸收。

（2）牙周－牙髓联合病变：重度牙周炎可能会导致牙髓发生病变，表现为牙痛、牙龈肿胀、牙周袋有脓液溢出、牙齿松动。

（3）牙齿脱落：牙槽骨吸收严重、深牙周袋形成，会导致牙齿松动，甚至脱落。

（4）牙龈退缩：表现为牙龈缘向牙根方向退缩，使部分牙根外露。

（5）牙本质过敏症：刷牙、食用坚硬食物、食用酸甜食物或受寒冷刺激时，会出现牙齿酸软疼痛。

（三）体格检查要点与实验室检查指标

1. 正常牙龈颜色鲜红、暗红色或略带紫色，如图 3－6－1 所示。

2. 牙龈与牙齿分离，牙齿松动，如图 3－6－2 所示。

3. 牙周袋形成，如图 3－6－3 所示。

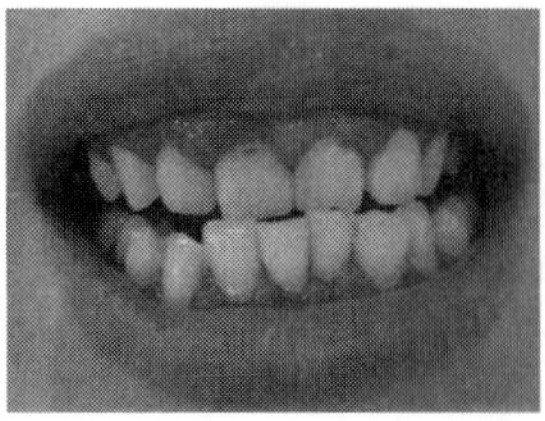
图 3－6－1　正常牙龈

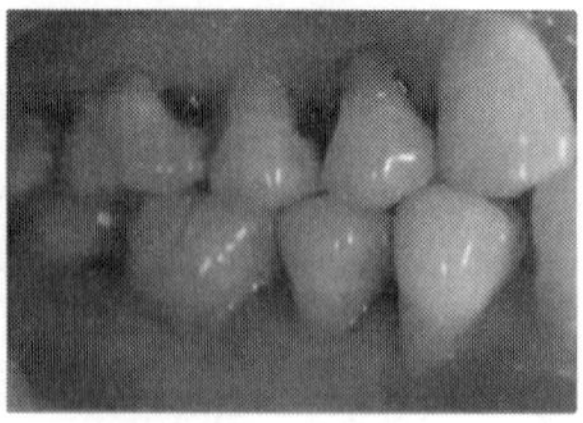
图 3－6－2　牙齿松动

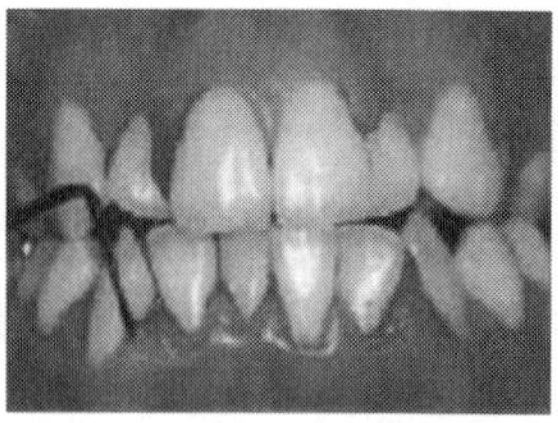
图 3－6－3　牙周袋形成

4. 牙龈与牙齿之间有脓液。

5. 牙齿的咬合方式发生改变。

6. 影像学检查：牙周炎在 X 线片上主要表现为牙槽骨吸收，牙槽嵴顶及骨硬板模糊、消失，牙槽嵴高度降低。

（四）诊断与鉴别诊断

1. 诊断

根据患者症状出现的时间、是否有加重等情况，结合患者的症状，如牙周袋形成以及牙齿松动等，以及视诊、探诊、X 线检查结果，综合做出诊断。

2. 鉴别诊断

（1）牙周炎（慢性成人牙周炎）：最常见，多数患者为成人，多见于 35 岁以上人群。常由牙菌斑累积引起，病情缓慢加重，临床症状以牙龈炎症、牙周袋形成、牙槽骨吸收、牙齿松动等为主。

（2）侵袭性牙周炎：发病年龄轻；牙周附着丧失、牙槽骨吸收的程度重，病程进展速度快，与年龄不相称；菌斑和牙石等局部刺激量与牙周组织炎症和破坏程度多不成比例，刺激量相对较少，但也可见量多者，主要见于广泛性侵袭性牙周炎；可有家族聚集性。

（3）牙龈炎：无附着丧失，无牙槽骨吸收，病变可逆。

二、治疗原则与用药

（一）治疗原则

牙周炎的治疗原则是彻底清除牙菌斑、牙石等病因刺激物，消除牙龈炎症，可以通过全身或局部使用抗生素治疗，同时通过手术治疗修复牙齿等组织的缺损，去除可能引起牙周炎的因素。养成定时刷牙、饭后漱口等习惯对牙周炎的治疗及防止复发有帮助。

1. 急性期治疗

如果牙周炎导致了急性牙周脓肿，则可以选择切开引流脓液。

2. 一般治疗

（1）龋病、不良修复体、牙石等因素可能会有利于牙菌斑滞留，应及时去除这些因素，如填补龋洞、去除不良修复体以及牙石。

（2）患者要坚持用正确的方式刷牙，饭后刷牙去除食物残留，保持口腔卫生。

（二）治疗药物

1. 非甾体解热镇痛药

有疼痛感的患者可口服非甾体解热镇痛药，如对乙酰氨基酚、布洛芬等。

2. 抗生素

牙周炎一般不需采用抗生素治疗，对一些病情比较严重的患者或对常规治疗反应不佳者可根据病原学检查和药物敏感试验，服用相应的抗生素。常用的抗生素有阿莫西林、红霉素、头孢拉定、甲硝唑、替硝唑、多西环素等。

用法为：阿莫西林，500 mg，每 6 ~ 8 小时 1 次，连续服用 7 日；红霉素，口服，一日

1～2 g，分3～4次服用；头孢拉定，口服，成人1次0.25 g，一日4次，每6小时1次，宜饭后服用，一日最高剂量为4 g；甲硝唑，口服，一次200～400 mg，一日3次，连续服用5～7日；替硝唑，顿服，2 g，连续服用3～4日；多西环素，口服，首次剂量0.2 g，以后0.1 g，一日2次，10～14日为一个疗程。以上药物可根据病程轻重缓急选择一种服用，或适当进行联合用药。

待牙根面平整后，可在深牙周袋内放置缓释的甲硝唑、米诺环素，消除牙周袋内的细菌。

3. 常用的局部冲洗药物有3%过氧化氢和2%氯己定溶液，可以有效分解组织内的血液、脓液，灭菌消毒，改善牙周袋内的厌氧环境，抑制厌氧菌的生长。

4. 在局部发炎部位可以喷涂碘甘油、康复新液、金喉健等消炎、止痛药物。

在牙周炎比较严重，无法通过单纯基础治疗解决的情况下，可借助手术治疗。还可选择松牙固定术，有些重症患牙的松动程度严重影响其功能，可用牙周夹板将患牙与其相邻的稳固牙齿连接在一起，分散和减少患牙承受的咬合力，以改善咀嚼功能并有利于牙周组织的修复。

三、用药嘱咐

1. 抗生素可有效控制牙周组织病的急性感染，常采用局部治疗和全身治疗，应以局部治疗为主。为了防止应用抗生素形成耐药菌株，破坏口腔微生物生态平衡，减少对宿主的副作用，使用时要遵循以下原则：

（1）遵循循证医学的原则，合理使用药物。一般情况下，牙龈炎和轻、中度的牙周炎不应使用抗菌药物。药物治疗应主要用于重度牙周炎患者、对常规牙周治疗反应不佳的患者及侵袭性牙周炎患者，必要时可以选择联合用药。

（2）用药前应清除牙菌斑、牙石等破坏生物膜结构的因素。

（3）有针对性地用药。应尽量做细菌学检查及药物敏感试验，有针对性地选择窄谱的抗生素。

（4）尽量采用局部给药方式，以避免和减少耐药菌株和毒副作用的产生。对于那些用于全身严重感染的强效抗生素，尽量不用于治疗牙周炎，防止出现抗生素的滥用。

2. 对于甲硝唑、替硝唑或其他硝基咪唑类药物，妊娠前3个月和哺乳期妇女禁用，肝肾功能不全者遵医嘱用药，服用上述药品期间以及停药5日内禁用含酒精的饮品和药品。

3. 对于四环素类药物，8岁以下小儿、孕妇、哺乳期妇女禁用，肝肾功能不全者慎用。不良反应有消化道不良反应、肝肾损害、影响牙齿和骨骼发育、局部刺激、过敏反应、菌群失调等。切勿与碱性药物（包括制酸药）及钙、镁、铝、铁等化合物同服。

4. 非甾体解热镇痛药不宜长期使用，服药期间勿饮酒，不宜同时服用两种及两种以上镇痛药。

5. 青霉素过敏及青霉素皮试阳性患者禁用阿莫西林，头孢菌素过敏及有青霉素过敏性休克或即刻反应史者禁用头孢拉定。

四、健康指导

（一）加强口腔卫生

饭后、睡前要刷牙、漱口，彻底清洁牙齿和牙龈上的残留物，必要时可配合使用牙线；遵医嘱选用有杀菌效果的漱口液；可规律去医院洗牙，去除牙菌斑，避免发病风险；出现任何口腔不适及时去正规医院诊治；戒烟戒酒，避免香烟、酒精对口腔和身体的侵害。

（二）增强体质

均衡饮食，补充足够的维生素和矿物质，多吃新鲜水果、蔬菜，平时限制糖类过多摄入，因为牙周感染会影响血糖的控制及增加糖尿病伴发症发生的风险；适当运动，增强体质，提高抵抗力；规律作息，避免熬夜；避免焦虑、抑郁等负面情绪。

（三）改正不良习惯

改正磨牙、咬硬物、单侧咀嚼、口呼吸、吸烟等口腔不良习惯。

（四）饮食指导

禁食辛辣刺激燥热的食物，如辣椒、胡椒、油条等；禁食生冷寒凉的食品，如雪糕、冷冻的碳酸饮料等。

（五）及时修复缺失牙，恢复口腔功能

缺失牙在我国中老年人群中很常见，约一半的老年人缺失的牙没有得到修复，且大多数修复的义齿没有得到正确的护理。牙齿缺失会影响美观、发音和咀嚼功能，应当及时修复。修复后要正确戴用，注意维护和清洁。

（六）使用牙线清洁牙缝

刷牙只能清洁到牙齿表面和牙龈处，但是牙缝之间的食物残渣清理不到，所以需要用牙线来清理。

任务实施

一、活动准备

1. 场地准备：模拟药房。

2. 物品准备：柜台、不同种类的治疗牙周炎的药物、带有进销存系统的计算机、凳子等。

3. 人员准备：将同学分成若干小组，每组 4 ~6 人，一人担任组长，负责分配组内成员任务，共同完成牙周炎的用药指导。

二、活动实施

1. 接待顾客

按照规范礼仪及医药商品购销员的职业标准接待顾客。

2. 询问诉求

（1）询问顾客基本信息：顾客是否为患者本人，患者的年龄、职业等。

（2）询问疾病症状：是否有牙龈出血、牙周脓肿、牙齿松动、口腔异味等症状，症状的持续时间，是否还患有其他疾病。

（3）询问就医史：最近是否就医、是否有定期检查口腔情况等。

（4）询问用药史：是否在同时使用其他药物，使用的药物名称、用药剂量等。

（5）询问过敏史：有无过敏史，过敏药物名称及成分等。

3. 确认购药品种和数量

“根据医生给您开具的处方，您需要购买抗生素类药物，如阿莫西林、替硝唑等。”此类药物有不同厂家，可指导顾客根据自身情况综合选择适合的药物类型。

4. 用药指导

“根据医生给您开具的处方，已经明确诊断您患有牙周炎，处方中医生开具的抗生素为阿莫西林和替硝唑。”在提出用药指导时，可结合顾客情况向其推荐不同价格的漱口水、牙膏，给予其充分的选择余地，并询问顾客家中是否备有口腔清洁用品，如果没有则建议其购买。提出用药指导前应充分评估顾客的健康状况、用药禁忌及用药情况。

5. 健康指导

预防、治疗牙周炎需要养成良好的口腔卫生习惯，爱护牙齿。定期进行口腔清洁和洗牙、使用牙线等工具可以有效清除口腔中的细菌和食物残渣，预防牙周炎的发生。避免咬硬物或使用牙齿开瓶盖等行为；改变不健康的生活习惯，如戒烟戒酒等；保持健康的饮食习惯，多吃蔬菜水果，减少吃辛辣、刺激的食物等；定期看牙医，建议每半年到一年去做一次口腔检查。如发现口腔有异味、流脓、龈沟内有出血等症状，应及时就医。针对既往的牙周炎发作，需遵医嘱进行全面的洁牙和消炎治疗，对于较严重的牙周炎则需要进行牙周治疗。无论哪种情况，都要定期进行口腔检查，以预防牙周炎的发生。

6. 任务评价

评价细则

评价指标	评价要素
基本素养	待客接物落落大方，顾客进门必须主动招呼，使用礼貌用语，面带微笑、语调平和，举止端庄大方，不卑不亢
	仪容仪表规范，着装得体，不戴首饰、不染发，指甲干净整洁
	在整个问病荐药过程中仪态端庄，使用礼貌用语、沟通表达逻辑清晰
问病	能了解顾客的基本信息，注意沟通礼仪
	能有效获取顾客的症状、疾病史、用药史、家族疾病史、过敏史及既往健康状况等
用药	能根据顾客的疾病或疾病的症状推荐药品，药物选择合理
用药指导	能恰当表达对顾客的关心，主动询问顾客需求
	能准确介绍药品信息，包括药品名称、有效成分、主治功能、规格、有效期等
	能说明药品的不良反应、禁忌证，联合用药的相互作用
	能清楚告知顾客药品服用剂量、服用时间及服用顺序，并教会顾客做好用药记录

续表

评价指标	评价要素
健康指导	能从饮食、情绪等方面对顾客进行健康教育
	能从烟酒、睡眠等生活习惯方面对顾客进行健康指导
	服务真诚专业，秉承以人为本的理念，有培养长期顾客的意识

7. 清场

按照6S企业管理标准清理实训场地。

【知识拓展】

侵袭性牙周炎

侵袭性牙周炎常见于青少年，疾病进展迅速，可能具有特殊的牙菌斑微生物和宿主反应，具有家族聚集性。根据病变的累及范围侵袭性牙周炎可分为局限型牙周炎和广泛型牙周炎两种亚型。侵袭性牙周炎虽多见于年轻人，但也可见于成年人。本病一般来说发展较迅猛，但也可转为间歇性的静止期。

一、临床表现

（一）牙龈红肿

牙龈的慢性炎症是牙周炎的患病基础，侵袭性牙周炎患者一般上下切牙和第一恒磨牙病情较重，从而可能出现牙龈红肿、刷牙出血等现象。

（二）牙龈退缩

侵袭性牙周炎患者上下切牙病情较重，可能会出现牙龈萎缩、牙根暴露、牙齿敏感等症状，影响患者美观，这也是患者就诊的主诉之一。

（三）牙齿松动

快速进展的牙周组织破坏，即牙槽骨和牙龈的快速破坏是侵袭性牙周炎的主要特点，若未及时发现就诊，就可能出现牙齿的松动、脱落，咀嚼无力等后期症状。

二、推荐用药

早期单纯刮治后不能彻底消除入侵牙龈的细菌，残存的微生物容易重新在牙面定植，从而导致疾病的复发。抗菌药物配合机械治疗可以取得更好的治疗效果，牙周炎常用的抗菌药物为甲硝唑加阿莫西林联合用药。

此外，也可以用一些调节人体防御功能的药物，主要是以六味地黄丸为基础的补肾固齿类药物。

三、健康指导

（一）注意刷牙方式

如使用水平颤动拂刷法等方式，选择小头、中等程度软毛的牙刷，有牙齿敏感症状的患者可以考虑使用脱敏牙膏。

（二）注意牙缝的清洁

牙齿相邻的间隙内容易存留牙菌斑和软垢，需要使用牙线或牙间刷及时清洁；牙龈萎缩不明显的患者建议使用牙线清洁；牙龈萎缩明显、牙缝较大的患者可以考虑使用牙间隙刷，即牙缝刷。侵袭性牙周炎的患者通常上下切牙和第一恒磨牙病情较重，这些部位的牙缝可能较大，可以考虑这部分患牙使用牙间隙刷清洁，牙龈退缩不明显的部位使用牙线。切忌在牙龈萎缩不明显、无明显牙槽骨吸收的部位使用牙间隙刷。

（三）配合使用漱口水

很多非处方类的漱口水中含有抑制或减少牙菌斑形成的物质，可根据个人情况使用。但漱口水只能作为刷牙等机械清洁方式的辅助手段，因为漱口水只能作用于口腔的表面，不易清洁牙周袋内部。

思考与练习

一、单项选择题

1. 牙周炎的早期症状是（　　）。

A. 牙龈肿胀，刷牙出血　　B. 牙周袋内脓性分泌物存留

C. 牙齿松动移位　　D. 牙齿脱落

2. 关于牙周炎的治疗原则，不正确的一项是（　　）。

A. 彻底清除牙菌斑、牙石

B. 通过全身或局部使用抗生素治疗，消除牙龈炎症

C. 通过手术治疗修复牙齿等组织缺损

D. 轻症即可使用抗生素

3. 以下哪一项不是牙周炎的并发症（　　）。

A. 牙齿脱落　　B. 牙龈退缩

C. 牙周－牙髓联合病变　　D. 形成牙周袋

4. 下列关于多西环素治疗牙周炎的用法正确的是（　　）。

A. 首次剂量 0.2 g，以后 0.1 g，一日 2 次，10～14 日为一个疗程

B. 首次剂量 0.1 g，以后 0.2 g，一日 2 次，10～14 日为一个疗程

C. 8 岁以下小儿可以服用

D. 可与碱性药物及钙、镁、铝、铁等化合物同服

二、多项选择题

1. 对一些病情比较严重的患者，常用的抗生素有（　　）。

A. 阿莫西林　　B. 红霉素　　C. 头孢拉定　　D. 甲硝唑

2. 牙周局部发炎部位可以喷涂（　　）。

A. 碘甘油　B. 四环素　C. 康复新液　D. 金喉健

3. 牙周炎常用的局部冲洗药物有（　　）。

A. 3% 过氧化氢溶液　B. 2% 氯己定溶液　C. 5% 葡萄糖　D. 10% 氯己定

4. 下列关于甲硝唑治疗牙周炎的用法，正确的是（　　）。

A. 妊娠前三个月、哺乳期妇女禁用　B. 服药期间可以饮酒

C. 肝肾功能不全者遵医嘱用药　D. 哺乳期可以正常使用

5. 关于牙周炎的健康指导，下列说法正确的是（　　）。

A. 加强口腔卫生

B. 去除磨牙、单侧咀嚼、吸烟等不良习惯

C. 禁食辛辣刺激燥热和生冷寒凉的食物

D. 及时修复缺失牙，恢复口腔功能

6. 下列关于阿莫西林和头孢拉定治疗牙周炎，说法正确的是（　　）。

A. 青霉素过敏及青霉素皮试阳性患者禁用阿莫西林

B. 青霉素过敏及青霉素皮试阳性患者可以使用阿莫西林

C. 头孢菌素过敏及有青霉素过敏性休克或即刻反应史者禁用头孢拉定

D. 头孢菌素过敏及有青霉素过敏性休克或即刻反应史者可以使用头孢拉定

任务七

痤疮用药指导

痤疮，俗称“粉刺”或“壮疙瘩”，是一种常见的毛囊皮脂腺的慢性炎症，以脓疱、粉刺、丘疹等为临床特征，多发于面、背、胸部等含皮脂腺较多的部位。此病好发于青春期，发病年龄主要在15～25岁，少数人可延迟至30岁，男女均可发生，青春期过后这些症状可自然减轻或痊愈，常被称为“青春痘”。

学习目标

知识目标

1. 能明确痤疮的病因、临床特征以及分级。
2. 能列举治疗痤疮的常用药物种类、临床应用、不良反应及用药注意事项。
3. 能明确痤疮的健康指导目标及内容。

技能目标

1. 能通过有效沟通，获取顾客的具体症状、病史和用药情况，准确分析顾客的病情，识别不同程度的痤疮，并根据情况为顾客推介合适的药物。

3. 能指导顾客正确使用药物，有效防止药物的滥用与误用。

4. 能通过多种途径对顾客进行综合性健康指导。

任务引入

顾客王某，女，17岁，高中生。根据患者自述，其自从进入青春期后，随着压力的增加、不规律作息的形成，加之平时饮食方面较偏向口味重、甜味、油炸的食品，导致面部出现白色粉刺，但她并没有改变生活方式，到后期她的皮损程度越加严重，面部出现多种损害型的闭口粉刺、炎症丘疹、红色脓包、痘痘等。王某无其他服药史，无用药过敏史，今日来店进行咨询购买治疗痤疮的药物。

请你作为药店医药商品购销员，完成顾客接待，并为其提供用药指导。

相关知识

一、疾病概述

（一）常见病因

1. 皮脂过度分泌

痤疮的形成，根本原因是皮脂分泌旺盛。皮脂分泌和很多因素相关，其中与雄性激素分泌关系最为密切。青春期、女性生理期和孕期会分泌较多的激素，促进和加剧油脂的分泌，而压力过大也会导致内分泌的失衡。人体的面部、胸部及背部皮脂腺比其他区域发达，这是痤疮大多集中于这些部位的原因。

2. 毛囊角化异常

正常情况下，毛囊口的角质会随着皮肤的新陈代谢而不断更新。一旦毛囊角化异常，角质可使毛孔堵塞，使毛孔内容物排出不畅而堆积，从而引发痤疮。

3. 痤疮杆菌的增殖

阻塞的毛囊容易滋生厌氧性细菌，痤疮丙酸杆菌就是常见的一种。痤疮丙酸杆菌是皮肤表面的常驻菌之一，当皮脂被阻塞于毛囊中，痤疮丙酸杆菌就会快速繁殖，它们代谢的产物，会使毛囊及其周围发炎，致使毛囊壁损伤破裂，毛囊内容物进入真皮，从而引起发炎、肿胀、疼痛、瘙痒等，因此中期痤疮除黑头粉刺外，还有脓疱、丘疹出现。

4. 遗传

痤疮存在一定的遗传性，如果父母双方为油性或者混合性皮肤，曾患过青春痘，子女患痤疮的概率也会增加。

5. 其他原因

激素药物的使用、饮食不当、情绪压抑、生活不规律、皮肤清洁不当、化妆品使用不当等也可能引发痤疮。

（二）临床表现

痤疮的损害可以是非炎症性的，也可以是炎症性的。

1. 非炎症性痤疮

非炎性痤疮即粉刺，白头粉刺（闭合性粉刺）堵塞时间短，为灰白色小丘疹，不易见到毛囊口，表面无黑点，挤压出来的是白色或微黄色的脂肪颗粒；黑头粉刺（开放性粉刺）为角蛋白和类脂质形成的毛囊性脂栓，表面呈黑色，挤压后可见有黑头的黄白色脂栓排出。

2. 炎症性痤疮

炎性痤疮即丘疹、脓包、结节、囊肿、聚合型损害等。

（1）丘疹。丘疹以红色丘疹为主，属于炎性痤疮。肉眼可以看到丘疹一般位于毛囊的顶部，是在表皮下产生的一个小而硬的红肿块。

（2）脓包。脓包以红色丘疹为主，丘疹中央可见白色或淡黄色脓包，破溃后可流出黏稠的脓液，常为继发感染所致。

（3）结节。结节的炎症向皮下深部发展，皮损处呈硬结状。与丘疹及脓包不同的是，它的囊壁破裂在皮肤较深处。结节化脓破溃后通常会将炎症扩散到邻近的毛囊并留下疤痕。

（4）囊肿。囊肿的皮损多为黄豆或花生米大小，呈暗红色，按之有波动感，为圆形或椭圆形。肉眼观察囊肿就像一个覆盖了膜的凹洞，如果囊肿在组织下破裂，愈后皮肤会留有明显疤痕。

（5）聚合型损害。聚合型损害常由多形损害组成，如皮疹、脓包、结节、脓肿、瘢痕等聚合在一起而形成。

（三）体格检查要点与实验室检查指标

年龄：常见于青春期男女，亦见于中年。

部位：面部、上胸、肩背。

皮疹：丘疹（炎性、非炎性）、粉刺（白头、黑头）、脓疱、结节、囊肿、色素沉着、疤痕。

症状：无自觉症状或微痒、疼痛。

实验室检查：有必要时进行激素水平检测。

（四）诊断与鉴别诊断

根据痤疮皮损性质和严重程度可将痤疮分为三度、四级。

Ⅰ级（轻度）：只有粉刺；

Ⅱ级（中度）：粉刺及炎症性丘疹；

Ⅲ级（中度）：粉刺、炎症性丘疹、脓疱；

Ⅳ级（重度）：除上述症状外，还有结节、囊肿、聚合型损害。

二、治疗原则与用药

（一）治疗原则

去除诱因，调节脏腑功能，平衡激素分泌，减少皮脂分泌，溶解角质，抗菌及消炎；根据痤疮的严重程度，选择外治，或内外兼治的方法。

1. 减少雄性激素和皮脂的分泌：异维 A 酸、雌性激素。

2. 使毛囊的角质正常化：过氧苯甲酰、维 A 酸。

3. 抑制毛囊内细菌菌群的生长：抗生素、过氧苯甲酰、异维 A 酸。

具体措施应根据痤疮的类型、分布和程度有层次地进行。

Ⅰ级：一般采用局部治疗。如果仅有粉刺，外用维 A 酸类制剂是最佳的选择。

Ⅱ级：通常采用Ⅰ级痤疮的治疗方法，但对炎症性丘疹和脓疱较多且局部治疗效果不佳者可选维 A 酸和克林霉素磷酸酯凝胶外用治疗。

Ⅲ级：联合使用口服抗生素并外用维 A 酸类制剂。

Ⅳ级：推荐口服维胺酯胶囊，或口服异维 A 酸，连续 4～6 个月后，改为外用涂敷维持以控制复发。对炎症性丘疹和脓疱较多者，也可以先采用系统应用抗生素和外用过氧苯甲酰联合治疗的方法。

总之，无论哪一级的痤疮，症状改善后的维持治疗都很重要。维持治疗一般单独外用维

A 酸类制剂。

（二）治疗药物

1. 外用药

（1）维 A 酸类药物：轻度痤疮的单独一线用药，中度痤疮的联合用药以及痤疮维持治疗的首选药物。

（2）抗菌药物：过氧苯甲酰为炎症性痤疮首选；也可用抗生素，如四环素、红霉素、林可霉素及其衍生物。

（3）水杨酸有角质松解作用，且亲脂性强，可以深入毛囊皮脂腺导管中发挥作用。

（4）硫黄制剂能减少皮脂分泌，同时抑制或杀灭细菌，还有角质剥脱的作用，适用于油性皮肤，但有异味和一定的皮肤刺激性。

（5）壬二酸对粉刺内各种需氧菌和厌氧菌有抑制和杀灭作用，不仅有抗菌、抗粉刺、抗炎作用，还可改善痤疮后的色素沉着，适用浓度为 15% ~20% 。不良反应为局部长红斑、有刺痛感等。

2. 内服药物

（1）抗菌药首选第二代四环素类药物，如多西环素、米诺环素等，主要用于中重度炎症性痤疮。

（2）维 A 酸类药物，如异维 A 酸和维胺酯。维 A 酸类药物能调节细胞的生长和分化，调节免疫和炎症过程，加速表皮角质的脱落，保持皮肤的干燥，对中重度痤疮有明显的疗效。

（3）抗雄性激素药物，如雌性激素、孕激素和螺内酯等。

（4）糖皮质激素，如泼尼松，适用于暴发性痤疮和较重炎症反应的重度痤疮。

（5）中药，如青蒿油、黄芩苷等药物，有拮抗雄性激素对皮脂腺细胞活性的作用。

（6）其他。锌制剂对于痤疮有较好的辅助治疗作用。

（三）常用药物制剂与用法

1. 抗菌药

盐酸多西环素片：规格 0.1 g，口服，成人，第一日 100 mg，每 12 小时 1 次，继以 100 ~200 mg，一日 1 次。

米诺环素片：规格 50 mg，口服，一日 50 ~100 mg。

2. 口服维 A 酸类

维 A 酸片：规格 10 mg，口服，成人，一次 10 mg，一日 2 ~3 次。

异维 A 酸胶丸：规格 50 mg，口服，起始剂量 0.25 ~0.5 mg/kg · d。

3. 口服抗雄性激素

醋酸环丙孕酮片：规格 50 mg，口服，成人，一日 2 mg。

螺内酯片：规格 20 mg，口服，成人，一日 60 ~200 mg。

4. 糖皮质激素

醋酸泼尼松片：规格 5 mg，口服，成人，一日 20 ~30 mg。

地塞米松片：规格0.75 mg，口服，成人，一日20～30 mg。

5. 外用制剂

（1）0.025%～0.03%维A酸乳膏或0.05%维A酸凝胶剂：一日1～2次，于睡前洗净患部，涂敷于患部，连续8～12周为一个疗程，可显著减轻炎症对皮肤的损害。或者涂敷0.1%阿达帕林凝胶，一日1次。

（2）2.5%～10%过氧化苯酰凝胶涂敷患部，一日1～2次。

三、用药嘱咐

1. 外用维A酸制剂可能会引起皮肤刺激症状，如灼感、红斑及脱屑，可能使皮损更明显，所以开始可采取隔天用药或每3天用药1次的治疗方案；最好先采用浓度低的制剂，待耐受后再改用较高浓度的制剂。不宜涂敷于皮肤褶皱部，如腋窝、腹股沟处；不宜接触眼部或黏膜；用药部位要避免强烈的日光照射，宜在晚间睡前应用；有急性或亚急性皮炎者、湿疹者、妊娠3个月内以及哺乳期妇女禁用，育龄妇女使用时须避孕。

2. 维A酸与过氧苯甲酰联合应用时，可以每日使用一种药物交替使用或早晚交替使用。

3. 外用过氧苯甲酰治疗痤疮时可能出现过敏性接触皮炎和皮肤干燥现象。哺乳期妇女、儿童慎用。

4. 红霉素－过氧苯甲酰凝胶对皮肤有急性炎症及破损者禁用；孕妇及哺乳期妇女、儿童慎用；皮肤高度敏感者慎用；避免接触眼睛、口唇与其他部位黏膜，不慎接触后应立即清洗；本品能漂白毛发，故不要用在有毛发的部位。

5. 异维A酸禁止用于孕妇、哺乳期妇女、肝肾功能不全者，体内维生素A过量及高脂血症患者。治疗后1个月以及之后每3个月检查肝功能和血脂，如血脂或转氨酶持续升高应减少用量或停药。如果在治疗期发生精神紊乱等现象，应停药，并建议找精神科专家会诊。

四、健康指导

1. 保持良好的生活习惯，不吸烟、不喝酒、不熬夜。

2. 保持心情愉悦，情绪低落、生活不规律会引起或加重痤疮。

3. 保持饮食平衡，少食辛辣刺激食物、糖果及高脂食物；多吃蔬菜水果，保持大便通畅。

4. 痤疮患者应注意皮肤卫生，每晚睡前宜用肥皂洗脸，去除油腻，油脂分泌多者可选用硫黄皂，忌用碱性大的肥皂。少化妆，护肤品以水性质地为宜。

5. 对炎症性痤疮，不要用手挤压粉刺和丘疹，对面部危险三角区尤应如此，以避免加重感染或遗留瘢痕。

6. 如果痤疮已经严重影响了生活质量，建议去医院进行正规治疗。

任务实施

一、活动准备

1. 场地准备：模拟药房。

2. 物品准备：柜台、不同种类的治疗痤疮的药品、带有进销存系统的计算机、凳子等。

3. 人员准备：将同学分成若干小组，每组 4 ~ 6 人，一人担任组长，负责分配组内成员任务，共同完成痤疮的用药指导。

二、活动实施

1. 接待顾客

按照规范礼仪及医药商品购销员的职业标准接待顾客。

2. 询问诉求

（1）询问顾客基本信息：顾客是否为患者本人，患者的年龄、职业等。

（2）询问疾病症状：面部、胸部及背部是否有丘疹、粉刺、脓疱、结节、囊肿、色素沉着、疤痕等症状，有无微痒或疼痛，症状的持续时间，是否还患有其他疾病。

（3）询问就医史：最近是否就医。

（4）询问用药史：是否在同时使用其他药物，使用药物的名称、用药剂量等。

（5）询问过敏史：有无过敏史，过敏药物名称及成分等。

3. 确认购药品种和数量

“根据您面部、胸部及背部出现的丘疹、粉刺、脓疱、结节、囊肿、色素沉着、疤痕等症状，您这是痤疮。综合考虑您的情况以及当前的病情，您需要使用抗炎类药物，如 0.1% 阿达帕林凝胶软膏。”此类药物有不同厂家，可指导顾客根据自身情况综合选择适合的药物类型。

4. 用药指导

阿达帕林凝胶软膏属于外用维 A 酸类制剂，于 2020 年 7 月由处方药转为非处方药。在进行用药指导时，应指出此类药物有哪些不良反应和注意事项，并可结合顾客情况向其推荐不同价格的保健品、非处方的中成药或中药面膜，如维生素 A、维生素 C，春痘清胶囊、解毒痤疮丸、金花消痤丸等，给予顾客充分的选择余地。同时，提出用药指导前应充分评估顾客的健康状况、用药禁忌及用药情况。

5. 健康指导

提醒顾客用药后可能出现的不良反应，如有灼热感、长红斑及脱屑等皮肤刺激症状。除恰当用药外，也建议顾客要经常保持皮肤清洁，注意防晒，同时要养成良好的生活习惯，不喝酒、不吸烟、少熬夜，多运动。在日常饮食中，宜低糖、低脂、清淡、少油腻，宜多饮水，多食蔬菜、水果等。

6. 任务评价

评价细则

评价指标	评价要素
基本素养	待客接物落落大方，顾客进门必须主动招呼，使用礼貌用语，面带微笑、语调平和，举止端庄大方、不卑不亢
	仪容仪表规范、着装得体，不戴首饰、不染发，指甲干净整洁
	在整个问病荐药过程中仪态端庄，使用礼貌用语，沟通表达逻辑清晰
问病	能了解顾客的基本信息，注意沟通礼仪
	能有效获取顾客的症状、疾病史、用药史、家族疾病史、过敏史及既往健康状况等
用药	能根据顾客的疾病或疾病的症状推荐药品，药品选择合理
用药指导	能恰当表达对顾客的关心，主动询问顾客需求
	能准确介绍药品信息，包括药品名称、有效成分、主治功能、规格、有效期等
	能说明药品的不良反应、禁忌证，联合用药的相互作用
	能清楚告知顾客药品服用剂量、服用时间及服用顺序，并教会顾客做好用药记录
健康指导	能从饮食、运动、情绪等方面对顾客进行健康教育
	能从烟酒、睡眠等生活习惯方面对顾客进行健康指导
	服务真诚专业，秉承以人为本的理念，有培养长期顾客的意识

7. 清场

按照6S企业管理标准清理实训场地。

【知识拓展】

治疗痤疮的中成药

中医将痤疮分为肺经风热、肠胃湿热和脾失健运三类，也可选用中成药来对痤疮进行治疗。皮肤有丘疹型损害者可服用防风通圣丸，伴多形皮损者可服丹栀逍遥丸，伴发便秘者可服栀子金花丸，湿热血瘀者可服清热暗疮丸或当归苦参丸。

1. 当归苦参丸能活血化瘀、清热祛湿，用于治疗面生粉刺疙瘩，或有脓疱者。口服，成人一次1丸，一日2次。

2. 清热暗疮丸能清热解毒、凉血散瘀，可用于治疗痤疮。口服，成人一次2~4丸，一日3次，连续14日为1个疗程；片剂一次2~4片，一日3次。

3. 金花消痤丸能清热泻火、解毒消肿，用于肺胃热盛所致痤疮、粉刺、口舌生疮、胃火牙痛、咽喉肿痛、目赤、便秘、尿黄等。口服，成人一次4 g，一日3次。用于痤疮的其他中成药还有化瘀祛斑胶囊、百癣夏塔热片等。

思考与练习

一、单项选择题

1. 对中重度炎性痤疮推荐使用（　　）。

A. 异维 A 酸

B. 米诺环素

C. 泼尼松

D. 螺内酯

2. 维 A 酸与过氧苯甲酰凝胶联合应用治疗寻常痤疮时，正确的用法是（　　）。

A. 睡前应用维 A 酸凝胶或乳膏，晨起洗漱后应用过氧苯甲酰凝胶

B. 睡前应用过氧苯甲酰凝胶，晨起洗漱后应用维 A 酸凝胶或乳膏

C. 两种药物间隔 2 小时交替使用

D. 将两种药物的凝胶或乳膏充分混合后同时应用

二、多项选择题

1. 医师给一位 18 岁女性患者处方维 A 酸软膏治疗寻常痤疮，药师发药时应交代的注意事项包括（　　）。

A. 不应涂敷于皮肤皱褶部位

B. 用药部位应避免强烈日光照射

C. 宜夜间睡前应用

D. 可与过氧苯甲酰凝胶早晚交替使用

2. 对痤疮的临床表现，叙述正确的是（　　）。

A. 好发于前额、面部、胸背上部

B. 痤疮分为非炎症性痤疮与炎症性痤疮

C. 丘疹可向皮的深部发展

D. 囊肿如果在组织下破裂，愈后皮肤会留有明显的疤痕

三、技能练兵

陈列药品如下：克林霉素磷酸酯凝胶、过氧苯甲酰凝胶、维 A 酸凝胶及乳膏剂、阿达帕林凝胶。完成下列题目。

1. 痤疮患者的问诊内容有哪些？介绍痤疮的症状。

2. 随机抽取一种药品介绍其适应证和特点。

3. 随机抽取一个药品介绍其用药注意事项。

四、案例分析

患者，男，20 岁，大学生，面部、胸背部皮肤油腻，面部有闭口粉刺、炎症丘疹、红色脓包痘痘等，平时熬夜较多，常吸烟、喝酒，喜食辛辣食物。患者无药物过敏史。

请根据顾客的情况正确地进行问病荐药与用药指导。

任务八

手足癣用药指导

手足癣是由皮肤癣菌引起的手足部浅表真菌感染，其发作部位仅局限于表皮。手癣主要累及指间、手掌、掌侧，足癣主要累及足趾间、足跖、足跟和足侧，是一种常见的具有传染性的皮肤病。本病在世界各地广泛流行，但因真菌在温暖潮湿的地方更易生长，使其发病率有区域和季节差别。在我国，江淮以南区域发病率高于北方，夏秋季节发病率高于春冬季节，所以手足癣往往表现为夏重冬轻或夏起冬愈，复发率高。

学习目标

知识目标

1. 能明确手足癣的病因、常见症状。

2. 能列举手足癣的常用治疗药物及用药注意事项。

3. 能够明确手足癣的健康指导目标及内容。

技能目标

1. 能使用正确的社交礼仪接待顾客，并通过有效沟通获取顾客的具体症状、病史和用药情况，采集详细的诊断信息并正确判断疾病类型。

2. 能根据顾客的症状及既往病史等为顾客合理推荐药品并进行用药指导。

3. 能够解答顾客的各种用药方面的咨询问题，能运用专业知识和通俗易懂的语言普及疾病及用药常识，消除顾客对用药的疑虑。

4. 能为顾客提供正确的健康教育。

任务引入

顾客刘某，男，52 岁，因足部剧痒难忍到药店寻求帮助。顾客自诉 7 天前于足趾处起数个水疱，后破溃自愈，但 2 天前足趾部在无明显诱因的情况下又陆续出现新的水疱。经询问，该患者足部出汗较多，鞋子透气性差，且家庭成员于前段时间也有类似症状。

请你作为药店医药商品购销员，完成顾客接待，并为其提供用药指导。

相关知识

一、疾病概述

（一）常见病因

1. 真菌感染

手足癣是由皮肤丝状真菌引起，常见的真菌种类为红色毛癣菌、须癣毛癣菌和石膏样小孢子菌，这其中又以红色毛癣菌为主要致病菌。因为真菌具有极强的生命力，使其可在脱离活体的毛发、皮屑中存活，这就造成了手足癣的传染性。手足癣主要通过接触传染，在人与人、动物与人或者污染物与人之间均可传播，传播途径主要有直接接触与间接接触（与患者共穿鞋袜，共用毛巾、脚盆等）。对患者本身而言，手癣可因抓挠足癣部位而感染，手癣还可通过接触身体其他部位导致体癣。

2. 环境因素

环境也会影响手足癣的发病，在湿热和高温地区，手足癣发病率更高，如果穿着透气性差的鞋袜、手足多汗、免疫力低下更易引发手足癣发作，且多数手足癣患者伴有家庭癣病史。

（二）临床表现及并发症

1. 手足癣临床表现

根据皮损状态，足癣可分为水疱型、趾间糜烂型和角化型，手癣可分为水疱型和鳞屑角化型。发作时常以一种类型为主或同时存在多种类型，类型之间可相互转换，皮损亦可由手足一侧传播至另一侧。

（1）水疱型。夏季多发，原发损害以针尖大小的深在性水疱为主，水疱散在或成群分布，可相互融合形成多房性水疱，疱壁较厚，疱液清澈，边界清楚，不易破溃，此时常伴有不同程度的瘙痒，疱液自行吸收后会出现干燥脱屑。

水疱型手癣多在单侧起病，从手的某一部位开始，好发于掌心及指侧。初起时为小水疱，壁厚且发亮，自觉瘙痒，水疱干涸后会开始脱屑，并向四周扩散蔓延，形成环形或多环形损害，可累及全部手掌、手指及虎口部位，并传播至手背，甚至对侧手掌，有时可发生继发感染形成脓疱。

水疱型足癣好发于趾间、足趾中部及足侧缘，足跟少见，水疱成群聚集或分散分布，疱液清，疱壁厚，痒感明显。水疱出现数日后可自然吸收，干涸后形成脱屑，脱屑后又产生新水疱，周而复始，反复发作。撕去疱壁后暴露出蜂窝状基底和鲜红糜烂面。可继发细菌感染，此时疱液变浊，出现脓性分泌物，局部肿胀或糜烂渗液，有疼痛感，易引发淋巴结炎、淋巴管炎等。

（2）趾间糜烂型。好发于足部趾缝，特别是第三、四趾和第四、五趾趾缝，久之可蔓延至全部趾间，瘙痒明显。病发时趾间皮肤潮湿、浸渍发白，表皮易剥脱，除去浸渍表皮后，暴露出鲜红糜烂面，严重者出现裂隙，伴有少许渗液。易继发细菌感染，形成溃疡，或导致蜂窝织炎，有时破溃处会有恶臭味。

（3）角化型。好发于足跟、手掌，皮损表现为角化过度，出现弥漫性皮肤增厚、纹理加深、粗糙、干燥及脱屑现象，冬季易皲裂出血产生疼痛，一般无瘙痒症状。

角化型手癣多限于一侧手掌，常始于掌心或第二、第三、第四指的指隙处及虎口部位，而后可蔓延至整个手掌。起病初期，出现散在小水疱，随后脱屑，久病者出现皮肤角质增厚现象。自觉症状轻微。

角化型足癣为临床常见，皮损范围广，多累及足跟、足底，使其大片表皮角质增厚，出现干燥脱屑现象，病程长，在冬季时足跟及足侧缘可因干燥导致皮肤皲裂，痛感明显。

2. 并发症

当手足癣继发细菌感染时，容易引起并发症。

（1）丹毒。溶血性链球菌是一种易经足癣病灶处的皮肤侵入的中型或细小淋巴管中的病菌。当足癣患者感染此种病菌时，易发生皮肤和网状淋巴管的急性炎症，也就是丹毒。研究表明，足癣特别是趾间糜烂型足癣是导致下肢丹毒的高危因素之一，51%的丹毒患者罹患趾间糜烂型足癣。此病发病较急，开始时多在患者足癣一侧的脚面、小腿处出现红肿以及有灼热感和疼痛感的皮疹，然后皮疹开始发硬，形成有灼热感的斑片，并迅速向周围蔓延成为大片猩红色的斑块。该病如得不到彻底的治疗，往往会反复发病，若长期发病则可使患处皮肤的淋巴管阻塞、淋巴液淤滞，导致该处皮肤增厚变粗，甚至会继发象皮肿。

（2）蜂窝织炎。此病一般发生在足癣的病灶处。由于病灶处的皮肤比较疏松，炎症极易向四周扩散引起急性弥漫性的化脓性炎症，有时还可波及筋膜下的组织，甚至是深部肌肉组织。患者的患处皮肤一般都有明显的红、肿和热、痛感，且皮损处呈暗红色，与周围组织的分界不清。

（三）实验室检查指标

真菌学检查包括真菌镜检和真菌培养检查。两种检查结果互为补充，一般建议两种检查尽可能同时展开。真菌镜检的优点是设备要求简单，操作简便，可快速出结果，阳性具有诊断价值。操作中，从皮损活动性边缘的鳞屑或水疱壁取材，以10%～15%氢氧化钾作载液制片。显微镜下见到分隔和分支的透明菌丝或孢子即判断为阳性。真菌培养检查能够准确确定感染的真菌种类，了解其对药物的敏感性，有助于选择合适的治疗方案。

（四）诊断与鉴别诊断

根据患者临床表现、体格检查及实验室辅助检查可明确诊断。

1. 水疱型手足癣：手足部初起水疱，干涸后脱屑伴瘙痒。

2. 趾间糜烂型足癣：趾间皮肤浸渍发白，去除表皮后有红色糜烂面。

3. 角化型手足癣：手足部位皮肤粗糙增厚，并有脱屑易皲裂。

4. 真菌学检查：阳性即为真菌感染。

二、治疗原则与用药

（一）治疗原则

手癣和足癣在治疗原则、治疗方法和用药方法上基本相同，二者均以清除病原菌，快速解除症状，防止复发为治疗目标。手足癣的治疗可选择外用药、口服药或二者联合用药方案，根据患者的临床类型、严重程度、患者依从性及合并疾病等情况选择最佳治疗方案。

（二）治疗药物

目前临床上治疗手足癣的药物有以下三类。

1. 咪唑类药物

咪唑类药物主要包括克霉唑、咪康唑、酮康唑等，是目前临床上应用最广泛的一类抗真菌药物。酮康唑属于广谱抗真菌药物，是第一个用于治疗真菌感染疾病的口服咪唑类药物，但因其具有较强的肝毒性，能够促使男性乳房发育，因此酮康唑已不再口服使用，仅用于敏感菌引起的局部感染。克霉唑口服吸收差且口服时不良反应严重，目前也仅局部应用。

2. 丙烯胺类和苄胺类药物

丙烯胺类的抗真菌药物主要为特比萘芬和萘替芬，苄胺类的代表性药物为盐酸布替萘芬。以上药物均为角鲨烯环过氧化酶抑制剂，在低浓度时即能抑制真菌角鲨烯环过氧化酶活性，致真菌内麦角甾醇合成不足及角鲨烯积聚，上述药物通过这两种作用使真菌的细胞膜破裂，表现出强大的真菌杀灭作用。

3. 吗啉类药物

代表性药物为阿莫罗芬，能通过选择性地抑制甾醇14位还原酶和7、8位异构酶，阻断麦角甾醇的合成，造成次麦角甾醇蓄积，麦角甾醇减少，导致细胞膜结构和功能受损，从而发挥杀真菌活性。该药全身给药无活性，只限于局部应用治疗甲癣和真菌性皮肤感染，不良反应发生率低，约1%，主要表现为局部轻微的烧灼感。

（三）治疗手足癣药物的选用

局部治疗主要以外用药为主，涂抹于患处，起效快，可迅速缓解症状，在手足癣患者发病早期或对于轻症手足癣患者可采用局部治疗方法。当患者皮损面积过大、手足癣多次复发或者属于浸渍糜烂型手足癣时，可推荐使用口服抗真菌药物进行系统治疗。针对病情复杂严重的患者，亦可根据自身症状采用联合药物治疗，但具体用药选择需要在专业医生指导下进行，常用的方法是一种口服药物和一种外用药物的联合应用。

（四）常用药物制剂与用法

手足癣局部治疗药物及用法疗程见表3－8－1，系统治疗药物及用法疗程见表3－8－2。

表3－8－1　手足癣局部治疗推荐用药

药物分类	药物名称	用药方法及疗程
咪唑类	咪康唑乳膏	局部涂抹，1～2次/日，4周
	克霉唑乳膏	局部涂抹，1～2次/日，4周
	2%酮康唑乳膏	局部涂抹，1～2次/日，4周
丙烯胺类和苄胺类	1%盐酸特比萘芬乳膏（喷雾剂）	局部涂抹，1～2次/日，2～4周
	1%盐酸布替萘芬喷雾剂	局部涂抹，1次/日，4周
	2%萘替芬（乳膏、凝胶）	局部涂抹，1次/日　2周
吗啉类	0.25%盐酸阿莫罗芬乳膏	局部涂抹，1次/日，4周

表 3-8-2　　手足癣系统治疗推荐用药

药物名称	用药方法	常用疗程
盐酸特比萘芬片	口服，250 mg/d，1 次/日	1～2 周
伊曲康唑胶囊	口服，100 mg/次 1 次/日	1～2 周

三、用药嘱咐

1. 要明确手足癣的治疗疗效与患者依从性及用药方法有关，部分患者在应用外用药物时不按疗程应用是导致手足癣高复发率的重要原因。不按时涂抹药物、选择不合适的药物剂型，均可增加药物不良反应发生率，影响药物疗效。需要注意的是，使用外用抗真菌药物时要根据医生或药品说明书规定的用药疗程使用，一般为 2～4 周，不能以症状消失作为停药标准，且用药时不应只涂抹在患处，应扩大涂抹范围至周边正常皮肤。涂药完毕后，静待几分钟再穿鞋袜，以避免鞋袜擦除药物而影响疗效。

2. 针对不同类型的手足癣，应选择不同剂型的外用药。水疱型手足癣要选择性质温和的乳膏剂或溶液剂，避免使用刺激性强的酒精类制剂。趾间糜烂型足癣要先用温和的药物收敛干燥患处，再使用乳膏。角化型手足癣要先选择具有剥脱作用的软膏，剥脱增厚的角质层，再使用抗真菌的外用乳膏。皮肤伴有皲裂现象时，可加用保湿剂。

3. 当手足癣继发细菌感染时，应先治疗细菌感染，再使用抗真菌药物治疗手足癣。

四、健康指导

1. 手足癣具有传染性，且在温暖潮湿的环境中更易复发和感染。在日常生活中，要注意家庭环境卫生，勤打扫、多通风，不与他人共用毛巾、拖鞋等。

2. 注意个人卫生，沐浴后及时擦干手足部位，特别是趾/指间缝隙处，选择透气性好的鞋袜，保持鞋袜干净清爽，保持足部干燥。

3. 免疫力低下者，更易感染手足癣，可通过增强营养、多锻炼等健康生活方式提高机体免疫力。

4. 如家中有宠物，还需对宠物进行定期体检，发现癣菌时及时治疗。

任务实施

一、活动准备

1. 场地准备：模拟药房。

2. 物品准备：柜台、不同种类的抗真菌药物、带有进销存系统的计算机、凳子等。

3. 人员准备：将同学分成若干小组，每组 4～6 人，一人担任组长，负责分配组内成员任务，共同完成手足癣的用药指导。

二、活动实施

1. 接待顾客

按照规范礼仪及医药商品购销员的职业标准接待顾客。

2. 询问诉求

（1）询问顾客基本信息：顾客是否为患者本人，患者的年龄、职业等。

（2）询问疾病症状：目前存在哪些症状、疾病发展史、持续时间等。

（3）询问就医史：最近是否已就医。

（4）询问用药史：是否在同时使用其他药物，使用药物的名称、用药剂量等。

（5）询问过敏史：有无过敏史、过敏药物名称及成分等。

3. 确认购药品种和数量

“根据医生给您开具的处方，您需要购买治疗手足癣的药物为咪康唑乳膏。”此类药物有不同厂家，可指导顾客根据自身情况综合选择适合的药物类型。

4. 用药指导

“根据医生给您开具的处方，已经明确诊断您患有手足癣，处方中医生开具的抗菌药物为咪康唑乳膏，该药物为外用制剂，需要局部涂抹于患处，用药时药物应避免接触眼睛和黏膜，如口、鼻等，用药部位如有烧灼感、红肿等情况应立刻停药，并将局部药物清洗干净。”在提出用药指导时，可结合顾客情况向其推荐不同价格的保健品，给予其充分的选择余地；同时，提出用药指导前应充分评估顾客的健康状况、用药禁忌及用药情况。

5. 健康指导

提醒顾客使用药物后可能出现的不良反应。同时建议顾客选择透气性好的鞋袜，保持鞋袜干净清爽、足部干燥，不与他人共用毛巾、拖鞋，提高自身免疫力，增强抗病能力。

6. 任务评价

评价细则

评价指标	评价要素
基本素养	待客接物落落大方，顾客进门必须主动招呼，使用礼貌用语，面带微笑，语调平和，举止端庄大方，不卑不亢
	仪容仪表规范，着装得体，不戴首饰、不染发，指甲干净整洁
	在整个问病荐药过程中仪态端庄，使用礼貌用语，沟通表达逻辑清晰
问病	能了解顾客的基本信息，注意沟通礼仪
	能有效获取顾客的症状、疾病史、用药史、家族疾病史、过敏史及既往健康状况等
用药	能根据顾客的疾病或疾病的症状推荐药品，药品选择合理
用药指导	能恰当表达对顾客的关心，主动询问顾客需求
	能准确介绍药品信息，包括药品名称、有效成分、主治功能、规格、有效期等
	能说明药品的不良反应、禁忌证，联合用药的相互作用
	能清楚告知顾客药品服用剂量、服用时间及服用顺序，并教会顾客做好用药记录

续表

评价指标	评价要素
健康指导	能从饮食、运动、情绪等方面对顾客进行健康教育
	能从烟酒、睡眠等生活习惯方面对顾客进行健康指导
	服务真诚专业，秉承以人为本的理念，有培养长期顾客的意识

7. 清场

按照6S企业管理标准清理实训场地。

【知识拓展】

中西医结合疗法治疗手足癣

中医称手癣为“鹅掌风”，足癣为“脚湿气”，是因湿热下注或久居湿地染毒而成，致使皮肤干燥脱屑，起疱瘙痒。中医对手足癣的治疗方法较多，主要以外治法为主，通常包括中药外敷、中药浸泡、针灸治疗等，这些方法可将药物直接作用于患处，起到清热利湿、杀虫止痒的功效。临床上可采用中西医结合的疗法，减少西药的不良反应，降低复发率。

采用中药制剂治疗手足癣时，可根据手足癣的类型，选择不同的中药制剂。如：治疗角化型手足癣洗剂的成分为透骨草30 g、黄芩30 g、百部30 g、苦参30 g、蛇床子30 g、白鲜皮30 g；治疗趾间糜烂型足癣洗剂的成分为黄芩20 g、黄柏20 g、黄连15 g、百部30 g、马齿苋20 g、苦参20 g、明矾10 g。

以上中药成分中，百部、马齿苋具有祛湿润肤、杀虫止痒之效，黄芩、黄柏、黄连具有利湿消炎之效，蛇床子、白鲜皮具有止痒之效。中药湿敷后，再配合使用抗真菌药物，临床上具有显著疗效。

思考与练习

一、单项选择题

1. 手足癣的致病菌为（　　）。

A. 细菌　　B. 病毒　　C. 真菌　　D. 寄生虫

2. 下列不是趾间糜烂型足癣临床表现的是（　　）。

A. 好发于足部第三、四趾和第四、五趾趾缝

B. 趾间皮肤浸渍发白，易剥脱

C. 除去浸渍表皮后，暴露出鲜红糜烂面

D. 皮肤干燥粗糙、纹理加深

3. 治疗有继发感染的手足癣时，可以（　　）。

A. 同时治疗

B. 先治疗手足癣，再治疗感染

C. 只需治疗手足癣

D. 先治疗感染，感染被控制后再治疗手足癣

二、多项选择题

1. 手足癣局部治疗时，可选用的药品包括（　　）。

A. 咪康唑乳膏

B. 伊曲康唑胶囊

C. 1%盐酸特比萘芬乳膏

D. 克霉唑乳膏

2. 手足癣系统治疗时，可选用的药品包括（　　）。

A. 盐酸特比萘芬片

B. 0.25%盐酸阿莫罗芬乳膏

C. 2%酮康唑乳膏

D. 伊曲康唑胶囊

三、判断题

1. 治疗手足癣时，瘙痒症状消失即可停药。（　　）

2. 手癣常因手抓足癣而感染。（　　）

3. 当出现皮损面积过大或外用药物依从性差的手足癣患者时，可推荐其使用口服药物。（　　）

4. 角化型手足癣要先选择使用温和的药物收敛干燥患处，再使用抗真菌的外用乳膏。（　　）

四、简答题

如何预防手足癣的复发或传染？

任务九

急性上呼吸道感染用药指导

急性上呼吸道感染是鼻腔、咽或喉部急性炎症的概称，俗称“感冒”，简称“上感”，是临床常见的一种自限性疾病，主要由病毒感染所致，也可继发细菌感染，是呼吸道最常见的一种传染性疾病。本病全年皆可发病，冬春季节多发，多为散发，但常在气候突变时流行。

学习目标

知识目标

1. 能明确普通感冒的病因、常见症状及其与流行性感冒的区别。
2. 能明确感冒问病荐药的流程和注意事项。
3. 能列举普通感冒的常用治疗药物及常见感冒药的不良反应。

技能目标

1. 能通过有效沟通，获取顾客的具体症状、病史和用药情况，采集详细的诊断信息。
2. 能准确分析患者的病情，结合上呼吸道感染的专业知识，对上呼吸道感染常用药品提供用药指导，帮助顾客合理用药并能够辨证地开展联合用药。
3. 能较好地掌握药物的使用规范、适应证、不良反应以及禁忌证等内容，有效预防药物滥用及误用。
4. 能解答顾客的各种用药方面的咨询问题，能普及疾病及用药常识。
5. 能通过多种途径对顾客进行综合性健康指导。

任务引入

顾客王某，女，38 岁，银行职员，因身体不适到药店寻求帮助。顾客自诉 2 天前着凉后出现畏冷、鼻塞、流清涕、打喷嚏等症状，今天症状加重，伴咽痛、头痛等，测体温为 37.6 ℃。想要购买一些疗效快的感冒药，无其他服药史，无用药过敏史。

请你作为药店医药商品购销员，完成顾客接待，并为其提供用药指导。

相关知识

一、疾病概述

（一）常见病因

约 70% 的感冒是由病毒感染引起的，常见的病毒类型为冠状病毒、鼻病毒、疱疹病毒、柯萨奇病毒等；少数是细菌感染所致，可单纯发生或继发于病毒感染之后。感冒发病率高，但通常不易引起大流行。

个体遭遇淋雨、受凉、气候改变、过度劳累等诱因时易导致呼吸道防御功能下降，病原体繁殖而诱发本病。

（二）临床表现

普通感冒常见的急性发作类疾病，多表现为上呼吸道局部症状，如打喷嚏、鼻塞、流水样鼻涕等鼻咽部卡他症状，或伴有咽痛、咽痒、声哑等症状，一般无畏寒、高热等明显全身症状。

（三）体格检查要点与实验室检查指标

1. 鼻腔黏膜及咽部充血。

2. 扁桃体：肿大、充血，甚至化脓。

3. 咽部、扁桃体：有时表面可有灰白色疱疹及浅表溃疡。

4. 血常规检查：如为病毒感染，实验室检查指标中白细胞计数正常或偏低；如为细菌感染则白细胞计数升高。

（四）诊断与鉴别诊断

1. 诊断步骤

（1）病史：以上呼吸道卡他症状、咽干、咽痒为临床表现，可合并发热、头痛，咽炎患者可出现咽痒、咽痛。

（2）查体：鼻腔黏膜、咽部充血、水肿、有分泌物，颌下淋巴结肿大且触痛，扁桃体肿大、充血、表面有黄色脓性分泌物；肺部常无异常体征，如存在上气道梗阻，可闻及喉部的喘鸣音。

（3）辅助检查。

1）外周血常规：病毒感染时外周血白细胞计数正常或偏低，淋巴细胞比例升高；细菌感染时，外周血白细胞总数和中性粒细胞比例增多。

2）胸部 X 线检查：一般无须此项检查，如需鉴别肺炎时可考虑。

根据患者发病症状、体格检查及实验室辅助检查可明确诊断。

2. 鉴别诊断

（1）过敏性鼻炎：多由过敏因素，如螨虫、灰尘、动物毛皮、低温等刺激引起。如脱离过敏原数分钟或 1 ~2 小时后即可痊愈，鼻分泌物涂片可见嗜酸性粒细胞增多。

（2）流行性感冒：有明显的流行性；与普通感冒相比，流感的全身症状重，高热、肌肉酸痛等全身症状明显，而鼻咽部局部症状相对较轻。流行性感冒可分为以下类型。

1）单纯型：全身酸痛、周身不适、食欲低下、乏力、高热、头痛、畏寒等；上呼吸道症状可能有流涕、鼻塞、喷嚏、咽痛、干咳、胸背疼痛和声音嘶哑等，病程约为1周。

2）肺炎型：临床可见持续高热、呼吸困难、咳嗽、发绀及咯血等，肺部可听到湿性啰音，X线摄片显示两肺有散在絮状阴影。

3）胃肠型：除全身症状外，尚有恶心、呕吐、腹痛、腹泻等胃肠道症状，病程2～4日，可迅速康复。

4）神经型：高热不退、头痛、谵妄以致昏迷，儿童可见抽搐及脑膜刺激症状。

二、治疗原则与用药

发病后应注意休息、多饮水，病毒感染常以对症中药及抗病毒药物治疗为主，细菌感染以抗菌药物治疗为主，单纯病毒感染无需使用抗菌药物。有外周血白细胞计数升高、咽部有脓苔、咳黄痰等合并细菌感染症状时，可酌情使用青霉素、头孢菌素类、大环内酯类或喹诺酮类抗生素。

（一）各类症状对应的部分推荐用药（见表3－9－1）

表3－9－1　　感冒对症治疗推荐用药

症状	作用机制	代表药
发热、头痛、关节痛、肌肉痛和全身酸痛等症状	通过抑制花生四烯酸（AA）代谢过程中的环氧化酶（COX）活性，使前列腺素（PG）合成减少，进而发挥解热、镇痛、抗炎等药理作用	对乙酰氨基酚、布洛芬
流涕、流泪、打喷嚏等卡他症状	阻断H_1受体，抑制鼻黏膜因变态反应引起的卡他性炎症，减少打喷嚏、流清鼻涕等症状	氯苯那敏、苯海拉明
鼻塞	收缩血管，减轻鼻窦、鼻腔黏膜血管充血，保持咽鼓管和窦口通畅，解除鼻塞	伪麻黄碱、羟甲唑啉、塞洛唑啉
咳嗽	抑制咳嗽中枢而发挥镇咳作用	右美沙芬、二氧丙嗪
咳痰	通过促进黏痰溶解、降低痰液黏度、增强支气管黏膜纤毛运动，促进痰液排出	盐酸氨溴索、溴己新、乙酰半胱氨酸
多为革兰阳性（G^+）菌引起的细菌感染	杀灭或抑制细菌生长进而起到抗菌消炎作用	头孢克肟、阿莫西林、罗红霉素
多为鼻病毒、腺病毒等引起的病毒感染	抑制病毒的生长和复制，或杀死病毒进而起到抗病毒作用	金刚烷胺、奥司他韦、利巴韦林

（二）常用感冒药的复方制剂（见表3－9－2）

表3－9－2　　常用感冒药的复方制剂

药品名称	解热镇痛成分	收缩血管成分	镇咳成分	中枢兴奋成分	抗组胺成分	抗病毒成分	其他
泰诺片（酚麻美敏片）	对乙酰氨基酚	伪麻黄碱	右美沙芬	—	氯苯那敏	—	—

续表

药品名称	解热镇痛成分	收缩血管成分	镇咳成分	中枢兴奋成分	抗组胺成分	抗病毒成分	其他
轻克胶囊（复方氨酚烷胺胶囊）	对乙酰氨基酚	—	—	—	—	金刚烷胺	—
快克胶囊（复方氨酚烷胺胶囊）	对乙酰氨基酚	—	—	咖啡因	氯苯那敏	金刚烷胺	人工牛黄
康必得（复方氨酚葡锌片）	对乙酰氨基酚	—	二氧丙嗪	—	—	板蓝根	葡萄糖酸锌
新康泰克蓝（伪麻黄碱缓释胶囊）	—	伪麻黄碱	—	—	氯苯那敏	—	—
新康泰克红（美扑伪麻片）	对乙酰氨基酚	伪麻黄碱	右美沙芬	—	氯苯那敏	—	—
达诺（日片）	对乙酰氨基酚	伪麻黄碱	右美沙芬	—	—	—	—
达诺（夜片）	对乙酰氨基酚	伪麻黄碱	—	—	苯海拉明	—	—
白加黑（日片）	对乙酰氨基酚	伪麻黄碱	右美沙芬	—	—	—	—
白加黑（夜片）	对乙酰氨基酚	伪麻黄碱	右美沙芬	—	苯海拉明	—	—
雷蒙欣片（氨酚伪麻片）	对乙酰氨基酚	伪麻黄碱	右美沙芬	—	氯苯那敏	—	—
泰克胶囊	对乙酰氨基酚	—	—	—	—	金刚烷胺	人工牛黄
仁和可立克（复方氨酚烷胺胶囊）	对乙酰氨基酚	—	—	咖啡因	氯苯那敏	金刚烷胺	人工牛黄
必利康（复方氨酚烷胺胶囊）	对乙酰氨基酚	—	—	咖啡因	氯苯那敏	金刚烷胺	人工牛黄
感康片（复方氨酚烷胺片）	对乙酰氨基酚	—	—	咖啡因	氯苯那敏	金刚烷胺	人工牛黄
速效伤风胶囊（氨咖黄敏胶囊）	对乙酰氨基酚	—	—	咖啡因	氯苯那敏	—	人工牛黄
新速效感冒片（扑感片）	对乙酰氨基酚	—	—	咖啡因	氯苯那敏	金刚烷胺	人工牛黄
克感敏颗粒（酚氨咖敏颗粒）	对乙酰氨基酚	氨基比林	—	咖啡因	氯苯那敏	—	—
丽珠感乐片（特酚伪麻片）	对乙酰氨基酚	伪麻黄碱	—	—	特非那定	—	—
感冒清片	对乙酰氨基酚	—	—	—	氯苯那敏	吗啉胍 大青叶	—
感冒清胶囊	对乙酰氨基酚	—	—	—	氯苯那敏	吗啉胍	—
臣功再欣（复方锌布颗粒）	布洛芬	—	—	—	氯苯那敏	—	葡萄糖酸锌
感冒通片（氯芬黄敏片）	双氯芬酸	—	—	—	氯苯那敏	—	人工牛黄

1. 抗过敏成分 + 减轻鼻黏膜充血成分（鼻黏膜血管收缩成分）

两种成分合用具有收缩鼻黏膜毛细血管、减少黏液渗出、消除鼻黏膜水肿的作用，主要适用于打喷嚏、流清涕、鼻塞等症状。如复方盐酸伪麻黄碱缓释胶囊、复方氯雷他定等。

2. 抗过敏成分 + 解热镇痛成分

两种成分合用具有收缩黏膜毛细血管、减少黏液渗出、消除鼻黏膜水肿、解热镇痛等作用，主要适用于打喷嚏、流清涕、鼻塞、发热、头痛、全身酸痛等症状。如氨咖黄敏胶囊、复方氨酚烷胺片等。

3. 抗过敏药 + 解热镇痛药 + 增强免疫药

三种成分合用具有收缩黏膜毛细血管、减少黏液渗出、消除鼻黏膜水肿、解热镇痛、提高免疫力等作用，主要适用于打喷嚏、流清涕、鼻塞、发热、头痛、全身酸痛等症状，尤其适用于具有以上症状且体质较弱的感冒患者。如复方氨酚葡锌片等。

4. 抗过敏成分 + 减轻鼻黏膜充血成分 + 解热镇痛成分 + 止咳成分

四种成分合用具有收缩黏膜毛细血管、减少黏液渗出、消除鼻黏膜水肿、解热镇痛、止咳等作用，且减轻鼻黏膜充血、水肿的作用较强，主要适用于打喷嚏、流清涕、鼻塞症状较重，并伴有发热、头痛、全身酸痛、咳嗽等的感冒患者。如美扑伪麻片、酚麻美敏片等。

另外，有的复方制剂在以上基本组成的基础上，还合用一些抗病毒药（金刚烷胺）、中枢兴奋药（咖啡因）、清热解毒药（板蓝根）等，以针对相应的症状增强疗效或减少药物副作用。

（三）常用解热镇痛药的用法用量及注意事项（见表 3－9－3）

表 3－9－3　　常用解热镇痛药的用法用量及注意事项

药物	用法用量	注意事项
对乙酰氨基酚	6～12 岁儿童 0.25 g，12 岁以上儿童或成人 0.5 g，每 4～6 小时 1 次，最大剂量不得超过 2 g/d	用于解热，连续使用不超过 3 天；用于镇痛，连续使用不超过 5 天
阿司匹林	儿童每次 5～10 mg/kg，3～4 次/d；成人 0.3～0.6 g/次，必要时每 4～6 小时重复 1 次	用于解热，连续使用不超过 3 天；用于镇痛，连续使用不超过 5 天
布洛芬	口服常释剂型：儿童每次 5～10 mg/kg，3 次/d；成人 0.2～0.4 g/次，每 4～6 小时 1 次 口服溶液剂型：12 岁以下儿童每次 5～10 mg/kg，必要时每隔 4～6 小时重复 1 次	最大限量为 2～4 g/d。用于解热，连续使用不超过 3 天；用于镇痛，连续使用不超过 5 天，每 24 小时用药不超过 4 次
复方氨基比林	注射剂型：每次 2 mL 肌内注射 口服剂型：1～2 片/次，3 次/d	—
去痛片	口服 1～2 片/次，1～3 次/d	长期使用导致肾功能损害
双氯芬酸	缓释控释剂型：成人 50 mg/次，1～2 次/d 口服常释剂型：成人 25～50 mg/次，2～3 次/d	口服常释剂型 24 小时用量不超过 150 mg
吲哚美辛	缓释剂型：25～50 mg，2 次/d	—

三、用药嘱咐

（一）不可滥用抗生素

首先要明确抗生素对各类病毒均无效，但病毒与细菌感染密切相关。当感冒时，病毒在咽喉部大量繁殖，使咽喉部细胞失去抵抗力，引发细菌感染（如化脓性扁桃体炎、咽炎、支气管炎和肺炎），表现为高热不退、呼吸急促、咽痛及全身疼痛、咳嗽、咳痰等症状。有细菌感染时需服用抗生素（如阿莫西林、氨苄西林、头孢氨苄、红霉素、阿奇霉素）。但单纯病毒感染无需使用抗生素，抗生素不仅对因病毒感染而引起的普通感冒和流行感冒起不到任何治疗作用，相反还可能会导致机体自身菌群失调，使细菌耐药，引发诸多不良反应。只有当婴幼儿或年老体弱、有慢性疾病的人群，由于抵抗力较差，合并细菌感染时，才可使用抗生素，抗生素的应用必须凭执业医师处方或在医师指导下进行。

（二）避免滥用解热镇痛药

患者不要一出现发热就立即使用解热镇痛药，一般来说只有体温高于 38.5 ℃时，才建议使用，尤其是老人和儿童更不能在病因不明的情况下使用，否则容易导致误诊、漏诊。

（三）避免重复用药

大多数感冒药成分相似，多种感冒药不宜同用，避免因重复用药导致同种成分用量过多，增加药物不良反应，损害健康。如对乙酰氨基酚超过 2 000 mg/d 会直接造成肝中毒，严重者危及生命，连续服用不得超过 7 日，服用剂量不能超过推荐剂量，在连续服用 1 周后症状仍未缓解或消失，或出现体温连续超过 38.3 ℃或发生 39.4 ℃以上的高热，痰量极多、痰带绿色或含血丝，吞咽极度困难等情况应立即去医院诊治。

（四）注意服药间隔时间

许多感冒药的服用方法中都标有一日三次，大家服用时往往是跟着一日三餐的时间，餐后服用。科学来讲，一日三次是指 24 小时内服用三次，如果没有特殊要求，应该在早、中、晚三个时段服用，每次服药中间应隔 8 个小时。如果服药时间按用餐时间来定，会使药物的吸收过程主要在白天完成，造成白天的血药浓度比较高，毒副作用也随之增加，而夜间由于长时间血药浓度过低，疗效则会下降。

（五）服药前后忌饮酒

服用感冒药物不能饮酒，尤其是头孢类抗生素药物与酒精会产生双硫仑反应，从而使机体出现多种不适症状，如胸闷、气短、喉头水肿、口唇发绀、呼吸困难、心率加快，以及血压下降、四肢乏力、面色潮红、多汗等，甚至会发生过敏性休克、血压急速下降等。

（六）特殊人群用药需谨慎

鉴于感冒药的成分复杂，患者用药前应仔细阅读药品说明书，对服用第一代抗过敏药（如氯苯那敏）的患者，不宜从事驾车、高空作业或操作精密仪器等工作；伴有心脏病、高血压、甲状腺功能亢进、肺气肿、青光眼、前列腺增生者需慎用含有能够使鼻黏膜血管收缩的制剂，如盐酸伪麻黄碱；妊娠初期及哺乳期妇女禁用含有右美沙芬的制剂；服用解热镇痛制剂时不仅禁酒，同时注意老年人及有肝肾功能不全、血小板减少症、出血倾向、上消化道出血和（或）穿孔病史者，应慎用或禁用；孕妇、哺乳期妇女应慎用感冒药，以免影响胎儿发育。

四、健康指导

在一般人的概念里，感冒属于常见疾病，随便吃点药，休息休息就好了。但殊不知小感冒也可以带来大危害，如果任由感冒发展，可能会引起心肌炎、支气管炎、肺炎等严重并发疾病，如不及时救治有可能危及生命。因此，我们更要关注日常的疾病防范。

（一）常见易感因素

1. 人群密集场所

商场等人流密集、通风又不太好的地方，病毒浓度最高，易感染病毒。

易感人群：老人、孩子等抵抗力较差的人。

温馨提示：天气好的时候家里要开窗换气，如有家人患感冒，及时给家里消毒；外出游玩尽量去通风好的地方；回家后勤洗手、多喝水。

2. 多变的温度

冬春换季时节，天气忽冷忽热，这种天气最容易让人体罹患感冒。

易感人群：老人、孩子、体质弱的人、有慢性疾病的人。

温馨提示：根据天气情况及时增减衣物，做好防御措施；易感人群尽量减少外出。

3. 无常的情绪

感冒与情绪也密切相关。人在急躁和抑郁时，往往容易感冒。急躁会导致人体产生内热，这时稍稍外感风寒，就会引发感冒。

易感人群：处于更年期的人，工作繁忙、压力较大的年轻人。

温馨提示：食用辛辣、油腻的食物容易导致内热，日常要适量摄入；平时多运动，与人多沟通，保持心情舒畅；保证充足的睡眠。

4. 过度劳累

当人睡觉时，会产生大量的免疫因子，它们犹如一个屏障，保护着机体免遭感冒及其他疾病的侵袭。过度劳累、熬夜都会导致免疫力下降，以至于人体在感冒病毒面前“缴械投降”。

易感人群：贪玩的年轻人、工作压力大的中年人。

温馨提示：避免熬夜娱乐、加班；尽量保证晚上 11 点前睡觉；每天用热水泡脚可缓解疲劳，有助于睡眠；上班族要劳逸结合，注意锻炼身体，增强免疫力。

5. 缺乏运动

随着现代生活越来越便捷舒适，很多人心甘情愿地成为计算机、汽车的“俘虏”，以车代步，在计算机前坐一整天。久坐会给感冒病毒可乘之机。相关研究发现，每周运动 1 次或完全不运动的人与每周运动 5 次及以上的人相比，感冒次数会多出 54%。

易感人群：司机、办公室白领。

温馨提示：中等强度的锻炼效果最佳，如每天和家人散步 20 ~ 30 分钟，每隔一天健身一次等。

6. 烟酒无度

很多人都有酒后感冒的经历，这是因为酒精的刺激可使人体毛细血管充血，全身发热出汗，此时受冷着凉极易引发感冒。吸烟者患上感冒的可能性远高于不吸烟者，而且吸烟对呼吸道的损害会延长患者的病程，使症状更加严重。

易感人群：嗜烟、嗜酒的人。

温馨提示：要想远离感冒，戒烟限酒很关键。因为吸烟会对呼吸道造成损伤，使病情更严重，而酒属于辛热物质，会加重感冒的发热症状。

（二）生活指导

1. 免疫力低下者，易发感冒，一般可以通过增加营养、注意保暖、加强锻炼、多进行室外活动等生活方式增强身体的御寒能力，提高机体免疫力；可以多吃鸡蛋、瘦肉补充优质蛋白，也可通过服用保健品等方式提高机体免疫力，如服用复合维生素片、蛋白粉、螺旋藻等。

2. 注意多休息保证充足睡眠，多饮水，忌烟酒，饮食清淡，进食易消化、富含维生素的新鲜蔬菜、水果等食物，特别多进食富含维生素 C 的水果，如橙子、猕猴桃、柚子等，少吃咸食、甜食、肥肉，禁食辛热食物。

3. 注意居住环境通风，保持室内卫生，勤晒被褥。流行感冒期间，室内可用文火慢熬食醋，熏蒸 2 小时，隔日一次，进行空气消毒。

4. 如长时间未痊愈或病情加重者建议及时就医治疗，以免延误病情。

任务实施

一、活动准备

1. 场地准备：模拟药房。

2. 物品准备：柜台、不同种类的感冒药、带有进销存系统的计算机、凳子等。

3. 人员准备：将同学分成若干小组，每组 4 ~ 6 人，一人担任组长，负责分配组内成员任务，共同完成急性上呼吸道感染的用药指导。

二、活动实施

1. 接待顾客

按照规范礼仪及医药商品购销员的职业标准接待顾客。

2. 询问诉求

（1）询问顾客基本信息：顾客是否为患者本人，患者的年龄、职业（如高空作业者、司机）等。

（2）询问疾病症状：是否有发烧、头痛、鼻塞、流涕、打喷嚏等现象，症状的持续时间，是否还患有其他疾病。

（3）询问就医史：最近是否就医。

（4）询问用药史：是否在同时使用其他感冒药物，使用药物的名称、用药剂量等。

（5）询问过敏史：有无过敏史，过敏药物名称及成分等。

3. 确认购药品种和数量

“根据您畏冷、鼻塞、流清涕、打喷嚏，伴咽痛、头痛，体温 37.6 ℃等症状，您这是受凉而引起的感冒，综合考虑您的情况，您需要使用缓解鼻塞、解热镇痛类药物，如酚麻美敏片；若您伴有咽痛，可以搭配使用咽炎片、金银花含片、胖大海含片等。”此类药物有不同厂家，可指导顾客根据自身情况综合选择适合的药物类型。

4. 用药指导

因酚麻美敏片含有抗组胺成分氯苯那敏，常见的不良反应有镇静、嗜睡、乏力等，故服药期间应避免驾驶车、船和高空作业；含有伪麻黄碱的收缩血管药，对于患有心脏病、高血压病、甲状腺功能亢进、肺气肿、青光眼、前列腺增生者慎用。

另外，为了使身体更快地康复，也可以推荐顾客搭配购买相关的保健品，提高机体免疫力，如复合维生素片和螺旋藻等。同时，提出用药建议前应充分评估顾客健康状况、用药禁忌及用药情况。

5. 健康指导

能运用健康管理的理念为顾客在日常居家活动时提供健康指导，如保证室内空气质量，多开窗通风；在日常饮食时宜吃清淡、稀软的食物；宜多饮开水，多食蔬菜、水果等食物，补充由于发热所造成的营养流失，增强抗病能力。同时提醒顾客服用药物后可能出现的不良反应，如头晕、嗜睡、胃肠道刺激、过敏反应等。

6. 任务评价

评价细则

评价指标	评价要素
基本素养	待客接物落落大方，顾客进门必须主动招呼，使用礼貌用语，面带微笑、语调平和，举止端庄大方、不卑不亢
	仪容仪表规范，着装得体，不戴首饰、不染发，指甲干净整洁
	在整个问病荐药过程中仪态端庄，使用礼貌用语，沟通表达逻辑清晰
问病	能了解顾客的基本信息，注意沟通礼仪
	能有效获取顾客的症状、疾病史、用药史、家族疾病史、过敏史及既往健康状况等
用药	能根据顾客的疾病或疾病的症状推荐药品及药品分类，药物选择合理
用药指导	能恰当表达对顾客的关心，主动询问顾客需求
	能准确介绍药品信息，包括药品名称、有效成分、主治功能、规格、有效期等
	能说明药品的不良反应、禁忌证，联合用药的相互作用
	能清楚告知顾客药品服用剂量、服用时间及服用顺序，并教会顾客做好用药记录
健康指导	能从饮食、运动、情绪等方面对顾客进行健康教育
	能从烟酒、睡眠等生活习惯方面对顾客进行健康指导
	服务真诚专业，秉承以人为本的理念，有培养长期顾客的意识

7. 清场

按照6S企业管理标准清理实训场地。

【知识拓展】

过敏性鼻炎（allergic rhinitis，简称 AR）又称变应性鼻炎，是鼻腔黏膜的变应性疾病，可引起多种并发症。2022 版《中国变应性鼻炎诊断和治疗指南》中对过敏性鼻炎流行病学、发病机制、诊断和治疗方面进行了全面介绍。

一、临床表现

过敏性鼻炎的典型症状主要是阵发性喷嚏、清水样鼻涕、鼻塞和鼻痒。部分伴有嗅觉减退。

二、诊断

1. 首先询问患者的既往病史，然后进行疾病诊断和病因学诊断。诊断主要根据典型的临床症状，如阵发性喷嚏，清水样鼻涕，眼、耳、鼻、口腔瘙痒，部分伴有气喘或荨麻疹、湿疹。

2. 有明显的季节性：主要是春季和秋季，连续 2 年以上同一季节发病，症状相类似，就可以初步诊断为季节性过敏性鼻炎。

3. 病因学诊断主要是应用实验室检查，包括花粉致敏实验、真菌性异性皮肤实验、鼻腔黏膜激发实验、免疫球蛋白检查等。

三、推荐用药

1. 抗组胺药口服或鼻用第 2 代或新型 H_1 抗组胺药，可有效缓解鼻痒、打喷嚏和流涕等症状。适用于轻度间歇性和轻度持续性变应性鼻炎，与鼻用糖皮质激素联合治疗中 - 重度变应性鼻炎。

2. 鼻用糖皮质激素可有效缓解鼻塞、流涕和打喷嚏等症状。对其他药物治疗无反应或不能耐受鼻用药物的重症患者，可采用口服糖皮质激素进行短期治疗。

3. 抗白三烯药对变应性鼻炎和哮喘有效。

4. 色酮类药对缓解鼻部症状有一定的效果，滴眼液能够有效缓解眼部症状。

5. 鼻内减充血剂对鼻腔充血引起的鼻塞症状有缓解作用，疗程应控制在 7 天以内。

6. 鼻内抗胆碱能药物可有效抑制流涕。

7. 部分中药对缓解症状有效。儿童和老年人的治疗原则与成人相同，但应特别注意避免药物的不良反应。

四、健康指导

1. 减少室内的尘螨数量，维持居住空间相对湿度在 60% 以下，经常清洗日常用品，使用有滤网的空气净化机、吸尘器等。

2. 对花粉或动物皮毛过敏者，规避致敏原。

3. 注意鼻腔清洁，加强室外体育锻炼，增强体质。

思考与练习

一、单项选择题

1. 顾客自诉鼻塞、鼻痒，闻到油烟等刺激性气体时会连续打喷嚏、流鼻涕。药店营业员通过进一步询问得知，该顾客无头痛、发烧、咽喉痛症状，你认为该顾客患有（　　）。

A. 咽炎　　B. 普通感冒　　C. 过敏性鼻炎　　D. 喉炎

2. 顾客，男，65 岁，有冠心病史 3 年，近日因低热、头痛、鼻塞、流清涕、咳嗽就诊，诊断为普通感冒。该顾客适宜使用的治疗药物是（　　）。

A. 感康片　　B. 白加黑　　C. 泰诺林　　D. 新康泰克片

二、多项选择题

1. 单纯的发热、头痛而没有其他症状者，可选用（　　）进行治疗。

A. 对乙酰氨基酚　　B. 阿司匹林　　C. 麻黄碱　　D. 双氯芬酸

2. 下列属于西药感冒药的主要成分是（　　）。

A. 解热镇痛成分　　B. 抗病毒成分　　C. 抗组胺成分　　D. 镇咳祛痰成分

3. 下列关于解热药的使用，叙述正确的是（　　）。

A. 对乙酰氨基酚对于孕妇是绝对安全的　　B. 布洛芬用于晚期妊娠可使孕期延长

C. 不宜同时使用两种以上解热镇痛药　　D. 使用解热镇痛药时不宜饮酒

4. 对乙酰氨基酚作为退热药物应用时，特点有（　　）。

A. 成人一日安全用量不宜超过 2 g　　B. 每隔 4 ~6 小时重复用药一次

C. 大剂量应用会对肝脏造成损害　　D. 可作为退热药的首选

5. 慎用或禁用伪麻黄碱的人员有（　　）。

A. 肺气肿患者　　B. 前列腺增生患者　　C. 感冒患者　　D. 高血压患者

三、简答题

1. 为什么司机和需要进行高空作业者不能使用含抗组胺成分的感冒药？
2. 为什么高血压患者慎用含血管收缩成分的感冒药？

四、技能练兵

陈列药品如下：对乙酰氨基酚片、酚麻美敏片、美扑伪麻片、复方氨酚烷胺胶囊。完成下列题目。

1. 感冒患者的问诊内容有哪些？请介绍感冒的症状。

2. 随机抽取一个药品介绍其适应证和特点。

3. 随机抽取一个药品介绍其用药注意事项。

五、案例分析

患者，男，45岁，司机，感冒发热伴全身酸痛3天，患者于3天前出现鼻塞、头痛、全身酸痛症状，服用维C银翘片无效，后出现发热、咽喉红肿、口渴、咳嗽无痰等症状，故前来药店买药。患者有高血压病史，无药物过敏史，面色较红、声音嘶哑、咽部充血。

请根据顾客的情况正确地进行问病荐药与用药指导。

任务十

慢性咽炎用药指导

慢性咽炎是一种咽部的弥漫性慢性炎症，主要影响咽部黏膜、黏膜下及淋巴组织，常为上呼吸道慢性炎症的一部分。临床表现为咽部有异物感、痒感、灼热感、干燥感或微痛感，常有黏稠分泌物附着于咽后壁，使患者晨起时出现频繁的刺激性咳嗽，伴恶心。此病多发生于成年人，病程长、症状顽固，较难彻底治愈。

学习目标

知识目标

1. 能明确慢性咽炎的临床表现和诊断要点。
2. 能明确治疗慢性咽炎的常用药物种类及名称。
3. 能总结出慢性咽炎的药物治疗原则与治疗药物的合理使用方案。

技能目标

1. 能采用适宜的方式与顾客进行沟通交流，通过顾客的症状描述等对慢性咽炎进行准确判断。
2. 能帮助顾客选择合适的治疗药物，准确向顾客介绍药物的用法用量、不良反应以及用药注意事项等。
3. 能针对慢性咽炎的治疗与预防提出合理的建议，保证顾客的用药安全。
4. 能从饮食、作息、运动、环境、情绪等各方面为顾客提供正确的健康教育。

任务引入

顾客赵某，女，38 岁，初中教师。主诉咽部不适，讲课时间稍微长些咽部就非常不舒服，咽部有灼热感、异物感、干燥感，且咽部有较黏稠的分泌物。检查可见咽部黏膜弥漫性充血，呈暗红色，咽后壁有黏性分泌物附着。经询问病史得知：该顾客几年前被诊断过急性咽炎，用药几天后好转，即自行停药。无其他呼吸道慢性病史。

请你作为药店医药商品购销员，完成顾客接待，并为其提供用药指导。

相关知识

一、疾病概述

（一）常见病因

1. 因屡发急性咽炎未能彻底治愈而转成慢性咽炎。

2. 长期暴露在粉尘或有害气体的环境中、烟酒过度或有其他不良生活习惯、鼻窦炎分泌物刺激、过敏体质或身体抵抗力低等均是慢性咽炎的诱因。

3. 为贫血、消化不良、长期便秘、支气管炎、哮喘、肝脏病变及糖尿病等某些全身性疾病的局部表现。

4. 职业因素：多发于用嗓过多的人，如教师、演员等。

（二）临床表现

1. 一般无明显全身症状。患者自觉咽部不适，咽部有异物感、痒感、灼热感、干燥感或微痛感。

2. 常有黏稠分泌物附着于咽后壁，并伴有恶心。以上症状在说话稍多、食用刺激性食物、疲劳或天气变化时加重。呼吸及吞咽均畅通无阻。

3. 无痰或仅有颗粒状藕粉样分泌物咳出，萎缩性咽炎患者有时可咳出带有臭味的痂皮。

（三）体格检查要点与实验室检查指标

1. 慢性单纯性咽炎，表现为咽部黏膜慢性充血。

2. 肥厚性咽炎，主要表现为咽部黏膜充血肥厚，黏膜下有广泛的结缔组织及淋巴组织增生。

3. 慢性萎缩性咽炎，主要表现为黏膜层及黏膜下层萎缩变薄，咽后壁有痂皮附着，分泌物减少。

（四）诊断与鉴别诊断

根据患者发病症状、体格检查及实验室辅助检查可明确诊断。

1. 患者有急性咽炎反复发作的病史，或长期张口呼吸，长期烟酒过度，长时间暴露于干燥、粉尘多、有刺激性气体的环境中等。

2. 患者有慢性咽炎的典型症状，如咽部不适，有痛感、痒感、干燥感、灼热感、烟熏感、异物感等；刺激性咳嗽，晨起用力咳出分泌物或作呕。病程 2 个月以上，常因受凉、感冒、疲劳、多言等原因致病。

3. 借助实验室检查，可见咽部呈暗红色或树枝状充血，咽后壁淋巴滤泡增生或咽侧索肿大，咽黏膜增生肥厚，或干燥、萎缩、变薄，有分泌物附着等。

二、治疗原则与用药

（一）治疗原则

慢性咽炎一般不需要使用抗生素治疗，原因是多数慢性咽炎为非细菌感染。关键是做到早预防、早发现、早治疗，消除致病因素，增强机体免疫力。具体做法如下：

1. 在急性发作期应及时选用抗病毒、抗菌药物治疗，勿使急性咽炎转为慢性咽炎。

2. 勿饮烈性酒和吸烟，饮食时避免辛辣、酸等刺激性食物。

3. 改善工作和生活环境，结合设备的改造，减少粉尘、有害气体对身体的刺激。

4. 生活起居规律、劳逸结合，及时治疗各种慢性疾病，保持每天通便，清晨用淡盐水漱口或少量饮用淡盐水（高血压、肾病患者勿饮淡盐水）。

5. 适当控制用声，用声不当、用声过度对慢性咽炎治疗不利。

（二）治疗药物

1. 具有杀菌作用类含片：地喹氯铵含片（泰乐奇口含片）或复方地喹氯铵含片、克菌定含片、度米芬含片等。

2. 具有抑菌作用类含片：银黄含化片、含碘片、清咽滴丸、金菊利咽口含片、西瓜霜含片、草珊瑚含片、溶菌酶口含片等。

3. 具有抗病毒作用类含片：利巴韦林口含片等。

4. 各种中成药类，如万应胶囊、清咽利喉颗粒、一清胶囊、十味龙胆花颗粒。

5. 维生素类药物，如维生素 B、维生素 C 等。

（三）治疗慢性咽炎药物的选用

各类症状推荐用药见表 3－10－1。

表 3－10－1　慢性咽炎对症治疗推荐用药

症状	作用机制	用药
咽部有痒感、灼热感	口腔消毒防腐，保护口腔黏膜	复方硼砂溶液、复方氯己定含漱剂、碘甘油
咽干、疼痛	杀菌、抑菌、抗病毒作用	西地碘含片、度米芬含片、地喹氯铵含片、西瓜霜含片、复方草珊瑚含片、甲硝唑含漱剂、利巴韦林口含片
咽部有急性感染	控制急性感染	头孢拉定、阿莫西林

（四）常用药物制剂与用法

1. 甲硝唑制剂

0.5%甲硝唑含漱剂，早、晚刷牙后含漱，一次 15～20 mL，一日 2～3 次，连续 5～10 日为 1 个疗程。

2. 复方氯己定含漱剂

其中所含葡萄糖酸氯己定为广谱杀菌药，甲硝唑具有抗厌氧菌作用；一次 10～15 mL（一瓶盖），早、晚刷牙后含漱，5～10 日为 1 个疗程。

3. 西地碘含片

可直接卤化细菌的体蛋白，杀菌力强，对细菌繁殖体、芽孢和真菌也有较强的杀灭作用；规格为 1.5 mg，每次含服 1～2 片，一日 3～5 次；用于治疗口腔溃疡、白色念珠菌感染性口炎、糜烂型扁平苔藓等。

4. 度米芬含片

规格为 0.5 mg，口含，每次 1～2 片，每隔 2～3 小时含服 1 次。

5. 地喹氯铵含片

规格为0.25 mg，口含，每次1～2片，每2～3小时含服1次，必要时可重复用药。

6. 溶菌酶含片

规格为20 mg，口含，每次1片，一日4～6次。

7. 西瓜霜含片

规格为0.6 g，口含，每次2片，一日5次，5～7天为1个疗程。

8. 复方草珊瑚含片

规格0.44 g，口含，每次2片，每隔2小时含服1次，一日6次。

三、用药嘱咐

1. 慢性咽炎一般不需要使用抗生素治疗，因为多数慢性咽炎并非为细菌感染。无论是急性咽炎还是慢性咽炎，在发现后都要积极采取治疗措施，不可延误治疗时机，如急性咽炎不及时治疗会转入慢性期，从而增加治疗难度。

2. 慢性咽炎用药常见的不良反应有恶心、胃部不适等，少见的不良反应有皮疹、皮肤瘙痒等过敏反应，一旦发现应立即停药。

3. 含服药品时，应将药片放于舌根部、龈颊沟或靠近患处，尽量贴近咽喉。一般每隔2小时含服1次，或一日4～6次。含服时不宜咀嚼后吞下，否则会造成局部药物浓度过高，给人体带来危害；亦不可整片吞服，否则影响药效发挥。含服后30分钟内不宜进食或饮水。5岁以下幼儿服用含片时，最好选用圈式中空的含片，即使呛入喉部也不致发生阻塞。

4. 度米芬含片、氯己定含漱剂等药物切勿与阴离子表面活性剂（如牙膏）同时使用。

5. 应用含漱剂时应注意：含漱剂中的成分多为消毒防腐药，含漱时不宜咽下或吞下；对幼儿，恶心、呕吐者暂时不宜含漱；需要按说明书的要求稀释浓溶液；含漱后，至少保持口腔内药浓度20分钟，不宜马上饮水和进食。一般两种含漱剂不宜同时使用，需间隔2小时以上使用。

6. 西地碘含片中的碘对口腔黏膜组织的刺激性很大，不宜长期含服。碘对胎儿及婴儿生长发育存在不良影响，故孕妇、哺乳期妇女应慎用。

四、健康指导

1. 日常生活应注意不吃辛辣食物，如辣椒、大蒜、大葱、生姜、芥末、胡椒粉等。多饮水，多食清淡的食物。避免进食过烫、过冷的食物。

2. 吸烟的患者要坚决戒烟，以减少烟雾对咽部黏膜的直接刺激作用。

3. 注意多休息，保证充足睡眠、多饮水。

4. 注意提高自身免疫力。加强锻炼、多进行室外活动等，以增强身体的御寒能力，提高机体免疫力；多吃蛋清、瘦肉补充优质蛋白，也可通过服用保健品等方式提高机体免疫力，如服用复合维生素片、蛋白粉、螺旋藻等。

5. 注意居室清洁，减少灰尘，保持居室有一定的湿度。

6. 注意保持口腔卫生。

任务实施

一、活动准备

1. 场地准备：模拟药房。

2. 物品准备：柜台、不同种类的治疗慢性咽炎的药品、带有进销存系统的计算机、凳子等。

3. 人员准备：将同学分成若干小组，每组4～6人，一人担任组长，负责分配组内成员任务，共同完成慢性咽炎的用药指导。

二、活动实施

1. 接待顾客

按照规范礼仪及医药商品购销员的职业标准接待顾客。

2. 询问诉求

（1）询问顾客基本信息：顾客是否为患者本人，患者的年龄、职业等。

（2）询问疾病症状：咽部是否有异物感、痒感、灼热感、干燥感或微痛感，是否经常有黏稠分泌物附着于咽后壁，症状的持续时间，是否还患有其他疾病。

（3）询问就医史：最近是否就医。

（4）询问用药史：是否在同时使用其他药物，使用药物的名称、用药剂量等。

（5）询问过敏史：有无过敏史，过敏药物名称及成分等。

3. 确认购药品种和数量

“根据您的症状，推荐购买西地碘含片或复方氯己定含漱剂等。”此类药物有不同厂家，可指导顾客根据自身情况综合选择合适的药物类型。

4. 用药指导

根据顾客的症状表现可以基本明确顾客是患有慢性咽炎，并给顾客推荐治疗慢性咽炎常用的含片或含漱液。在提出用药指导时，应指明此类药物有哪些不良反应和注意事项。可结合顾客情况向其推荐不同价格的保健食品。同时，提出用药指导前应充分评估顾客的健康状况、用药禁忌及用药情况。

5. 健康指导

可从用药指导、健康教育、饮食指导等方面对顾客进行健康指导。

6. 任务评价

评价细则

评价指标	评价要素
基本素养	待客接物落落大方，顾客进门必须主动招呼，使用礼貌用语，面带微笑、语调平和，举止端庄大方，不卑不亢
	仪容仪表规范，着装得体，不戴首饰、不染发，指甲干净整洁
	在整个问病荐药过程中仪态端庄，使用礼貌用语，沟通表达逻辑清晰

续表

评价指标	评价要素
问病	能了解顾客的基本信息，注意沟通礼仪
	能有效获取顾客的症状、疾病史、用药史、家族疾病史、过敏史及既往健康状况等
用药	能根据顾客的疾病或疾病的症状推荐药品，药品选择合理
用药指导	能恰当表达对顾客的关心，主动询问顾客需求
	能准确介绍药品信息，包括药品名称、有效成分、主治功能、规格、有效期等
	能说明药品的不良反应、禁忌证，联合用药的相互作用
	能清楚告知顾客药品服用剂量、服用时间及服用顺序，并教会顾客做好用药记录
健康指导	能从饮食、运动、情绪等方面对顾客进行健康教育
	能从烟酒、睡眠等生活习惯方面对顾客进行健康教育
	服务真诚专业，秉承以人为本的理念，有培养长期顾客的意识

7. 清场

按照6S企业管理标准清理实训场地。

【知识拓展】

慢性咽炎常用中药茶剂

很多人误将凉茶作为治疗咽炎的常用饮品，事实上，并非所有的咽炎都适合服用凉茶。凉茶性寒凉，有清热解毒的功效，只适用于热毒壅盛的急性咽炎。中药茶剂和汤药一样，需在辨证的基础上选用。针对各型慢性咽炎，常选用以下茶剂治疗。

1. 炒山药10 g，炒扁豆10 g，炒薏米10 g。此方适用于脾气虚弱者。这几种药属于药食同源者，可以长期服用，不腻不燥。

2. 金莲花6 g，青果2枚。此方适用于心火亢盛者。青果也就是橄榄，有清热生津、利咽之效，为治疗咽干、咽痛的常用药；金莲花清热解毒，尤其适合治疗慢性炎症。

3. 石斛10 g，麦冬10 g。此方适用于阴虚火旺者。

4. 橘络6 g，天竺黄10 g。此方适用于气滞痰凝者。橘络能理气，可化痰；天竺黄有清热化痰、安神镇静、滋阴养液的功效。有痰化痰，无痰能润，为治疗慢性咽炎常用药。

思考与练习

一、单项选择题

1. 西地碘含片等不宜用于（　　）。

A. 驾驶员　　B. 老年人
C. 成年人　　D. 孕妇、哺乳期妇女
2. 下列不属于慢性咽炎临床表现的是（　　）。
A. 咽部不适，有干燥、发痒、疼痛或异物感
B. 常有黏稠分泌物附着于咽后壁
C. 常伴有发热
D. 有刺激性咳嗽
3. 当咽部出现痒感、灼热感时，可选用的具有消毒防腐作用的药物是（　　）。
A. 西瓜霜含片　　B. 西地碘含片　　C. 复方硼砂溶液　　D. 胖大海

二、多项选择题

1. 慢性咽炎的常见病因有（　　）。
A. 屡发急性咽炎未能彻底治愈
B. 长期暴露于粉尘或有害气体的环境
C. 鼻窦炎分泌物刺激、过敏体质或身体抵抗力低
D. 从事用嗓较多的职业
2. 针对慢性咽炎咽干、疼痛，可选择的药物有（　　）。
A. 度米芬含片　　B. 西瓜霜含片
C. 甲硝唑含漱剂　　D. 利巴韦林口含片

三、判断题

1. 治疗咽炎应该尽早使用抗生素。（　　）
2. 含漱剂含漱一定时间后可以直接咽下，效果更佳。（　　）
3. 含服口含片时，应将药片放于舌根部、龈颊沟或靠近患处，尽量贴近咽喉。（　　）
4. 西地碘含片中的碘对口腔黏膜组织的刺激性很大，不宜长期含服。（　　）
5. 使用含漱剂时，应使药物在口腔内停留 20 分钟，含漱后不宜立即饮食。（　　）

四、简答题

慢性咽炎的常见治疗用药有哪些？用药注意事项有哪些？

任务十一

气管炎用药指导

气管炎是指由生物或理化刺激等致病因素引起的，气管 - 支气管黏膜及其周围组织的急性或慢性非特异性炎症，主要临床症状为咳嗽、咳痰，秋冬季易发。气管炎可分为急性气管 - 支气管炎和慢性支气管炎，本任务重点介绍慢性支气管炎。

学习目标

知识目标

1. 能准确描述出慢性支气管炎的病因及典型表现，能总结慢性支气管炎的诊断要点。
2. 能明确治疗慢性支气管炎的常用药物、治疗原则与治疗药物。
3. 能总结出慢性支气管炎在治疗原则与药物选用方面的区别。

技能目标

1. 能通过顾客的病史和临床表现正确区分急性气管 - 支气管炎和慢性支气管炎。
2. 能帮助慢性支气管炎患者选择合适的治疗药物并提供正确的用药指导。
3. 能为慢性支气管炎患者提供合理的预防和保健建议。
4. 能通过向顾客准确普及用药的方法、药物的适应证、不良反应和注意事项等内容，有效防范药物滥用及用药错误，保证患者的用药安全。

任务引入

顾客孙某，女，58 岁。主诉：反复咳嗽、咳痰 10 年，伴有气促、心悸 3 年，下肢水肿 2 年。1 年前感冒后发热、咳嗽、咳脓痰。以后每逢冬春季常咳嗽、咳白色泡沫痰，有时为脓痰，反复加重。近 3 年来，在劳动或爬坡后常感心悸、呼吸困难。3 天前受凉后发热，咳嗽加重，咳脓痰，不能平卧。

请你作为药店医药商品购销员，完成顾客接待，并为其提供用药指导。

相关知识

一、疾病概述

慢性支气管炎，简称慢支，是指气管、支气管黏膜及其周围组织的慢性非特异性炎症。

临床上以咳嗽、咳痰或伴有喘息及反复发作的慢性过程为特征。本病为慢性病变，病程长，影响健康和劳动能力。常见的并发症有慢性阻塞性肺气肿、肺动脉高压和慢性肺源性心脏病，老年人患病比较多见。

（一）常见病因

1. 有害刺激性气体

大气中的刺激性烟雾、有害气体如二氧化硫、二氧化氮、氯气等对支气管黏膜上皮均有刺激和细胞毒性作用，造成黏膜损伤，纤毛清洁能力下降，刺激黏膜分泌物增加，为细菌入侵创造条件。

2. 吸烟

吸烟能使支气管上皮纤毛变短、不规则，使纤毛运动受抑制；支气管杯状细胞增生，黏膜分泌增多，使气管净化功能减弱；支气管黏膜充血、水肿、黏液积聚。吸烟者患病率较不吸烟者高 2 ~8 倍，烟龄越长、吸烟量越大，患病率亦越高。

3. 感染因素

主要病因多为病毒和细菌以及支原体感染。

4. 过敏因素

过敏反应可使支气管收缩或痉挛、组织损害和发生炎症反应，继而发展为慢性支气管炎。

（二）临床表现

起病缓慢、病程长，反复急性发作而加重。起初症状较轻微，如经过吸烟、接触有害气体、过度劳累、气候变化或受凉感冒等刺激后，则会引起急性发作或加重。咳嗽是慢性支气管炎的常见症状之一，一般晨间咳嗽较重，白天较轻，晚间睡前有阵咳或排痰。咳痰是另一个常见症状，痰液一般为白色黏液和泡沫性浆液，偶可带血；清晨排痰较多，起床后或体位变动可刺激排痰。部分患者还可能出现喘息症状，常伴有哮鸣音，这是由于支气管痉挛导致的。患者早期无气促现象，反复发作数年，并发阻塞性肺气肿时，可伴有轻重程度不等的气促，劳动或活动后加重。

（三）体格检查要点与实验室检查指标

1. 早期无明显体征。

2. 肺部听诊可闻及散在干、湿啰音，喘息患者可闻及哮鸣音。

3. 并发肺气肿可见桶状胸。

4. 胸部 X 线检查、血常规检查、痰液检查、呼吸功能检查等支持诊断。

（四）诊断与鉴别诊断

慢性支气管炎主要依靠患者病史和症状诊断。临床上凡有慢性或反复咳嗽，咳痰或伴喘息，每年发病至少持续 3 个月，并连续两年或以上者，同时排除其他可能引起类似症状的疾病（如肺结核、肺尘埃沉着病、哮喘、支气管扩张、肺癌、心脏病、心力衰竭等）即可确诊。如每年发病持续不足三个月，而有明确的客观检查依据（如 X 线、肺功能检查等），亦可确诊。

二、治疗原则与用药

（一）治疗原则

针对慢性支气管炎的诱因、病期和易反复发作的特点，采取防治结合的综合措施。

1. 急性发作期的治疗

（1）一般治疗。适当休息，戒烟，避免冷空气、粉尘及有害气体的刺激。

（2）在急性发作期应以控制感染和祛痰、止咳为主；伴有喘息时，应进行解痉平喘的治疗。

2. 缓解期治疗

临床缓解期，宜根据患者自身条件，选择适当的锻炼方式，以增强体质，提高机体抵抗力，预防复发。

3. 预防

戒烟；注意保暖，避免受凉，预防感冒；改善环境卫生，做好个人劳动保护，消除烟雾、粉尘和刺激性气体对呼吸道的影响。

（二）药物治疗

1. 急性发作期

（1）控制感染：一般情况可使用常见抗菌药，包括喹诺酮类、大环内酯类、β－内酰胺类或磺胺类等，如复方磺胺甲恶唑（SMZ）、阿莫西林、氨苄西林、头孢氨苄、头孢拉定、头孢呋辛、头孢克洛，亦可选择新一代大环内酯类抗生素如罗红霉素；病情严重时静脉给药，可选用氨苄西林、环丙沙星、氧氟沙星、左氧氟沙星、阿米卡星（丁胺卡那霉素）、奈替米星或头孢菌素类联合用药，左氧氟沙星以及头孢地嗪、阿奇霉素等近年来比较常用。

（2）镇咳祛痰：干咳少痰、声音嘶哑者可用止咳药物，如右美沙芬、那可丁或其合剂；痰液黏稠不易咳出者可选用药物包括氨溴索（沐舒坦）、羧甲司坦化痰片、复方氯化铵合剂、溴己新等。

（3）缓解支气管痉挛、喘息：常用 β_2 受体激动剂类如硫酸沙丁胺醇、盐酸克仑特罗、特布他林、丙卡特罗等。

（4）中成药类：枇杷露、急支糖浆等。

2. 缓解期

反复呼吸道感染者，可试用免疫调节药或中药，如细菌溶解产物胶囊、卡介菌多糖核酸、胸腺肽等，部分患者可见效。

3. 预防

一般在发作季节前可应用气管炎菌苗、麻疹病毒疫苗、卡介苗素注射液等来预防发病。

（三）治疗慢性支气管炎药物的选用

1. 急性发作期药物选用

各类症状对应的部分推荐用药见表 3－11－1。

表 3-11-1　急性气管-支气管炎对症治疗推荐用药

症状	作用机制	用药
发热伴有脓痰	抑菌、抗病毒	阿莫西林、头孢拉定、头孢克洛、阿奇霉素、罗红霉素、氧氟沙星、环丙沙星、利巴韦林、四季抗病毒口服液
无痰干咳	作用于中枢或外周神经系统，抑制咳嗽反射	氢溴酸右美沙芬、枸橼酸喷托维林、磷酸可待因
咳嗽有痰且不易咳出	促进黏蛋白和糖胺聚糖分解，降低痰液黏度	盐酸溴己新、盐酸氨溴索、乙酰半胱氨酸
伴有支气管痉挛、喘息	激动 β_2 受体，舒张支气管平滑肌	硫酸沙丁胺醇、盐酸克仑特罗、特布他林、丙卡特罗

2. 缓解期药物选用

对于反复呼吸道感染者，可试用免疫调节药或中药，如细菌溶解产物胶囊、卡介菌多糖核酸、胸腺肽等；发病季节前亦可注射气管炎菌苗、麻疹病毒疫苗培养液（核酪注射液）等，降低感冒及慢性支气管炎的发病率。

（四）常用药物制剂与用法

1. 急性发作期常用药物制剂与用法

（1）抗菌药。阿奇霉素胶囊：规格为0.25 g，口服，成人一次1粒，一日1次。头孢拉定胶囊：规格为0.25 g，口服，成人一次1～2粒，一日4次。盐酸环丙沙星胶囊：规格为0.25 g，口服，成人一次1～2粒，一日2～3次。

（2）祛痰药。盐酸氨溴索口服液：规格为100 mL，口服，成人及12岁以上儿童，一次10 mL，一日2次；6～12岁儿童，一次5 mL，一日2～3次；2～5岁儿童，一次2.5 mL，一日3次。

（3）镇咳药。复方氢溴酸右美沙芬糖浆：规格为100 mL，口服，成人一次10 mL，一日3次，24小时内不超过4次。

（4）祛痰镇咳药。盐酸溴己新片：规格为8 mg，口服，成人一次1～2片，一日3次。

（5）支气管扩张药。硫酸沙丁胺醇吸入气雾剂：规格为100 μg×200揿，气雾吸入，一次1～2喷，必要时每隔4～8小时吸入一次。

（6）长效 β_2 受体激动剂。盐酸丙卡特罗口服溶液：规格为80 mL，口服，成人一次10 mL，一日1次。6岁以上儿童，一次5 mL，一日1次。6岁以下儿童，一次0.25 mL/kg，一日2次。

2. 缓解期常用药物制剂与用法

（1）免疫调节药。细菌溶解产物胶囊：规格为3.5 mg，空腹口服，一次1粒，一日1次。

（2）发病季节前预防用药。气管炎菌苗：每周皮下注射一次，剂量自0.1 mL开始，每次递增0.1～0.2 mL，直至0.5～1.0 mL，坚持使用1～2年；或麻疹病毒疫苗的培养液（核酪注射液），每周肌内或皮下注射2次，每次2～4 mL。卡介苗素注射液：每周肌内注射3次，每次1 mL（含卡介苗提取物0.5 mg），在发病季节前用药，可连用3个月，以降低感冒及慢性支气管炎的发病率。必思添（克雷白肺炎杆菌中提取的糖蛋白）：首次治疗 8 天，每日 2 mg，治疗结束后停用 3 周；第 2 次治疗 8 天，减量至每日 1 mg，治疗结束后停用 3 周；第 3 次治疗 8 天，每日 1 mg，连续服用 3 个月，此 3 次治疗为一个完整的疗程。

三、用药嘱咐

1. 抗感染药一般都属于处方药，不作为药店零售推荐药。但患者出现急性感染时可凭医生处方购买此类药品。药品零售人员有义务向顾客解释和说明本类药物的主要不良反应和用药注意事项。如阿莫西林主要不良反应是过敏（皮疹、药物热和哮喘）、二重感染，对青霉素或其他青霉素类抗生素过敏者禁用；第一代头孢（头孢氨苄、头孢拉定）的主要不良反应是肾损害、胃肠道反应、过敏反应；阿奇霉素不良反应主要是胃肠道反应；环丙沙星不良反应有胃肠道反应，如腹部不适或疼痛、腹泻、恶心或呕吐，中枢神经系统反应，如头昏、头痛、嗜睡或失眠等，过敏反应。

2. 祛痰药，如氨溴索、溴己新的不良反应比较轻，主要是胃肠道反应，如上腹部不适，影响食欲、腹泻等，偶有人过敏而出现皮疹。氨溴索口服，成人和儿童均可使用，用药须注意的是：对该药过敏者禁用；胃溃疡病患者、青光眼患者、哺乳期妇女以及妊娠初期 3 个月以内的妇女慎用。

3. 镇咳药，如氢溴酸、右美沙芬。用药需要注意的是：该种药物仅适用于无痰干咳患者，服药期间不宜驾驶飞机、机动车、船，不宜从事高空作业、机械作业及操作精密仪器；11 岁以下儿童用药需咨询医生；如用药一周症状无好转应停止用药并就医。

4. 解痉、平喘常选用特布他林等口服或沙丁胺醇等吸入。若使用支气管舒张药后支气管仍有持续阻塞，可加用糖皮质激素，如泼尼松龙。

5. 慢性支气管炎发生发展多是由于感染引起，若患者在不咨询医生的情况下，不恰当地滥用抗菌药物，可导致耐药性发生，增加治疗难度。只有当痰液呈黄色、草绿色伴体温升高、实验室检查白细胞数增高、X 线胸片提示炎症阴影存在，并明确感染是由细菌引起时，才需要使用抗菌药物。但联合应用抗生素的指征应严格控制，须凭执业医师处方或在医师指导下应用。

6. 对于妊娠的慢性支气管炎患者来说，病情的良好控制十分重要。妊娠期的药物治疗尽量选用吸入给药途径，将胎儿受到的影响最小化。计划妊娠的慢性支气管炎患者应定期遵医嘱用药，以保证疾病得到良好控制。

四、健康指导

1. 日常生活饮食中不要吃辛辣、刺激性或太甜、太咸的食物。不吸烟、不饮酒，不大量饮用咖啡。

2. 多喝温开水，有利于保持咽喉湿润，增强局部免疫，并有利于稀释痰液。

3. 避免受凉，预防感冒，保持室内的温暖、湿润，洗热水澡有利于痰液的排出。

4. 改善环境卫生，保持良好的卫生习惯，吸烟者应戒烟，做好个人劳动保护，消除粉尘和有害气体对呼吸道的影响。

5. 积极锻炼身体，增强身体素质，提高机体抗病能力。

任务实施

一、活动准备

1. 场地准备：模拟药房。

2. 物品准备：柜台、不同种类的治疗慢性支气管炎的药品、带有进销存系统的计算机、凳子等。

3. 人员准备：将同学分成若干小组，每组4～6人，一人担任组长，负责分配组内成员任务，共同完成慢性支气管炎的用药指导。

二、活动实施

1. 接待顾客

按照规范礼仪及医药商品购销员的职业标准接待顾客。

2. 询问诉求

（1）询问顾客基本信息：顾客是否为患者本人，患者的年龄、职业等。

（2）询问疾病症状：是否有咳嗽、咳痰，或伴有喘息的现象，症状持续时间，是否还患有其他疾病。

（3）询问就医史：最近是否就医。

（4）询问用药史：是否在同时使用其他药物，使用药物的名称、用药剂量等。

（5）询问过敏史：有无过敏史，过敏药物名称及成分等。

3. 确认购药品种和数量

“根据医生给您开具的处方，您需要购买处方药头孢拉定和阿奇霉素；根据您的症状，我还推荐您购买盐酸氨溴索口服液。”此类药品由不同厂家生产，可指导顾客根据自身情况综合选择适合的药物。

4. 用药指导

在提出用药指导时，应指明顾客购买的药物有哪些不良反应和注意事项。同时，可结合顾客情况向其推荐不同价格的保健食品，比如蜂胶软胶囊、鳕鱼肝油软胶囊、灵芝胶囊等保健品，给予其充分的选择余地；同时，提出用药指导前应充分评估顾客的健康状况、用药禁忌及用药情况。

5. 健康指导

可从用药指导、健康教育、饮食指导等方面对顾客进行健康指导。

6. 任务评价

评价细则

评价指标	评价要素
基本素养	待客接物落落大方，顾客进门必须主动招呼，使用礼貌用语，面带微笑、语调平和，举止端庄大方、不卑不亢
	仪容仪表规范，着装得体，不戴首饰、不染发，指甲干净整洁
	在整个问病荐药过程中仪态端庄，使用礼貌用语，沟通表达逻辑清晰
问病	能了解顾客的基本信息，注意沟通礼仪
	能有效获取顾客的症状、疾病史、用药史、家族疾病史、过敏史及既往健康状况等
用药	能根据顾客的疾病或疾病的症状推荐药品，药品选择合理
用药指导	能恰当表达对顾客的关心，主动询问顾客需求
	能准确介绍药品信息，包括药品名称、有效成分、主治功能、规格、有效期等
	能说明药品的不良反应、禁忌证，联合用药的相互作用
	能清楚告知顾客药品服用剂量、服用时间及服用顺序，并教会顾客做好用药记录
健康指导	能从饮食、运动、情绪等方面对顾客进行健康教育
	能从烟酒、睡眠等生活习惯方面对顾客进行健康指导
	服务真诚专业，秉承以人为本的理念，有培养长期顾客的意识

7. 清场

按照6S企业管理标准清理实训场地。

【知识拓展】

如何清肺养肺护肺

空气污染对人伤害最直接的部位是肺，那么应如何保护我们的肺呢？

一、肺系统本有自净功能

肺本身有一套很完善的自净体系。人的鼻腔、气管中分布着许多上皮纤毛，且覆盖有大量黏液。在上呼吸道，吸进人体的绝大多数粉尘都被黏液吸附，随着纤毛摆动而逐渐到达口鼻部，通过痰和鼻涕排出。人体自身的防御体系，足以抵御一般强度的空气污染。

二、肺的防御系统很脆弱

如果持续大量地吸入颗粒物，肺这道防御屏障就会慢慢变得非常脆弱。届时，可吸入颗粒物会随空气进入肺部，以碰撞、扩散、沉积等方式滞留在呼吸道不同的部位。长期持续作用，还会诱发慢性阻塞性肺部疾患，最终导致肺心病，还容易出现继发感染。

三、养肺须积极主动补水

中医学认为，“肺喜润而恶燥”。养肺最好的一招，是积极补充水分，每天积极主动地喝6～8杯水，并从内部调养，给机体足够的水分。戒烟对于保护肺部也十分关键，烟性属“火”，最易灼伤肺之津液。再则，如果空气湿度过小，易造成痰液黏稠或结成干痂不易排出，因此保持适宜的室内湿度对于肺部健康十分重要。

四、蔬果为“肺的清洁剂”

蔬果中含有多种对肺部有益的营养成分，在日常饮食中摄入足够的水果和蔬菜可以保护肺部健康。

五、运动能预防肺部炎症

一天中养肺的最佳时间是早上8点左右，此时最好做些有氧运动，如步行、慢跑、打太极拳等。

六、养肺的其他方法

多晒太阳：护肺养肺要多晒太阳。

主动咳嗽：咳嗽可“清扫”肺部，到室外空气清新处深呼吸，在深呼吸时缓缓抬起双臂，然后咳嗽，使气流从口、鼻喷出，咳出痰液。每做完一遍后进行数次正常呼吸。每天坚持，肺部可保持清洁。

腹式呼吸：腹式呼吸能让更多的氧气进入肺部，扩大肺活量，预防肺部感染。

笑能宣肺：大笑能使肺扩张，人在笑时还会不自觉地进行深呼吸，清理呼吸道，使呼吸通畅。

40岁后，肺功能开始下降，但早期可以没有任何感觉或症状。所以40岁以上的人要像监测血压那样，至少每年到医院做一次肺部检查。

思考与练习

一、单项选择题

1. 处于妊娠期的慢性支气管炎患者，尽量选用的给药途径是（　　）。

A. 口服　　B. 皮下注射　　C. 静脉注射　　D. 吸入给药

2. 慢性支气管炎发作时最重要的治疗是应用（　　）。

A. 支气管扩张剂　　B. 抗生素　　C. 祛痰镇咳药　　D. 糖皮质激素

3. 慢性支气管炎急性发作并伴有喘息的患者，可选用的治疗药物是（　　）。

A. 丙卡特罗　　B. 溴己新　　C. 阿奇霉素　　D. 布地奈德

4. 对于反复呼吸道感染的慢性支气管炎患者，可使用的具有免疫调节作用的药物是（　　）。

A. 阿莫西林　　B. 头孢拉定

C. 氨溴索　　D. 细菌溶解产物胶囊

5. 不属于支气管炎的一般治疗方法的是（　　）。

A. 吃清淡的食物　　B. 保持良好的卫生习惯

C. 防止寒冷空气吸入　　D. 按时吃饭

二、多项选择题

1. 当有大量痰液阻塞呼吸道时，下列药物可使痰液易于排出的有（　　）。

A. 氨溴索　　B. 喷托维林　　C. 羧甲司坦　　D. 可待因

2. 治疗慢性支气管炎的平喘药有（　　）。

A. 特布他林

B. 盐酸克仑特罗

C. 丙卡特罗

D. 枇杷叶蒸气吸入

3. 关于慢性支气管炎的说法正确的有（　　）。

A. 只有当痰液呈黄色、草绿色伴体温升高，实验室检查明确感染由细菌引起时，才能使用抗菌药物

B. 联合应用抗生素的指征应严格控制，须凭执业医师处方或在医师指导下应用

C. 计划妊娠的慢性支气管炎患者应定期遵医嘱用药，以保证疾病得到良好控制

D. 对于反复呼吸道感染者，可试用免疫调节药或中药

三、判断题

1. 咳嗽症状较重可以直接使用抗感染药。（　　）

2. 慢性支气管炎常见的并发症有慢性阻塞性肺气肿、肺动脉高压和慢性肺源性心脏病。（　　）

3. 祛痰药能稀释痰液或使痰液裂解，降低痰液黏性，使痰液易于咳出。（　　）

4. 对于慢性支气管炎干咳少痰、声音嘶哑者可用止咳药物，如右美沙芬、那可丁或其合剂。（　　）

5. 慢性支气管炎伴有喘息患者，使用支气管舒张药后支气管仍有持续阻塞，可加用糖皮质激素如泼尼松龙。（　　）

四、简答题

1. 慢性支气管炎的常见治疗用药有哪些？有哪些用药注意事项？

2. 请为慢性阻塞性肺病患者制定治疗措施及进行健康指导。

任务十二

哮喘用药指导

哮喘为一种具有可逆性气道阻塞、气道炎症和对多种刺激的气道反应性增高特征的肺部疾病。哮喘的气道阻塞由联合因素所致，包括气道平滑肌痉挛、气道黏膜水肿、黏液分泌增加、气道壁细胞（尤其是嗜酸性细胞和淋巴细胞）浸润、气道上皮损伤和脱屑。

学习目标

知识目标

1. 能明确哮喘的病因、常见症状及其治疗原则。
2. 能列举治疗哮喘的常用治疗药物种类、临床应用、不良反应及其用药注意事项。
3. 能够明确哮喘管理的内容。

技能目标

1. 通过有效沟通，获取患者的具体症状、病史和用药情况，能够准确分析患者的病情，对哮喘常用药品提供用药指导。
2. 能够较好地运用药物的使用规范，明确药物适应证、不良反应以及禁忌证等内容，有效预防药物滥用、误用及副作用。
3. 能够解答顾客的各种用药方面的咨询问题，能够普及疾病及用药常识。
4. 能够有效引导顾客通过多种途径进行综合性哮喘管理。

任务引入

顾客王某，男，33岁，设计师。顾客自诉患有过敏性哮喘，症状有打喷嚏、咳嗽、胸闷、气喘，一直使用孟鲁司特钠片和布地奈德气雾剂两种药物，现家中备药已用完，故携带处方前来药店购药并咨询。无其他服药史，无用药过敏史。体温、血压、血糖均正常。

请你作为药店医药商品购销员，完成顾客接待，并为其提供用药指导。

相关知识

一、疾病概述

哮喘就是支气管哮喘，是一种表现为发作性呼吸困难的炎症性疾病，特点就是反复发作。支气管哮喘是一种与遗传有关的变态反应性疾病，环境因素对发病也起重要的作用。

（一）常见病因

按照发病诱因，哮喘可以分为感染性哮喘、过敏性哮喘、运动性哮喘、药物性哮喘、职业性哮喘及混合型哮喘等。

1. 遗传因素

哮喘具有家族遗传现象，哮喘患者亲属患病率高于群体患病率，并且亲缘关系越近，患病率越高；患者病情越严重，其亲属患病率也越高。

2. 促（诱）发因素

支气管哮喘大多在遗传因素的基础上，受到体内外多种因素诱发而发病。环境因素在哮喘发病中起到重要的诱发作用，相关的诱发因素较多，主要包括：

（1）吸入特异性抗原和非特异性物质：如尘螨、花粉、真菌、动物毛屑、二氧化硫、油漆、氨气等。

（2）呼吸道感染：如病毒、细菌、支原体或衣原体等引起的呼吸道感染。呼吸道感染可损伤支气管黏膜，刺激产生变态反应，引起气道高反应性及哮喘发作。

（3）食物性抗原：如鱼、虾蟹、蛋类、牛奶等食物也可引发变态反应和哮喘。

（4）药物：某些药物可引发哮喘，如阿司匹林、普萘洛尔、磺胺类药物等，其中以阿司匹林最为多见。

（5）气候变化：如温度、湿度、气压等改变时，有些过敏体质的儿童易发生哮喘。

（6）运动：多数哮喘患者在剧烈运动后易发生哮喘，称为运动性哮喘。当进行剧烈运动时，气道会过度通气，刺激气道黏膜层内肥大细胞释放过敏介质，导致支气管痉挛，引起哮喘。

（二）发病机制

哮喘的发病机制并不完全清楚。目前认为，变态反应、气道慢性炎症、气道反应性增高及自主神经功能障碍等因素相互作用，共同参与哮喘的发病过程。有过敏体质的人接触抗原后，可产生过敏反应，使支气管平滑肌痉挛、气道黏膜水肿、血管通透性增高、炎症细胞浸润、腺体分泌增加、黏膜纤毛清除功能障碍，从而导致支气管黏膜肥厚、支气管黏液栓塞，产生哮喘的临床症状。

（三）临床表现

哮喘发作前多有先兆症状，如打喷嚏、流鼻涕、咳嗽、胸闷等。如不及时治疗，咳嗽、胸闷症状会不断加重，继而出现哮喘。哮喘症状可在数分钟内发作，严重者可被迫采取坐位或半卧位呼吸，干咳或咳大量白色泡沫痰，甚至出现紫绀等。哮喘症状可持续几十分钟至数小时，可使用支气管扩张药进行治疗缓解，也可自行缓解。

哮喘病患者在夜间和凌晨时症状会加重，这是因为夜间迷走神经兴奋性增高，支气管黏膜上的迷走神经末梢处于高度敏感状态，较小的刺激即可引起支气管痉挛收缩，并刺激咳嗽感受器，诱发咳嗽反射，所以胸闷、干咳的症状常在深夜及凌晨更为明显。

（四）实验室检查指标

1. 血液常规检查

由过敏所致哮喘者的血清中的免疫球蛋白 E 增高，合并感染时白细胞总数和中性粒细胞增高。

2. 痰液检查

痰涂片可见嗜酸性粒细胞增多。

3. 呼吸功能检查

通气功能检测是一种用于评估肺部通气功能的检查方法，当检测显示阻塞性通气功能障碍，呼气流速指标显著下降时，表明气道存在狭窄或阻塞。

支气管激发试验是一种用以测定气道反应性的临床检查方法，目的在于证实气道高反应性的存在。它通过给予患者吸入一定量的激发剂，如乙酰甲胆碱、组胺，以刺激气道并观察其反应。当患者吸入激发剂后，其通气功能会下降，气道阻力增加。

支气管舒张试验是一种用以测定气道气流可逆性的检查方法。该试验通过使用吸入型支气管舒张药，如沙丁胺醇、特布他林等，来扩张气道。

呼气流量峰值及其变异率检查方法通过测定呼气流量峰值，反映气道通气功能的变化。当哮喘发作时，呼气流量峰值通常会下降。当昼夜呼气流量峰值变异率≥20%时，通常认为符合气道气流受限可逆性改变的特点。

4. 血气分析

哮喘发作时可有不同程度低氧血症，若气道堵塞严重，在血氧分压下降的同时尚有血二氧化碳分压升高，会出现呼吸性酸中毒，缺氧严重可合并代谢性酸中毒。

（五）诊断与鉴别诊断

1. 诊断

（1）反复发作的喘息、气急、胸闷或咳嗽，多与接触变应原，冷空气，物理、化学性刺激，以及病毒性上呼吸道感染、运动等有关。

（2）哮喘发作时，在双肺可闻及散在或弥漫性哮鸣音，并伴有呼气相延长。

（3）上述症状和体征可经治疗缓解或自行缓解。

（4）临床表现不典型者（如无明显喘息或体征），应至少具备以下一项肺功能试验阳性：支气管激发试验或运动激发试验阳性；支气管舒张试验阳性，最大深吸气后做最大呼气增加≥12%，且最大深吸气后做最大呼气增加绝对值≥200 mL；呼气流量峰值日内（或2周）变异率≥20%。

2. 鉴别诊断

（1）当肺部有哮鸣音时，主要考虑慢性阻塞性肺病和心力衰竭，多发性细小肺栓塞偶尔也可引起哮鸣音。

（2）过敏性肺炎症状表面上与哮喘有临床相似性，但在患者接触致敏物质后，通常有更多的全身症状而无哮鸣音，除非是过敏性支气管肺曲霉菌病。

（3）继发性恶性肿瘤、主动脉瘤、支气管内膜结核或结节病的支气管阻塞患者，偶尔可存在哮鸣音。

（4）由声带功能失常导致的上气道阻塞，可通过发作时的纤维支气管镜检查加以诊断。

（5）其他类似哮喘的罕见疾病包括类癌综合征、变应性肉芽肿性血管炎和嗜酸细胞性肺炎（包括热带嗜酸性细胞增多症和在疾病的某些时期累及肺脏的寄生虫感染）。

（6）粪类圆线虫感染者必须接受治疗以避免死亡，但如用皮质激素治疗，可导致播散性寄生虫感染和革兰氏阴性菌的多重感染综合征。

（7）通常，哮喘的症状完全不典型即提示其他疾病导致气道阻塞。

二、治疗原则与用药

（一）治疗原则

支气管哮喘的治疗原则是对因治疗与对症治疗相结合，旨在缓解症状，预防复发。哮喘急性发作期药物治疗的目的是通过平喘及抗感染治疗，尽快缓解症状，改善肺功能，纠正缺氧。长期目标是预防复发，巩固疗效，最终使症状消失或减轻。

（二）治疗药物

哮喘药物主要分为两类。

1. 缓解哮喘发作药：也称支气管舒张药。

（1）β_2肾上腺素受体激动剂：是控制哮喘急性发作的首选药物。常用的短效 β_2受体激动剂有沙丁胺醇、特布他林和非诺特罗，作用时间为 4～6 小时。长效 β_2受体激动剂有福莫特罗、沙美特罗及丙卡特罗，作用时间为 10～12 小时。长效 β_2受体激动剂尚具有一定的抗气道炎症、增强黏液－纤毛运输功能的作用。不主张长效 β_2受体激动剂单独使用，须与吸入激素联合应用。

（2）抗胆碱药：吸入性抗胆碱药如异丙托溴铵，与 β_2受体激动剂联合吸入有协同作用，尤其适用于夜间哮喘及多痰的患者，不良反应少，少数患者有口苦或口干感。

（3）茶碱类：是目前治疗哮喘的有效药物。茶碱与糖皮质激素合用具有协同作用，包括氨茶碱和控（缓）释茶碱，可用于控制夜间哮喘。

2. 控制或预防哮喘发作药：此类药物主要用于治疗哮喘的气道炎症，亦称抗炎药。

（1）糖皮质激素：由于哮喘的病理基础是慢性非特异性炎症，糖皮质激素是当前控制哮喘发作最有效的药物。可分为吸入、口服和静脉用药。①吸入治疗：是目前推荐长期抗感染治疗哮喘的最常用方法。常用吸入药物有倍氯米松、布地奈德、氟替卡松、莫米松等，全身不良反应少，少数患者可有口咽念珠菌感染、声音嘶哑或呼吸道不适等不良反应，吸药后用清水漱口可减轻局部反应、减少胃肠吸收。②口服剂：有泼尼松、泼尼松龙。用于吸入糖皮质激素无效或需要短期加强的患者。③静脉用药：重度或严重哮喘发作时应及早应用琥珀酸氢化可的松。地塞米松因不良反应较多，宜慎用，症状缓解后逐渐减量，然后改口服和吸入制剂维持。

（2）白三烯调节剂：具有抗炎作用和舒张支气管平滑肌的作用。常用于轻度哮喘，代表药有孟鲁司特等。

（3）其他药物：酮替芬和新一代组胺 H_1受体拮抗剂，如阿司咪唑、曲尼斯特、氯雷他定对轻症哮喘和季节性哮喘有一定效果，也可与 β_2受体激动剂联合用药。

（三）常用药品及作用机制

根据哮喘的病因和发病机制，哮喘的治疗机制主要包括舒张支气管平滑肌、消除支气管黏膜的炎症水肿、避免诱发因素。

1. 支气管舒张药

（1）硫酸沙丁胺醇片剂：口服，成人每次 1～2 片，每日 3 次。气雾剂：有哮喘发作预兆或哮喘发作时，喷雾吸入，每次吸入 1～2 喷（100～200 μg），必要时可每隔 4～8 小时吸入 1 次，但 24 小时内最多不宜超过 8 喷。

注意事项：①孕妇禁用，哺乳期妇女慎用。②高血压、冠心病、糖尿病、甲状腺功能亢进患者慎用。③久用本品易产生耐受性，使药效降低。此时患者对肾上腺素等具有扩张支气管作用的药物也同样产生耐受，使支气管痉挛不易缓解，哮喘加重。

（2）硫酸特布他林片剂：成人，开始 1～2 周，1 次 1.25 mg（半片），每日 2～3 次；以后可加至 1 次 2.5 mg（1 片），每日 3 次。儿童每日 0.625 mg（约 1/4 片）/kg，分 3 次口服。气雾剂：1 次 1～2 喷，每日 3～4 次，严重患者每次可增至 6 喷，最大剂量不超过 24 喷/24 小时。

注意事项：①甲状腺功能亢进、冠心病、高血压、糖尿病患者慎用。②长期应用可产生耐受，使疗效降低。③因本品可舒张子宫平滑肌，抑制孕妇的子宫活动能力及分娩，因此孕妇应慎用。

2. 茶碱类

氨茶碱片剂：口服，成人常用量，1 次 0.1～0.2 g，每日 3 次；小儿常用量，1 次 3～5 mg/kg，每日 3 次。

3. 抗炎药

丙酸倍氯米松气雾剂：气雾吸入法给药。成人，1 次 1～2 喷，（每喷约 0.05 mg），每日 3～4 次。重症患者先用全身性糖皮质激素控制病情，再用本品治疗，每日最大用量不超过 1 mg。儿童用量按年龄酌减，每日最大用量不超过 0.8 mg，待症状缓解后，再逐渐减量。同类药物还有布地奈德、氟尼缩松和曲安奈德、氟替卡松等气雾剂。

4. 肥大细胞膜稳定药

（1）色苷酸二钠粉雾剂胶囊：20 mg/粒；干粉吸入，20 mg/次，每日 4～6 次；干粉鼻吸入（或吹入），10 mg/次，每日 4 次，用于过敏性鼻炎。

注意事项：①本品应在哮喘易发季节前 1～2 周用药。②不得突然停药，以免引起哮喘复发。③孕妇、哺乳期妇女及肝肾功能不全者慎用。

（2）富马酸酮替芬片：1.38 mg/片，口服，成人，每次 1 片，每日 2 次，早晚服用。

注意事项：①孕妇慎用。②与多种中枢神经抑制剂或酒精合用，可增强本品的镇静作用，应予避免。③不得与口服降血糖药合用。

三、用药嘱咐

（一）急性发作期用药

急性发作期药物治疗目的是尽快缓解气道阻塞，纠正低氧血症，恢复肺功能，预防病情进一步恶化或再次发作，防止并发症。一般应根据病情进行综合性治疗。

1. 出现先兆症状时用药

首选 β_2受体激动药气雾剂，吸入给药。哮喘发作前多有先兆症状，如打喷嚏、流鼻涕、咳嗽、胸闷等症状，此时，支气管平滑肌刚出现轻度痉挛，应及时给予 β_2受体激动药气雾剂，吸入用药，使刚开始轻度痉挛的支气管平滑肌及时松弛，避免进一步痉挛、恶化。可选用药物为沙丁胺醇气雾剂、特布他林气雾剂、沙美特罗、福莫特罗、克仑特罗等。上述药物只能选择一种，不可同用。

喷雾时，应立即用口吸气，尽量多吸入，使药物能充分到达远端支气管；吸入药物后，应尽量长时间地屏息，再慢慢呼气，使药物能在气道内停留较长时间。

喷入口内的药物，约10%可吸入气道，其余留在口腔内，经口腔吸收或咽下再经肠道吸收。经口腔或肠道吸收的药物部分可引起全身作用。为了使呼吸道局部得到高浓度药物，而又避免全身作用，可以一次喷雾吸入 5～6 喷（遵医嘱），随即用水漱口，将留在口腔内的药物冲洗出来。这样，既可提高疗效，也可避免因药物全身作用而引起的副作用。

2. 哮喘发作初期用药

患者在出现先兆症状时，如果没能及时给药控制，进而发展出现了轻微哮鸣音的症状时，还可吸入给药，首选 β_2受体激动药气雾剂，或 β_2受体激动药气雾剂 + 糖皮质激素气雾剂。视情况，也可口服沙丁胺醇片。

糖皮质激素气雾剂，可直接作用于支气管，起效快、用药量少，也可降低全身用药带来的不良反应。可选用丙酸倍氯米松、布地奈德、氟尼缩松和曲安奈德、氟替卡松等气雾剂。

吸入激素治疗，一般需一周后才能见效，因此，常与 β_2受体激动药气雾剂联合用药。由于气道炎症消除较慢，激素吸入治疗需持续 3 个月以上。吸入后及时用水漱口，漱去口腔及咽部的残留药物，可有效预防不良反应的发生。

用药顺序：先吸入 β_2受体激动药气雾剂，停 10 分钟后，再吸入糖皮质激素气雾剂，可防止因吸入糖皮质激素而产生的刺激性反应，如支气管收缩和咳嗽等症状。

当哮喘患者应用较大剂量 β_2受体激动药气雾剂，不良反应明显时，或长期应用，出现依赖性时，可换用抗胆碱药，如异丙托溴铵等。异丙托溴铵具有较强的扩张大中气管作用，β_2受体激动药气雾剂则主要作用于周边小气道，因此二药合用具有协同作用。

3. 哮喘持续状态用药

哮喘持续状态是指患者已经出现明显的哮鸣音，呼吸急促、困难。此时，支气管平滑肌已出现较为严重的痉挛，难以吸入给药，应选用口服平喘药，首选 β_2受体激动药，如沙丁胺醇片、硫酸特布他林，以缓解哮喘症状。

抗生素不能用于控制哮喘发作，但如果确实伴有细菌感染，可使用抗生素控制感染。

哮喘发作严重时，应采用多种药物联合治疗，包括静脉给药氨茶碱和糖皮质激素。如果病情较重，建议送往医院治疗。

（二）缓解期用药

哮喘急性发作，即使经过治疗症状得到控制，但哮喘的慢性炎症病理生理改变仍然存在，因此，必须制定哮喘的长期治疗方案。哮喘缓解期治疗的目的是，防止哮喘急性发作及恶化，提高患者的生活质量。

药物预防可用色苷酸钠、酮替芬等。色苷酸钠宜在好发季节前 2 周开始用药，对外源性哮喘效果较好。酮替芬具有较强的抗过敏作用，且可以口服，用药方便，宜在好发季节前 2 周开始用药。二药可选用其一，使用 4 周无效者停用。

（三）特殊患者用药

1. 孕妇哮喘患者用药

孕妇哮喘患者应尽可能在出现先兆症状时及时用药，可用 β_2 受体激动药气雾剂（硫酸沙丁胺醇气雾剂或特布他林气雾剂）吸入用药，一般剂量对胎儿没有影响，喷药后及时漱口，漱出残留在口腔中的药物，以减少全身作用及不良反应。β_2 受体激动药可抑制子宫收缩，分娩前宜停用。

2. 儿童哮喘患者用药

儿童哮喘患者，宜在出现先兆症状（打喷嚏、流鼻涕、咳嗽、胸闷等）时，及时给予 β_2 受体激动药气雾剂，吸入用药，使刚开始轻度痉挛的支气管平滑肌及时松弛，避免进一步痉挛、恶化。可选用药物为沙丁胺醇气雾剂（舒喘灵）、特布他林气雾剂（特布他林、喘康速）、沙美特罗（施立稳）、福莫特罗、克仑特罗等。只能选择一种，不可同用。喷药后及时漱口，漱出残留在口腔中的药物，以减少全身作用及不良反应。

哮喘已经发作，但仍能吸入给药者，采用喷药后漱口的方法，可以适当增加喷药次数及每次喷药量，迅速控制哮喘症状。哮喘好发于夜间，可在睡前给予 β_2 受体激动药气雾剂，予以预防。在好发季节前 2 周，可给予酮替芬预防，每天口服 1 ~ 2 mg，对过敏性哮喘儿童具有较好的预防效果。儿童哮喘，通过积极而规范的治疗后，临床控制率可达 95% 以上，青春期后超过 50% 的患者会完全缓解。

3. 老年哮喘患者用药

老年哮喘患者如患有冠心病、高血压、心功能不全及心律失常，应慎用茶碱类药物，口服 β_2 受体激动药也应适当减量，并注意观察临床症状。

四、健康指导

（一）正确使用吸入药物，并遵医嘱频率使用

1. 预防哮喘发作的药物（控制药物）具有保护肺部、抑制哮喘发作的作用。目前的常用药有糖皮质激素气雾剂和长效支气管扩张剂联合制剂（如沙美特罗替卡松干粉吸入剂、布地奈德福莫特罗干粉吸入剂）、口服孟鲁司特片等。

2. 快速缓解药物（缓解药物）能够用来缓解急性哮喘发作。目前常用的药物有硫酸沙丁胺醇气雾剂。布地奈德福莫特罗粉吸入剂和倍氯米松福莫特罗吸入气雾剂在原有剂量上加量（遵医嘱）使用也是有一定急救作用的。

特别强调，这些药物应该遵医嘱用药，切记不可自行减量，更不可随意停药。同时，正确使用吸入药物也是确保疗效的关键，如果吸入操作方法不正确，即便天天用药，也无法发挥应有的疗效。

（二）远离诱发哮喘发作的因素

尽量避免接触各类诱发因素，如动物皮毛、香烟烟雾、床上和枕头上的尘螨、跑步、运动、重体力劳动、树和花草的花粉、雾霾天气、打扫产生的灰尘、刺激性气味等；拒绝吸烟；保持床铺整洁，经常用热水清洗床单和毯子，把它们放在太阳下晒干；清扫房间或除尘时，佩戴口罩或围巾；季节变换时，及时增减衣物，预防感冒；当室外空气污染严重或花粉浓度较高时，应关闭门窗。

（三）做好哮喘的自我监测

学会识别哮喘发作的信号对于哮喘患者至关重要。如果突然出现哮喘症状或症状加重时，应警惕哮喘的发作。

（四）了解哮喘发作时的处理方法

1. 立刻消除诱发哮喘的危险因素。

2. 使用哮喘缓解药物：吸入硫酸沙丁胺醇吸入气雾剂 1 ~ 2 喷/次，若情况无明显缓解，每隔 20 分钟可以再吸 1 ~ 2 喷，直至症状缓解；重度哮喘患者可以口服全身激素，口服剂量视病情决定，一般为 2 ~ 12 片（0.5 ~ 1 mg/kg）。

3. 若症状没有缓解甚至有加重的趋势，应及时就医，并视情况拨打“120”寻求帮助。

任务实施

一、活动准备

1. 场地准备：模拟药房。

2. 物品准备：柜台、不同种类的治疗哮喘的药品、带有进销存系统的计算机、凳子等。

3. 人员准备：将同学分成若干小组，每组 4 ~ 6 人，一人担任组长，负责分配组内成员任务，共同完成哮喘的用药指导。

二、活动实施

1. 接待顾客

按照规范礼仪及医药商品购销员的职业标准接待顾客。

2. 询问诉求

（1）询问顾客基本信息：顾客是否为患者本人，患者的年龄、职业等。

（2）询问疾病症状：是否有打喷嚏、流鼻涕、咳嗽、胸闷等现象，有无气急、反复喘气等情况，症状持续时间，是否还患有其他疾病。

（3）询问就医史：最近是否就医。

（4）询问用药史：是否在同时使用其他药物，使用药物的名称、用药剂量等。

（5）询问过敏史：有无过敏史，过敏药物名称及成分等。

3. 确认购药品种类和数量

“根据医生给您开具的处方，已经明确诊断您患有哮喘，处方中医生开具的药物是孟鲁司特钠片和布地奈德气雾剂。”此类药物有不同厂家，可指导患者根据自身情况及医生开具的处方综合选择适合的药物。

4. 用药指导

在给顾客提出用药指导时，要明确此类药物有哪些不良反应和注意事项，还要关注联合用药原则和注意事项；也可以建议顾客选用中药辅助平喘，如人参、灵芝、百合、铁皮石斛、甘草、桑白皮、太子参、冬虫夏草等；也可选用中成药辅助平喘，如苏子降气丸、如意定喘片、麻杏石甘颗粒等；日常也可服用麻黄汤、桂枝汤、麻杏石甘汤、四君子汤等；也可以选择保健品，如灵芝孢子粉、螺旋藻片、蛋白质粉等，结合顾客情况向其推荐不同价格的中成药或保健品。同时，提出用药建议前应充分评估顾客的健康状况、用药禁忌及用药情况。

5. 健康指导

在控制哮喘，保持正常活动，保持肺功能尽可能接近正常水平，预防哮喘急性发作，避免药物不良反应等方面为顾客进行指导。

6. 任务评价

评价细则

评价指标	评价要素
基本素养	待客接物落落大方，顾客进门必须主动招呼，使用礼貌用语，面带微笑、语调平和，举止端庄大方、不卑不亢
	仪容仪表规范，着装得体，不戴首饰、不染发，指甲干净整洁
	在整个问病荐药过程中仪态端庄，使用礼貌用语，沟通表达逻辑清晰
问病	能了解顾客的基本信息，注意使用沟通礼仪
	能有效获取顾客的症状、疾病史、用药史、家族疾病史、过敏史及既往健康状况等
用药	能根据顾客的疾病或疾病的症状推荐药品，药品选择合理
用药指导	能恰当表达对顾客的关心，主动询问顾客需求
	能准确介绍药品信息，包括药品名称、有效成分、主治功能、规格、有效期等
	能说明药品的不良反应、禁忌证，联合用药的相互作用
	能清楚告知顾客药品服用剂量、服用时间及服用顺序，并教会顾客做好用药记录
	能推荐中药、中成药、保健品等进行关联销售
健康指导	能从维持哮喘症状的控制、预防哮喘急性发作等方面对顾客进行哮喘管理
	能从避免接触各类诱发因素等生活习惯方面对顾客进行健康指导
	服务真诚专业，秉承以人为本的理念，有培养长期顾客的意识

7. 清场

按照6S企业管理标准清理实训场地。

【知识拓展】

心源性哮喘是指由于左心衰竭和急性肺水肿等引起的发作性气喘，其发作时的临床表现可与支气管哮喘相似。有高血压或心脏病史的心源性哮喘患者，哮喘发作时，伴有频繁咳嗽、咳泡沫样特别是血沫样痰，心脏扩大、心律失常和心音异常等症状。

一、临床表现

心源性哮喘最突出的临床表现为阵发性夜间呼吸困难，多发生在夜间熟睡1～2小时后，患者会因气闷、气急而突然惊醒，被迫立即坐起并打开窗户，意欲减轻室息感，并伴以阵咳、哮喘性呼吸音或咳泡沫样痰。轻者取坐位十分钟至1小时，呼吸困难可自动消退，患者可以继续入睡。严重者可持续发作，咳嗽频繁、气促加重、发绀、大汗淋漓、手足厥冷、咳粉红色泡沫性痰，并可发展为急性肺水肿。体征除原发疾病的体征，如心浊音界向左下扩大、心尖抬举性搏动及心脏瓣膜杂音外，尚有左心衰的体征，如心率加快、舒张早期奔马律、两肺（特别是左肺基部的细湿啰音）及哮鸣音、胸腔积液（特别是右侧胸腔积液）、血压可因代偿性交感神经张力增加引起小动脉收缩而暂时性升高。

在无呼吸道感染情况下，出现咳嗽、气喘、口唇发绀，平睡仰卧时下肢浮肿会加重，用抗菌消炎药治疗效果不明显，但用强心药物疗效很好；当轻微活动或稍微劳动后，会出现气虚无力，平卧后反而出现咳嗽、气喘、气促，须垫高枕头方可感到舒适；精神淡漠或烦躁不安，常在睡眠中憋醒，要求把门窗打开，才自觉舒服；尿量昼少夜多。

二、预防措施

1. 应积极治疗原发病，改善心脏功能。

2. 不宜在室内饲养猫、犬等小动物。

3. 平时应注意进行体格锻炼，如冷水洗浴、干毛巾擦身等皮肤锻炼，以便使肺、气管、支气管迷走神经的紧张状态得到缓和。

4. 加强营养，避免精神刺激、感冒和过度疲劳等对预防哮喘的发作也有着重要的作用。

三、健康指导

1. 饮食应既清淡又有营养，少食多餐。

2. 不吃有刺激性、能引起过敏反应、使哮喘发作的食物和发物，少吃辛辣油腻的食品，限制食盐的摄入，避免过多食用含有害添加剂的食品，日常多吃蔬菜水果，多饮水。

3. 注意选吃富含维生素A的食物，以保护气管上皮细胞；多吃富含维生素C的食物，以利抗炎、抗坏血、防感冒、防癌变，增强免疫机能。

4. 还要多吃一些富含钙质的食品，以提高气管的抗过敏能力。还应保持每日大便通畅。

思考与练习

一、单项选择题

1. 顾客自诉咳嗽、胸闷、气喘等症状，则该顾客患有（　　）。

A. 咽炎　　B. 普通感冒　　C. 过敏性鼻炎　　D. 哮喘

2. 适用于预防哮喘发作及过敏性鼻炎的药物是（　　）。

A. 氨茶碱片　　B. 色苷酸二钠粉雾剂胶囊

C. 富马酸酮替芬片　　D. 硫酸沙丁胺醇气雾剂

二、多项选择题

1. 哮喘的治疗机制包括（　　）。

A. 舒张支气管平滑肌　　B. 消除支气管黏膜的炎症水肿

C. 避免诱发因素　　D. 服药预防

2. 哮喘的管理目标包括（　　）。

A. 可以控制哮喘　　B. 加强日常运动

C. 保持肺功能尽可能接近正常水平　　D. 预防哮喘急性发作

三、简答题

1. 哮喘的临床表现有哪些?

2. 治疗哮喘的常用药物有哪些?

四、技能练兵

陈列药品如下：硫酸沙丁胺醇气雾剂、氨茶碱片、丙酸倍氯米松气雾剂、富马酸酮替芬片、色苷酸钠粉雾剂。完成下列题目。

1. 哮喘患者的问诊内容有哪些？介绍哮喘的症状。

2. 随机抽取一个药品介绍其适应证和特点。

3. 随机抽取一个药品介绍其用药注意事项。

五、案例分析

顾客杨某，女，9 岁，小学生，因身体不适随其母亲到药店寻求帮助。其母主诉女儿有哮喘史，最近发作次数增加，并有咳嗽、胸闷症状。欲购买一些见效快的治疗哮喘的药物，无用药过敏史。体温、血压、血糖均正常。

请根据顾客的情况正确地进行问病荐药与用药指导。

任务十三

消化不良用药指导

消化不良是指一种常见的慢性或复发性上腹疼痛或不适的症状，是由胃动力障碍所引起的一种临床综合征，也包括胃蠕动不好的胃轻瘫和胃食管反流病，如上腹饱胀、早饱、胃部有烧灼感、嗳气、食欲不振、恶心、呕吐等。我国普通人群中有消化不良症状者高达 20% ~ 30%，老年人发病率最高。

学习目标

知识目标

1. 能阐述消化不良的病因、临床表现及其治疗原则。
2. 能列举治疗消化不良的常用药物种类、临床应用、不良反应及其用药注意事项。
3. 能明确消化不良的健康指导目标及内容。

技能目标

1. 能通过有效沟通，了解顾客的具体症状、病史和用药情况，能够准确分析患者的病情，提供用药指导。
2. 能较好地掌握药物的使用规范、适应证、不良反应以及禁忌证等内容，有效预防药物滥用、误用及副作用。
3. 能解答顾客的各种用药方面的咨询问题，普及疾病及用药常识。
4. 能有效引导顾客通过多种途径进行综合性健康指导。

任务引入

顾客李某，女，45 岁，因身体不适到药品门店寻求帮助。顾客自诉常有上腹饱胀、恶心、食欲不振等消化不良症状。想要购买一些对症的治疗药物，无其他服药史，无用药过敏史。

请你作为药店医药商品购销员，完成顾客接待，并为其提供用药指导。

相关知识

一、疾病概述

（一）分型

按病因可分为器质性消化不良（OD）和功能性消化不良（FD）。

1. 器质性消化不良（OD）是指经有关检查能显示相关病因（如消化性溃疡、恶性肿瘤等），以及系统性疾病引起的消化功能异常（如糖尿病、进行性系统性硬皮病等）。

2. 功能性消化不良（FD）是指内镜等检查无明显异常，难以用器质性、系统性或代谢性疾病解释上述消化不良症状的一种功能性胃肠病。

如果是由某些疾病引起的器质性消化不良，会直接按原发病去诊治。因此，通常提及的“消化不良”为功能性消化不良。

（二）常见病因

1. 由胃功能紊乱和内脏敏感性增高，心理、环境及社会因素等引起。如老年人因为年龄增大而胃肠动力减弱，食物在胃内停留时间过长，胃内容物排空的速度缓慢导致消化不良。

2. 因服用某些药物而影响食欲，如红霉素、琥乙红霉素、阿司匹林、头孢羟氨苄、磺胺类药物等。

3. 消化性溃疡、胃癌等胃部病变，肝（肝炎、脂肪肝、肝硬化）、胆囊（慢性胆囊炎）、胰腺（慢性胰腺炎）等腹腔器官病变，以及全身性疾病（儿童缺锌、感染、糖尿病、贫血、甲状腺功能减退、抑郁等）在胃肠方面的表现。

4. 偶然的消化不良，可能与进食过饱、进食油腻食物、饮酒过量、上呼吸道感染、早孕反应等有关。

5. 生活习惯不好，如饮食无规律、暴饮暴食等。

（三）临床表现

功能性消化不良无特征性的临床表现，主要有上腹疼痛、上腹饱胀、早饱、嗳气、食欲不振、恶心、呕吐等，可以单独或一组症状的形式出现。

1. 出现上腹疼痛综合征或餐后不适综合征：即进食或食后有腹部不适、腹胀、嗳气、腹部有压迫感和（或）腹痛，可放射到胸部，胃灼热、恶心，并常常伴有舌苔厚及上腹深压痛。

2. 进食、运动或平卧后上腹正中有烧灼感或反酸，并可延伸至咽喉部。

3. 食欲不振，对油腻食品尤为反感。

4. 经常有饱胀感或胃肠胀气感，打嗝、排气增多，有时可出现轻度腹泻。

5. 不少患者同时伴有失眠、焦虑、抑郁、头痛、注意力不集中等精神症状。这些症状与部分患者的“恐癌”心理有关。

6. 在病程中症状也可发生变化，起病多缓慢，经年累月，持续反复发作，不少患者有饮食、精神等诱发因素。

（四）体格检查要点与实验室检查指标

1. 询问上腹疼痛表现，患者常表现为上腹正中部疼痛，可为隐痛、胀痛、空腹痛或餐后痛等。常伴有上腹不适，如上腹胀、早饱、胀气、恶心等。触诊部分患者会有腹痛。

2. 为排除器质性病变，下列项目应作为常规检查：血、尿、便常规检查，红细胞沉降率测定（血沉），粪便隐血试验，肝、肾功能检查，血糖检查，病毒性肝炎血清标志物的检测，必要时还应测定相应的肿瘤标志物。

3. 胸部 X 线、心电图、肝胆胰 B 型超声波、胃镜应作为常规检查。不能明确者，必要时还须做 CT 或 ERCP（经内镜逆行胰胆管造影）。

4. 胃排空测定常用放射性核素闪烁扫描技术测定液体食物的排空时间，以及钡条口服法或实时超声测定胃排空的方法。大约有 50% 的功能性消化不良患者存在胃排空延缓。

5. 胃腔内压力测定多用气囊测压法和末端开放灌注导管测压法，功能性消化不良常有近端胃容受性舒张障碍和餐后胃窦运动减弱。

（五）诊断与鉴别诊断

1. 患者至少出现 6 个月以上的腹痛或腹部不适（上腹饱胀、早饱、胀气、恶心、嗳气）等症状。

2. 排除消化性溃疡、胃糜烂、胃肿瘤和肝胆胰病变等器质性疾病者。

3. 排除以腹痛、大便次数和性状异常为主症的肠易激综合征者。

二、治疗原则与用药

（一）治疗原则

要针对原发病治疗，如无原发病，主要是对症治疗，要遵循综合治疗和个体化治疗的原则。患者应建立良好的生活习惯，避免吸烟、喝酒及服用非甾体类抗炎药，尽量少吃或不吃容易诱发或加重疾病的食物；注意根据患者不同特点进行心理治疗，消除患者对所患疾病的恐惧和疑虑；失眠、焦虑者可于睡前适当口服镇静催眠药。

（二）治疗药物

《国家非处方药目录》收载的助消化药的活性成分和制剂有：干酵母（酵母片）、乳酶生、胰酶（或多酶片）、胃蛋白酶、复方消化酶胶囊、龙胆碳酸氢钠、地衣芽孢活杆菌胶囊、复合乳酸菌胶囊、双歧三联杆菌胶囊、多潘立酮。

具体药物治疗详见表 3-13-1 和表 3-13-2。

表 3-13-1　功能性消化不良不同临床表现的用药

类型	用药
上腹疼痛综合征	1. 抑酸剂：根据功能性消化不良症状出现时间给药，如白天出现症状者在早餐前用药，夜间及清晨出现症状者在晚上用药，可以服用雷尼替丁、法莫替丁、奥美拉唑、泮托拉唑等。 2. 抗酸剂：在症状出现前 30 分钟或餐前 1 小时用药，或临时服药，可服用复方氢氧化铝片、硫糖铝口服混悬液等。 3. 胆汁反流者：可服用铝碳酸镁。 4. 对于近期出现的上腹疼痛综合征：可考虑采用根除幽门螺杆菌治疗（详见本书任务十五中消化性溃疡的知识内容）

续表

类型	用药
餐后不适综合征	1. 根据病因选用促胃动力药，如伴有恶心或呕吐者可选用甲氧氯普胺或多潘立酮，腹胀可选用二甲硅油片（咀嚼）或消胀片（每片含二甲硅油 25 mg、氢氧化铝 40 mg）。 2. 也可选择干酵母（酵母片）、乳酶生、复方乳酸菌胶囊、胃蛋白酶、复方消化酶胶囊等助消化药

表 3－13－2　　不同药物类型的治疗方案

药物类型	治疗方案
增进食欲药	1. 维生素 B_1、维生素 B_6，10 mg，一日 3 次。 2. 干酵母片，0.5～2 g，一日 3 次
促胃动力药	1. 多潘立酮，成人 10 mg，儿童 0.3 mg/kg，一日 3 次，餐前 30 分钟用药。 2. 莫沙必利，5 mg，一日 3 次，餐前 30 分钟用药
消化酶制剂	1. 胆汁分泌不足者：复方阿嗪米特肠溶片（每片含阿嗪米特 75 mg、胰酶 100 mg、纤维素酶 10 mg、二甲硅油 50 mg）1～2 片，一日 3 次，餐后用药。 2. 萎缩性胃炎或蛋白质进食过多者：①乳酶生 0.3～1 g，一日 3 次；②胃蛋白酶 0.2～0.4 g，一日 3 次，餐前用药。 3. 胰腺分泌功能不足或由于胃肠、肝胆疾病引起的消化酶不足者：①胰酶肠溶胶囊 0.3 g，一日 3 次；②胰酶片，成人 0.3～1 g，5 岁以上儿童 0.3 g，一日 3 次，进餐中服用；③多酶片（每片含淀粉酶 0.12 g、胃蛋白酶 0.04 g、胰酶 0.12 g）用于治疗消化不良和增进食欲，每次 2～3 片，一日 3 次
抑酸药	1. H_2 受体阻断剂：对于抑制夜间基础胃酸分泌效果良好，常用药物有雷尼替丁和法莫替丁，每日 1 次，晚餐后用药。 2. 质子泵抑制剂：对于抑制最大胃酸分泌作用强于 H_2 受体阻断剂，常用药物有奥美拉唑、埃索美拉唑、泮托拉唑、兰索拉唑和雷贝拉唑等，通常用于缓解白天出现的功能性消化不良，每日一次，一次 1 片，于早餐前服用
镇静药	对合并精神焦虑者必要时口服地西泮，一次 2.5～5 mg

三、用药嘱咐

1. 抑制胃酸分泌药一般用于以上腹疼痛为主要症状的患者，可选择性地用 H_2 受体阻断剂或质子泵抑制剂；促胃动力药一般适用于以上腹饱胀、早饱、嗳气为主要症状的患者，但要选择性地服用多潘立酮、莫沙必利等，可同时加服助消化药，如乳酶生。

2. 复方氢氧化铝用于缓解胃酸过多引起的胃痛、胃灼热感、胃反酸，也可用于慢性胃炎。但阑尾炎、急腹症患者禁用。

3. 消化酶和微生态制剂可作为治疗消化不良的辅助用药，送服时不宜用热水，应用 40 ℃以下温水。

4. 活菌制剂不宜与抗菌药同服，否则会导致活菌制剂效价降低；吸附剂可吸附药物，降低疗效，与活菌制剂必须合用时应间隔 2～3 小时。

5. 干酵母和乳酶生的不良反应较少，但不可过量服用，过量服用可能导致腹泻。

6. 胰酶在酸性条件下易被破坏，故须用肠溶衣片，口服时不可嚼碎，应整片于进餐中吞下，复方阿嗪米特肠溶片也应整片吞服。

7. 二甲硅油餐前和临睡前服用效果好，可嚼碎后服用。

8. 多潘立酮对乳腺癌、嗜铬细胞瘤、机械性肠梗阻、胃肠出血患者禁用，对心律失常者、接受化疗的肿瘤患者、妊娠期妇女慎用。患者在服用此药期间排便次数可能增加。另外，在没有咨询医师的前提下，连续使用多潘立酮不得超过 14 日。

9. 伴有抑郁、焦虑症状明显者可选用抗抑郁药，该类药物宜从小剂量开始应用，然后逐步增加至维持剂量。如美利曲辛片、氟西汀片、帕罗西汀、盐酸阿米替林片等。

四、健康指导

消化不良的治疗目的在于迅速缓解症状，提高患者的生活质量，去除诱因，恢复正常生理功能，预防复发。药师要帮助患者认识、理解病情，指导其改善生活方式、调整饮食结构和习惯、去除潜在的发病因素。

1. 按时进餐，少食多餐，细嚼慢咽；常吃水果和暖胃保胃的食物，少吃腌制品、油炸品等不易消化的食物。

2. 养成良好生活习惯，注意劳逸结合，早睡早起，戒烟戒酒。

3. 加强体育锻炼，可以改善肠胃的血液循环，提高肠胃的抵抗力。

4. 保持心情愉快、舒畅，情绪稳定，良好的心情有利于肠胃的健康。

任务实施

一、活动准备

1. 场地准备：模拟药房。

2. 物品准备：柜台、不同种类的治疗消化不良的药物、带有进销存系统的计算机、凳子等。

3. 人员准备：将同学分成若干小组，每组 4 ~ 6 人，一人担任组长，负责分配组内成员任务，共同完成消化类药物的用药指导。

二、活动实施

1. 接待顾客

按照规范礼仪及医药商品购销员的职业标准接待顾客。

2. 询问诉求

（1）询问顾客基本信息：顾客是否为患者本人，患者的年龄、职业等。

（2）询问疾病症状：是否存在上腹疼痛或不适，如上腹饱胀、早饱、胃烧灼感、嗳气、食欲不振、恶心、呕吐等症状以及症状的持续时间，是否还患有其他疾病。

（3）询问就医史：是否已就医、有无慢性病等。

（4）询问用药史：是否在同时使用其他药物，使用药物的名称、用药剂量等。

（5）询问过敏史：有无过敏史，过敏药物名称及成分等。

3. 确认购药品种和数量

“根据您自诉的上腹饱胀、恶心、食欲不振等消化不良症状，推荐您购买多潘立酮片和干酵母片。”此类药物有不同厂家，可指导顾客根据自身情况综合选择适合的药物。

4. 用药指导

多潘立酮可以增加胃动力，干酵母可以增进食欲助消化。在进行用药指导时，应指出这两类药物有哪些不良反应和注意事项并可结合顾客情况向其推荐不同价格的保健食品（如益生菌），给予其充分的选择余地。同时，提出用药指导前应充分评估顾客的健康状况、用药禁忌及用药情况。

5. 健康指导

提醒顾客服用药物后可能出现的不良反应，如胃肠道不适、过敏反应等。除恰当用药外，也建议顾客在日常饮食中宜清淡，尽量避免食用辛辣、油炸、高脂肪等难以消化的食物。适当增加高纤维素的蔬菜、水果、粗粮等食物摄入，利于肠道蠕动，促进消化。充分咀嚼食物可以减少胃肠负担，促进消化。同时保持充足的睡眠时间，避免熬夜，也有利于消化系统的健康。过度的精神压力也会引发消化不良，建议适当调整心态，进行放松训练，缓解压力。如果顾客的消化不良症状较为严重，建议其及时就医并听从医生的指导进行治疗。

6. 任务评价

评价细则

评价指标	评价要素
基本素养	待客接物落落大方，顾客进门必须主动招呼，使用礼貌用语，面带微笑、语调平和，举止端庄大方，不卑不亢
	仪容仪表规范，着装得体，不戴首饰、不染发，指甲干净整洁
	在整个问病荐药过程中仪态端庄，使用礼貌用语，沟通表达逻辑清晰
问病	能了解顾客的基本信息，注意沟通礼仪
	能有效获取顾客的症状、疾病史、用药史、家族疾病史、过敏史及既往健康状况等
用药	能根据顾客的疾病或疾病的症状推荐药品，药品选择合理
用药指导	能恰当表达对顾客的关心，主动询问顾客需求
	能准确介绍药品信息，包括药品名称、有效成分、主治功能、规格、有效期等
	能说明药品的不良反应、禁忌证，联合用药的相互作用
	能清楚告知顾客药品服用剂量、服用时间及服用顺序，并教会顾客做好用药记录
健康指导	能从饮食、运动、情绪等方面对顾客进行健康教育
	能从烟酒、睡眠等生活习惯方面对顾客进行健康指导
	服务真诚专业，秉承以人为本的理念，有培养长期顾客的意识

7. 清场

按照6S企业管理标准清理实训场地。

【知识拓展】

消化不良时可选哪些中成药

传统的治疗消化不良的中成药分为消食导滞药、消痞化积药两大类。

一、消食导滞药

适用于治疗食积停滞、消化不良，或因暴饮暴食、小儿乳食积滞致使脾胃受损、运化功能失调，进而造成食停胃脘、蓄积不化，症状可见不思饮食、胸脘痞闷、嗳气吞酸、腹痛腹泻等。常用化食中成药，如神曲茶、加味保和丸、大山楂丸。因食滞日久兼有脾虚、苔腻微黄、脉象虚弱等症状者，治疗宜消补兼施、健脾养胃，佐以导滞，如香砂养胃丸、香砂枳术丸、香砂平胃颗粒。

二、消痞化积药

适用于饮食停滞、气机郁滞所致的痞满等症；或治疗因饮食不节、积滞内停，而阻塞胃肠气机，则生湿热，大肠传导不利，所导致的寒热痰食与气血相结。症状可见胸脘痞闷、两胁胀痛、腹中结块、体倦食少等，可选服木香顺气丸、养胃舒胶囊、六味安消散（胶囊）等。对慢性胃炎、胃溃疡、十二指肠炎伴有腹痛者，可口服气滞胃痛冲剂、胃舒冲剂，功能性消化不良、便秘型肠易激综合征（腹痛、便秘、腹胀、腹泻）患者，可服用六味安消胶囊，一次 3 ~6 粒，一日 2 ~3 次。

思考与练习

一、单项选择题

1. 患者，男，60 岁，坏死性胰腺炎剖腹探查术术后 2 年，恢复良好，进食油炸食品后出现轻度腹泻，宜选用的药物是（　　）。

A. 复方阿嗪米特肠溶片　　B. 奥美拉唑肠溶胶囊

C. 蒙脱石散　　D. 干酵母片

2. 患者，女，45 岁，常有上腹饱胀、恶心、食欲不振等消化不良症状，宜选用的药物是（　　）。

A. 西咪替丁胶囊　　B. 奥美拉唑肠溶胶囊

C. 蒙脱石散　　D. 干酵母片

3. 若服用多潘立酮治疗消化不良，最佳用药时间是（　　）。

A. 餐前 10 ~20 分钟　　B. 餐中

C. 餐后 1 小时　　D. 餐前 0.5 小时

4. 活菌制剂与吸附剂必须合用时，需要间隔（　　）。

A. 半小时　　B. 2～3 小时　　C. 15 分钟　　D. 6 小时

5. 需要整片吞服，不可嚼碎的药物是（　　）。

A. 干酵母片　　B. 复方阿嗪米特肠溶片

C. 二甲硅油　　D. 复方氢氧化铝

二、多项选择题

1. 下列关于消化不良的用药注意事项，说法正确的是（　　）。

A. 活菌制剂和吸附剂合用时应间隔 2～3 小时

B. 消化酶和微生态制剂不宜用热水送服

C. 胰酶在酸性条件下易被破坏，故须用肠溶衣片，口服时不可嚼碎

D. 干酵母和乳酶生的不良反应较少，但不可过量服用

2. 对于抑制夜间基础胃酸分泌效果良好的抑酸剂是（　　）。

A. 雷尼替丁　　B. 法莫替丁　　C. 索美拉唑　　D. 泮托拉唑

三、判断题

1. 消化不良的治疗要针对原发病治疗，如无原发病，主要是对症治疗，要遵循综合治疗和个体化治疗的原则。（　　）

2. 多潘立酮对乳腺癌、嗜铬细胞瘤、机械性肠梗阻、胃肠出血者禁用；对心律失常、接受化疗的肿瘤患者、妊娠期妇女慎用。（　　）

3. 消化酶和微生态制剂可作为治疗消化不良的辅助用药，送服时不宜用冷水，应用 40 ℃以上热水。（　　）

4. 促胃动力药一般适用于以上腹饱胀、早饱、嗳气为主要症状的患者。（　　）

5. 质子泵抑制剂抑制胃酸分泌作用强于 H_2 受体阻断剂，常用药物有奥美拉唑、埃索美拉唑、泮托拉唑、兰索拉唑和雷贝拉唑等。（　　）

四、调查实践

请同学们调查了解消化不良可以选服哪些中成药。请试列出市售各种药物的名称、剂型、成分、适应证、用药注意事项、厂家及售价。

任务十四

急性胃肠炎用药指导

急性胃肠炎是由多种不同原因，如细菌感染、病毒感染、毒素、化学品作用、食物或药物过敏等引起的胃肠道急性、弥漫性炎症，多发生在夏秋季节。急性胃肠炎起病急，常在24小时内发病。

学习目标

知识目标

1. 能明确急性胃肠炎的病因、常见症状与诊断要点。
2. 能列举急性胃肠炎的常用治疗药物及用药注意事项。
3. 能明确急性胃肠炎的健康指导目标及内容。

技能目标

1. 能使用社交礼仪接待顾客，询问顾客的症状、病史和用药情况，为顾客推荐合适的药物。
2. 能准确分析患者的病情，对急性胃肠炎常用药品提供用药指导。
3. 能较好地掌握药物的使用规范、适应证、不良反应以及禁忌证等内容，有效预防药物滥用、误用及副作用。
4. 能解答顾客的各种用药方面的咨询问题，普及疾病及用药常识。
5. 能通过多种途径对顾客进行综合性健康指导。

任务引入

顾客李某，男，29岁。患者前晚与同事在一起聚会，吃了一顿火锅并喝了些酒水，当晚便觉得胃肠不适。第二天起床出现腹泻伴脐周绞痛，排稀水样便，半天排便5～6次，大便无脓血，并伴有口渴症状，体温正常。现到店购买药品缓解症状。

请你作为药店医药商品购销员，完成顾客接待，并为其提供用药指导。

相关知识

一、疾病概述

（一）常见病因

1. 病毒感染

对于成人来说，病毒感染导致急性胃肠炎的比例远超其他病原体；大部分胃肠炎主要由四种病原体所致：轮状病毒、诺如病毒、腺病毒、星状病毒。

2. 细菌感染

夏季由于气温高，易出现细菌交叉感染，如果不慎食用被细菌或毒素污染的食物，就较容易发生细菌性食物中毒，从而引发急性胃肠炎。

3. 刺激性食物

进食生冷食物，粗糙、过热等刺激性强的食物可引起急性胃肠炎。

4. 食物过敏

过敏是产生急性胃肠炎的原因之一，人体只对特定的食品产生过敏反应，如食用牛奶、鱼、鸡蛋之后，便会产生剧烈的腹痛，从而导致腹泻。

5. 化学因素

一些药物，如阿司匹林等非甾体抗炎药，以及能够兴奋神经中枢的食物，如酒精、咖啡、浓茶等会刺激胃肠道，引起腹泻。

6. 全身性疾病或严重创伤、大手术，或情绪过度紧张

全身性疾病，如神经系统疾病、心脑血管疾病以及基础疾病，或骨折、烧伤等严重创伤，大手术等会使患者体质下降，胃肠道功能衰退而引起急性胃肠炎。情绪过度紧张会导致植物神经功能紊乱而诱发急性胃肠炎。由上述原因导致的急性胃肠炎属于应激性急性胃肠炎。

（二）临床表现

通常起病突然，主要症状为恶心、呕吐、腹痛、腹泻、发热等。急性胃肠炎的症状类型及其严重程度，与摄入微生物及毒素的类型有很大关系，同时每个人的抵抗力不同，也会导致症状出现差异。儿童患者呕吐普遍，成人患者腹泻为多。胃肠炎主要有以下症状：

1. 起病急，恶心、呕吐频繁，剧烈腹痛，频繁腹泻，多为水样便，便内可含有未消化食物、少量黏液甚至血液等。

2. 常有发热、头痛、全身不适及程度不同的中毒症状。

3. 呕吐、腹泻严重者，可有脱水、酸中毒，甚至休克等现象。

4. 体征不明显，上腹及脐周有压痛，无肌紧张及反跳痛，肠鸣音多亢进。

此外，头痛、发热、寒战和肌肉痛也是常见症状，少数严重病例，由于频繁呕吐及腹泻，可出现脱水。

（三）实验室检查指标

1. 血常规：根据外周血白细胞总数、中性粒细胞数、嗜酸性粒细胞数初步判断感染的

类型。

2. 粪便常规检测

（1）肉眼观察粪便性状。

（2）光学显微镜高倍视野下见多个红细胞（RBC）和大量脓细胞，或白细胞（WBC）≥15 个/高倍视野者，有助于确定急性细菌性腹泻。

3. 粪便细菌培养

根据流行病学、临床表现、粪便性状、病情轻重和粪便常规检查结果，初步判断后再决定是否做粪便细菌培养。

（四）诊断与鉴别诊断

1. 诊断要点

急性胃肠炎诊断的主要依据为急性起病，患者最近有饮食不洁或摄入对胃有不良刺激的药物等病史，以及恶心、呕吐、腹痛、腹泻等临床表现；大便常规有黏液及红、白细胞；细菌培养可发现致病菌，白细胞计数轻度升高。可结合实验室检查和临床表现来诊断急性胃肠炎。

2. 鉴别诊断，见表 3－14－1。

表 3－14－1　　急性胃肠炎的鉴别诊断

肠易激综合征	溃疡性结肠炎	胃肠型感冒
1. 为功能性疾病，各项检查无异常。 2. 临床表现为稀便、水样便或黏液便，无血性便或脓血便，腹泻在白天多见，夜间缓解；与精神紧张和情绪变化有关，也可能与摄入某种特定食物有关；语言暗示可以诱发或缓解此病。 3. 发病率超过 10%，在我国的漏诊或误诊率较高	1. 该病初次发作很容易与细菌性痢疾混淆，尤其是在合并细菌感染时更易混淆。 2. 腹泻表现为黏液血便或脓血便，脱水不明显。 3. 肠镜检查有特征性的表浅溃疡	1. 感冒的一种，主要由柯萨奇病毒引起。 2. 除了消化道症状外，还表现出发热、咽痛、鼻塞流涕、咳嗽、咳痰等感冒症状

二、治疗原则与用药

（一）治疗原则

1. 去除诱因，卧床休息，做好保暖工作，吃清淡、易消化食物。

2. 如找到致病菌，应根据药物药敏试验结果来选择合适的药物。

3. 如患者为过敏体质，明确因药物或食物过敏引起，应立即停止服用该类药物，并停止食用该类易过敏食物。

4. 对症治疗。脱水病人应予补液，并注意纠正电解质紊乱和酸中毒。发生休克者应按休克处理。

（二）治疗方法

1. 病情较轻者常不需要特殊治疗，一般可在 1～2 天内自愈，只需要注意多卧床休息、调整饮食即可，吃易消化食物，如细面条、稀饭等，忌食生硬、辛辣食物。

2. 中、重度的病人由于严重的呕吐和腹泻，体内流失大量液体，需要到医院补充水分及电解质，防止出现水电解质紊乱，如等渗或高渗性脱水、代谢性酸中毒、低钾血症及出现全身中毒症状。补液的原则为能口服补液尽量口服补液，可口服糖盐水或补液盐化水；脱水明显者，应及时进行静脉输液治疗。

3. 对症处理。可选用止泻药止泻，解热镇痛药退热。若腹痛剧烈，可用解痉药，如阿托品或颠茄浸膏。

4. 如为感染性腹泻，还须应用抗菌药治疗。常用的抗菌药有盐酸小檗碱、诺氟沙星、复方磺胺甲异恶唑等。

5. 如因过敏引起胃肠道功能紊乱，出现恶心、呕吐、腹胀、腹痛、腹泻等症状，可给予枸橼酸铋钾胶囊等胃黏膜保护剂，以及盐酸西替利嗪片等抗过敏药。

6. 如属于应激性胃肠炎，常采取综合措施进行治疗，如调整心态缓解焦虑和压力，保持良好睡眠，以及在医嘱处方的严格规定下采用抗焦虑药、抗抑郁药。

（三）治疗药物

1. 肠黏膜保护剂和吸附剂

蒙脱石有吸附肠道毒素和保护肠黏膜的作用，已被证实在急性腹泻中能够缩短腹泻病程，降低腹泻频率，保护胃肠道黏膜，急性腹泻服用本品治疗时，首次剂量加倍。

2. 微生物制剂

肠道益生菌组成的特殊活性微生物制剂，不仅对人体健康有益，还可以用于治疗腹泻，尤其是对病毒感染导致的水样腹泻具有显著疗效；对侵袭性细菌导致的腹泻没有明显疗效，对抗生素相关性腹泻的治疗有效。常用的治疗急性胃肠炎的益生菌有布拉氏酵母菌、鼠李糖乳杆菌、双歧杆菌等；能够调节肠道菌群失调的药物有金双歧、美常安等。

3. 止痛、止泻药

止痛应用颠茄片、阿托品、654－2 等药均可；还可局部热敷腹部止痛（有胃出血者不宜使用）。无侵袭性腹泻症状的轻、中度旅行者腹泻，可通过使用洛哌丁胺抑制肠道蠕动减轻腹泻。但并非所有顾客均可使用该药物，对于伴发热或明显腹痛等疑似感染导致的炎性腹泻以及血性腹泻的患者，止泻药可导致毒素、细菌等不能及时排出体外，反而加重病情，故应避免使用。儿童患者也应尽量避免使用止痛、止泻药。

（四）中医治疗

盐酸小檗碱，俗称黄连素，是从中药中提取的一种生物碱。它对多种细菌如痢疾杆菌、伤寒杆菌、白喉杆菌等具有抑制作用，其中对痢疾杆菌抑制作用最强，因此可以用来治疗细菌性急性胃肠炎，对改善症状和缓解病情有一定效果，且副作用较小。可以改善症状的中成药还有六味香连胶囊等。其他的中医治疗方法还包括辨证方药、推拿、针灸等。

（五）其他治疗

儿童患者补锌治疗有助于改善腹泻的临床预后，减少复发。口服或者静脉输注昂丹司琼可能对伴呕吐的年幼患儿有效。有明显痉挛性腹痛者，可口服山莨菪碱等解痉药物。

（六）常用药物制剂及用法

1. 蒙脱石散

规格每袋 3 g，口服，一次 3 g（1 袋），一天 3 次，用于慢性腹泻时剂量酌减。

2. 鞣酸蛋白片剂

规格每片 0.25 g 或 0.5 g，口服，一次 1～2 g，一天 3 次，空腹服用。

3. 双歧杆菌四联活菌片

规格 0.5 g，口服，成人一日 3 次，一次 3 片，重症可加倍服用或遵医嘱加量服用；六个月内婴儿一日 2 次，一次 1 片；六个月至一岁婴儿一日 2 次，一次 2 片；一岁至六岁幼儿一日 2～3 次，一次 2 片；六岁至十二岁儿童一日 3 次，一次 2～3 片；婴幼儿可将片剂溶于 50 ℃以下温水或牛奶中服用。

4. 氢溴酸山莨菪碱片

规格 5 mg，口服，于疼痛时服用，成人一次 1 片，一日 3 次。

5. 盐酸小檗碱片

规格 0.3 g，口服，成人一次 0.1～0.3 g，一日 3 次；儿童每日 5～10 mg/kg，分 3～4 次服用。

三、用药嘱咐

1. 由于急性胃肠炎是由多种不同病原微生物所致，应采取对因治疗的方法，由细菌、病毒感染而引起的腹泻有促进毒素排出的作用，故止泻药应慎用。

2. 由于胃肠液中钾离子浓度较高，腹泻常可致钾离子的过量流失，引起低血钾，影响心脏功能，故腹泻时需特别注意补充钾盐。

3. 长期或剧烈腹泻时，体内水、盐的代谢发生紊乱，常见的表现为脱水症和钠、钾代谢的紊乱，严重者可危及生命。因此，在针对病因治疗的同时，还应及时补充水分和电解质。

4. 严重腹泻时，由于排出大量水分，可导致全身血容量下降，血液黏稠度增加和血液流速减慢，使脑血液循环恶化，诱发脑动脉闭塞、脑血流不足、脑梗死。因此，当患者出现严重腹泻时，一定要对患者血液情况给予关注。

5. 盐酸小檗碱（黄连素）不宜与鞣酸蛋白合用。鞣酸蛋白大量服用可能会引起便秘，也不宜与铁剂同服。

6. 感染性腹泻通常应用抗生素进行治疗，为防止使用抗生素引起的菌群失调，一般可以使用微生态制剂帮助恢复胃肠内菌群的平衡。微生态制剂多为活菌制剂，不宜与抗生素、药用炭、小檗碱和鞣酸蛋白同时应用，以避免效价的降低。如需合用，至少也应间隔 3 小时。

7. 药用炭可影响儿童的营养吸收，3 岁以下婴幼儿如长期患腹泻或腹胀，禁用药用炭；另外也不宜与维生素、抗生素、生物碱、乳酶生及各种消化酶同时服用，因药用炭能吸附上述药物，影响疗效。

8. 如患者通过治疗，在 2～3 天内症状仍没有缓解或改善；发热超过 37.8 ℃；严重呕吐，甚至无法吞咽任何液体；严重下痢，超过 1～2 天；虚脱，有严重的口渴、口腔干燥或排尿减少症状；下痢带血，均应及时到医院就医。

9. 绝大多数儿童患者不需要抗感染治疗，尤其是病毒导致的急性胃肠炎，应用抗生素反而会延长病程。

四、健康指导

1. 注意个人卫生，饭前、便后勤洗手。
2. 不吃生冷的食物，不饮生水，不吃放置时间过久或变质过期的食品。
3. 生、熟食品应分开存放，已消毒餐具和未消毒餐具分开存放，避免交叉感染。
4. 夏秋季节为本病的高发期，尽量避免前往人群聚集场所。
5. 若患者为婴幼儿，则应注意乳品的保存，以及奶具、食具、便器、玩具的定期消毒。
6. 煮熟的食物趁热吃，隔夜食物吃之前要彻底加热。
7. 注意多休息保证充足睡眠，多饮水，忌烟酒，饮食清淡，多吃易消化、富含维生素的新鲜蔬菜、水果等食物，如橙子、猕猴桃、柚子等，少吃咸食、甜食、肥肉，忌食辛辣食物。
8. 如长时间未痊愈或病情加重建议及时就医治疗，以免延误病情。

任务实施

一、活动准备

1. 场地准备：模拟药房。
2. 物品准备：柜台、不同种类的胃肠用药、带有进销存系统的计算机、凳子等。
3. 人员准备：将同学分成若干小组，每组 4～6 人，一人担任组长，负责分配组内成员任务，共同完成急性胃肠炎的用药指导。

二、活动实施

1. 接待顾客

按照规范礼仪及医药商品购销员的职业标准接待顾客。

2. 询问诉求

（1）询问顾客基本信息：患者是否为顾客本人，患者的年龄、职业等。

（2）询问疾病症状：是否存在腹痛、腹泻、恶心、呕吐、发热等症状，腹泻次数，腹泻的持续时间，大便的形状，是否还患有其他疾病。

（3）询问就医史：最近是否就医。

（4）询问用药史：是否在同时使用其他药物，使用的药物名称、用药剂量等。

（5）询问过敏史：有无过敏史，会对哪种食物过敏，以及过敏药物名称及成分等。

3. 确认购药品种和数量

“根据您自诉的腹痛、腹泻及脐周绞痛症状，判断您患有急性胃肠炎，出现口渴症状说明您脱水了，推荐您购买蒙脱石散、盐酸小檗碱和口服补液盐。”此类药物有不同厂家，可指导顾客根据自身情况综合选择适合的药物类型。

4. 用药指导

“根据您自诉的症状，已经明确诊断您患有急性胃肠炎，盐酸小檗碱具有杀菌消炎作用，蒙脱石散有吸附肠道毒素和保护肠黏膜的作用，口服补液盐可以补充电解质。”在提出用药指导时，可向顾客说明此类药物有哪些不良反应和注意事项，并结合顾客情况向其推荐不同价格的中成药，如有肠胃宁片、藿香正气水，葛根芩连片、六合定中丸、保和丸、参苓白术丸等药，建议在医生的指导下用药。同时，可以推荐顾客购买补脾益肠丸，协同调理脾胃，促进消化，从而起到止泻的作用。同时，在提出用药指导前应充分评估顾客的健康状况、用药禁忌及用药情况。

5. 健康指导

可从用药指导、健康教育、饮食指导、综合生活方式等方面对顾客进行健康指导。

6. 任务评价

评价细则

评价指标	评价要素
基本素养	待客接物落落大方，顾客进门必须主动招呼，使用礼貌用语，面带微笑、语调平和，举止端庄大方、不卑不亢
	仪容仪表规范，着装得体，不戴首饰、不染发，指甲干净整洁
	在整个问病荐药过程中仪态端庄，使用礼貌用语，沟通表达逻辑清晰
问病	能了解顾客的基本信息，注意沟通礼仪
	能有效获取顾客的症状、疾病史、用药史、家族疾病史、过敏史及既往健康状况等
用药	能根据顾客的疾病或疾病的症状推荐药品，药品选择合理
用药指导	能恰当表达对顾客的关心，主动询问顾客需求
	能准确介绍药品信息，包括药品名称、有效成分、主治功能、规格、有效期等
	能说明药品的不良反应、禁忌证，联合用药的相互作用
	能清楚告知顾客药品服用剂量、服用时间及服用顺序，并教会顾客做好用药记录
健康指导	能从饮食、运动、情绪等方面对顾客进行健康教育
	能从烟酒、睡眠等生活习惯方面对顾客进行健康指导
	服务真诚专业，秉承以人为本的理念，有培养长期顾客的意识

7. 清场

按照6S企业管理标准清理实训场地。

【知识拓展】

急性阑尾炎

急性阑尾炎是外科常见病，居各种急腹症的首位，转移性右下腹痛及阑尾区（麦氏点）压痛、反跳痛为其常见临床表现。急性阑尾炎的病情变化多端，多数患者白细胞和嗜中性粒细胞计数增高。急性阑尾炎一般分四种类型：急性单纯性阑尾炎、急性化脓性阑尾炎、坏疽及穿孔性阑尾炎和阑尾周围脓肿。典型的急性阑尾炎初期的疼痛为一种内脏神经反射性疼痛，故中上腹和脐周疼痛范围较弥散，常不能确切定位；当炎症波及浆膜层和壁腹膜时，疼痛即固定于右下腹，原中上腹或脐周痛减轻或消失。若患者无典型的转移性右下腹疼痛，也不能排除急性阑尾炎的可能。

思考与练习

一、单项选择题

1. 下列不是急性胃肠炎常见病因的是（　　）。

A. 病毒感染　　B. 外伤　　C. 细菌感染　　D. 食物刺激

2. 急性胃肠炎最不适合食用（　　）。

A. 热水　　B. 面汤　　C. 冰镇汽水　　D. 稀汤面条

3. 急性胃肠炎诊断要点为（　　）。

A. 急性起病，最近有饮食不洁或摄入对胃有不良刺激的药物等病史，以及恶心、呕吐、腹痛、腹泻等临床表现

B. 呕吐

C. 发病周期长

D. 起病缓慢

4. 以下符合儿童急性胃肠炎治疗要求的是（　　）。

A. 阿莫西林 + 双歧杆菌四联活菌片　　B. 阿莫西林颗粒

C. 抗生素　　D. 多饮水、多休息，流质饮食

5. 关于急性胃肠炎治疗用药，正确的是（　　）。

A. 应用胃黏膜保护剂　　B. 不能用中药治疗

C. 无论轻重都要用抗菌药　　D. 无需补液

二、判断题

1. 胃肠型感冒就是急性胃肠炎。（　　）

2. 急性胃肠炎不能使用抗生素进行治疗。（　　）

3. 急性胃肠炎症状较轻的可不用特殊治疗。（　　）

4. 急性胃肠炎呕吐后无需补水。（　　）

5. 急性胃肠炎体温高者应降温。（　　）

任务十五

消化性溃疡用药指导

消化性溃疡是发生在消化系统的多发病、常见病，可发生在与酸性胃液相接触的任何部位，导致黏膜出现炎症及坏死性病变，其中又以发生在胃部及十二指肠的溃疡最为常见，约占消化性溃疡的95%以上。临床上将发生在胃部的溃疡称为胃溃疡，发生在十二指肠的溃疡称为十二指肠溃疡，十二指肠溃疡发病率高于胃溃疡。本病世界范围内常见，四季均可发作，但在春秋季节变化时更易诱发，所有年龄均可发病，青壮年居多，男性多于女性，不同地区发病率略有不同。

学习目标

知识目标

1. 能明确消化性溃疡的病因、常见症状。
2. 能列举消化性溃疡的常用治疗药物。
3. 能够明确消化性溃疡的健康指导目标及内容。

技能目标

1. 能使用社交礼仪接待顾客，通过有效沟通，获取顾客的具体症状、病史和用药情况。
2. 能够准确分析患者的病情，提供用药指导。
3. 能向顾客介绍不同抗消化性溃疡药物的特点，有效预防药物滥用、误用。
4. 能够解答顾客的各种用药方面的咨询问题，普及疾病及用药常识。
5. 能为顾客提供正确的健康教育。

任务引入

顾客李某，男，42 岁，因有上腹疼痛、排黑便的症状，便到药品门店寻求帮助。顾客自诉7 日前出现规律性上腹痛，疼痛多发生在夜间及餐后 3 小时左右，进餐后疼痛缓解，伴有反酸、嗳气症状，于 1 日前出现黑色柏油样粪便。患者自发病以来食欲不佳，睡眠尚可，想要购买一些治疗胃痛、黑便的药物，无用药过敏史，无肝胆病史。

请你作为药店医药商品购销员，完成顾客接待，并为其提供用药指导。

相关知识

一、疾病概述

（一）疾病分型

1. 胃溃疡

胃溃疡是指发生在贲门至幽门之间的慢性溃疡，是消化性溃疡的一种，局部表现为圆形或椭圆形的缺损，直径为0.5～2 cm，溃疡边缘整齐，状如刀切，基地光滑，表面覆盖灰白或灰黄渗出物，底部通常穿越黏膜下层，深达肌层甚至浆膜层，好发于40～60岁的人群，病因复杂，易复发。胃溃疡患者可完全没有症状，也有在出现并发症时被发现，疼痛是症状性胃溃疡患者最重要的症状。胃溃疡可发生癌变，癌变率为1.5%～2%，大部分患者可通过内科治疗痊愈。

2. 十二指肠溃疡

十二指肠溃疡多发生在十二指肠球部，以前壁居多。临床上十二指肠溃疡发病率高于胃溃疡，两者之比约为3∶1，好发于中青年并以男性居多。溃疡形态上多呈圆形或椭圆形，深达黏膜肌层，边缘整齐，有炎症、水肿、纤维组织增生等病变，癌变率极低，常伴有胃酸分泌过高的现象。

（二）常见病因

消化性溃疡是一种由多因素导致的疾病，其产生的原因主要是与胃肠道黏膜自身防御机制和损伤因子之间失去平衡有关。在正常生理情况下，机体胃肠道的防御和攻击两种因子是处于平衡状态，当受到外界各种因素影响，攻击因子与防御因子失衡时，则会诱发消化性溃疡。胃肠道的防御因子主要有胃肠道黏膜屏障、前列腺素及HCO_3^-等，攻击因子主要有胃酸分泌异常、胃蛋白酶、非甾体抗炎药和十二指肠内容物反流等。

此外，幽门螺杆菌（HP）的感染也是造成消化性溃疡发病的重要原因之一。在消化性溃疡的发病人群中，幽门螺杆菌的检出率高达90%，根除幽门螺杆菌后，溃疡复发率明显降低。

个人生活中的饮食习惯，吸烟、遗传、心理因素等在消化性溃疡的发展中也起到一定作用。

（三）临床表现及并发症

1. 消化性溃疡的典型症状

以上腹部疼痛为主，具有病程缓慢、周期性发作、节律性疼痛的特点。

（1）疼痛部位及性质。疼痛部位：上腹部疼痛是消化性溃疡的主要症状，十二指肠溃疡的痛点主要集中在上腹部、脐孔偏上方或脐孔右上方，有些痛点则集中在胆囊区；胃溃疡痛点主要集中在上腹部或上腹部偏左，较十二指肠痛点位置稍高一些，或集中在剑突下方和剑突下方偏左位置处，疼痛范围小，痛点直径约为数厘米。

疼痛性质：消化性溃疡的疼痛一般较轻且能忍受，多为隐痛、钝痛或灼烧样疼痛。

（2）病程缓慢。消化性溃疡病程较长，轻度溃疡可自行愈合或经治疗后愈合，但愈合后极易复发，因此上腹部反复疼痛往往伴随患者较长时间，更有患者病程长达一二十年。

（3）周期性发作。消化性溃疡的上腹部疼痛存在周期性发作的特点，大多数患者的疼痛可持续数天、数月甚至更长时间，然后进入缓解期，因疾病与季节具有相关性，所以秋末初春季节交替之时溃疡更易复发，病程中溃疡发作期与缓解期交替进行。

（4）节律性疼痛。消化性溃疡的疼痛时间与进餐时间紧密相关，这是因为疼痛的产生与溃疡创面和胃酸接触程度及胃酸酸度有关。食物进入胃中会促进胃酸分泌，所以胃溃疡的疼痛出现时间大多为餐后半小时，持续 1 ~ 2 小时，随后疼痛逐渐消失，直至下次进餐时重复上述规律。十二指肠溃疡的疼痛为空腹痛，大多发生在两餐之间，即餐后 2 ~ 3 小时，疼痛一旦发生，则会持续至下次进餐或服用抗酸药后得以缓解；部分患者也可在夜间出现疼痛，因为夜间胃酸分泌较多，特别是对于睡前未进餐者，更易发生半夜疼痛。

2. 消化性溃疡的其他症状

除了典型症状，常伴有反酸、腹胀、嗳气、恶心、呕吐等胃肠道症状。

3. 并发症

（1）出血。出血是消化性溃疡最常见的并发症，溃疡侵蚀周围血管可引起出血，具体表现为呕血、排柏油样便、面色苍白等。

（2）穿孔。溃疡病灶向机体深部发展穿透浆膜层则并发穿孔，溃疡穿孔在临床上可分为急性、亚急性和慢性三种，其中急性穿孔最为常见，表现为突然上腹部剧痛，继而扩散至满腹，伴有大汗、恶心、烦躁不安等症状。

（3）幽门梗阻。溃疡急性发作时可因炎症水肿和幽门痉挛而引起暂时性幽门梗阻，可随炎症的好转而缓解。慢性幽门梗阻主要由于溃疡导致的瘢痕收缩而呈持久性。幽门梗阻的表现为：餐后上腹饱胀、上腹疼痛加重，伴有恶心、呕吐现象，大量呕吐后症状可以改善。

（4）癌变。少数胃溃疡患者可发生癌变，十二指肠溃疡癌变率极低，癌变主要发生于溃疡边缘，有长期慢性胃溃疡病史且年龄较大的患者及溃疡顽固不愈患者均需要提高警惕。对于可疑癌变者，如近期疼痛性质改变患者，明显消瘦、贫血患者，应做病理检查，必要时定期随访复查。

（四）实验室检查指标

1. 胃镜检查

胃镜检查是诊断胃溃疡的首选方法，有确诊价值，可直接观察溃疡部位、形态、大小。根据病变可将溃疡分为活动期、愈合期和瘢痕期。

2. X 线钡餐检查

适用于不适合做胃镜的患者，龛影显示溃疡存在。

3. 幽门螺杆菌检查

尿素酶试验或尿素呼气试验，阳性表示幽门螺杆菌感染。

（五）诊断与鉴别诊断

根据患者临床症状、体格检查及实验室辅助检查可明确诊断。

1. 体格检查

溃疡发作期上腹部有局限性固定压痛点，胃溃疡压痛点偏左上腹，十二指肠溃疡压痛点偏右上腹。

2. 内镜检查

内镜检查是诊断消化性溃疡最重要的方法，可鉴别良、恶性溃疡。

3. X 线钡餐检查

发现溃疡龛影可确诊。

二、治疗原则与用药

（一）治疗原则

1. 对于消化性溃疡患者而言，一般采取综合性治疗的措施，目的是消除病因，缓解症状，促进溃疡愈合，预防复发和防止并发症的产生。

2. 在溃疡活动期，应注意饮食，避免刺激性食物，戒烟戒酒，减少高强度运动。

3. 应用药物来调节攻击因子和防御因子的平衡，抑制攻击因子，增强防御因子。

4. 注意幽门螺杆菌在消化性溃疡发病中的重要作用。研究发现，约 90% 的十二指肠溃疡和 70% 的胃溃疡与感染幽门螺杆菌有关，根除幽门螺杆菌后，能使大多数消化性溃疡患者彻底康复。

（二）治疗药物

常用的抗消化性溃疡的药物可分为抗酸药、胃酸分泌抑制药、胃黏膜保护药和抗幽门螺杆菌药，主要药物见表 3－15－1。

表 3－15－1　抗消化性溃疡常见药物

药物分类	代表性药物	作用机制
抗酸药	氢氧化铝、铝碳酸镁（达喜）	直接中和胃酸，减轻或消除胃酸对溃疡面的刺激和腐蚀
胃酸分泌抑制药	西咪替丁、雷尼替丁、法莫替丁	H_2受体拮抗剂，选择性阻断胃壁细胞 H_2 受体，减少胃酸分泌
	奥美拉唑、兰索拉唑、雷贝拉唑	质子泵抑制药，抑制 H^+-K^+-ATP 酶活性，进而抑制胃酸分泌
胃黏膜保护药	胶体果胶铋、枸橼酸铋钾	保护溃疡面，增强黏膜抗损伤的能力，加速溃疡愈合
	米索前列腺醇	保护胃黏膜，增加胃黏液分泌
抗幽门螺杆菌药	阿莫西林、左氧氟沙星、庆大霉素、克拉霉素等抗菌药，奥美拉唑等质子泵抑制药、铋剂	需不同药物联合应用

抗酸药主要成分为弱碱性镁盐或铝盐，能直接中和胃酸，解除胃酸对胃、十二指肠黏膜的侵蚀和刺激，降低胃蛋白酶分解胃壁蛋白的活性，促进溃疡愈合，缓解溃疡疼痛，但此种药不能抑制胃酸的分泌。临床主要用于胃溃疡、十二指肠溃疡及胃酸增多的辅助治疗，包括氢氧化铝、铝碳酸镁（达喜）、碳酸钙、碳酸氢钠、氧化镁及复方制剂。

胃酸分泌抑制药主要有质子泵抑制剂和 H_2受体拮抗剂两类药物。质子泵抑制剂通过抑制 $H^+ - K^+ -$ATP 酶的活性从而抑制胃酸的分泌，抑酸作用强、抑酸时间久，对消化性溃疡的疗效好，疗程也短，能完全对抗所有胃酸分泌的刺激物，是最强效的胃酸分泌抑制药，代表性药物有奥美拉唑、兰索拉唑等。H_2受体拮抗剂是仅次于质子泵抑制剂的胃酸分泌抑制药，能阻断组胺与胃壁细胞 H_2受体结合，从而抑制食物、组胺及胃泌素引起的胃酸分泌，达到治疗溃疡的目的，代表性药物主要有西咪替丁、雷尼替丁、法莫替丁等。

胃黏膜保护药主要通过促进胃黏液和碳酸氢盐分泌、促进胃黏膜细胞不断合成与释放前列腺素，增加胃黏膜血流量，从而发挥预防和治疗胃黏膜损伤、促进组织修复和溃疡愈合的作用，有些药物还兼有一定的抗幽门螺杆菌和抗酸作用。代表性药物有硫糖铝、米索前列醇、胶体果胶铋等。

抗幽门螺杆菌的药物主要有铋剂、抗生素和化学杀菌药等，幽门螺杆菌为革兰阴性杆菌，存在于胃上皮和腺体内的黏液层，可分泌尿素酶，同时释放白三烯和多种细胞毒素，破坏胃黏膜。幽门螺杆菌感染已被公认是消化性溃疡和慢性胃炎发生的主要原因之一。而单用某一种抗菌药治疗消化性溃疡的疗效较低，一般需要 2 ~ 3 种药合用，提高根除率，减少机体耐药性，目前推荐的有效方案主要有以质子泵抑制剂为基础的联合方案和以铋剂为基础的联合方案。例如，质子泵抑制剂（标准剂量） + 阿莫西林（1.0 g）+ 克拉霉素（0.5 g），铋剂（标准剂量） + 甲硝唑（0.4 g）+ 克拉霉素（0.5 g），给药方法为一天 2 次，给药 7 ~ 14 天。

（三）常用药物制剂与用法

1. 消化性溃疡活动期的治疗药物首选质子泵抑制剂或 H_2受体拮抗剂等抑制胃酸分泌的药物，若有合并出血等并发症以及治疗失败导致的其他病症应优先使用质子泵抑制剂治疗。质子泵抑制剂的抑酸作用和持久性都明显优于 H_2受体拮抗剂，而且用量小、服用次数少，患者在停用质子泵抑制剂两天内其胃酸的分泌就可恢复正常。质子泵抑制剂的价格较为昂贵，偶尔可引起恶心、上腹部疼痛、皮疹等不良反应，但不影响患者继续用药治疗。

2. 在溃疡恢复期需要选择 H_2受体拮抗剂半量治疗，降低溃疡复发率。

3. 胃溃疡患者可考虑抑酸药和胃黏膜保护药联合应用，对腹痛明显的患者，在治疗开始阶段加用抗酸药有助于缓解疼痛。消化性溃疡合并十二指肠胃反流或腹胀明显时可联合使用促胃肠动力药，对部分反复发作或必须长期服用非甾体抗炎药的患者可采用维持治疗。

常用抗消化性溃疡药物用法用量见表 3 – 15 – 2。

表 3 – 15 – 2　常用抗消化性溃疡药物用法用量

药物分类	代表性药物	常规治疗剂量
抗酸药	铝碳酸镁（达喜）	1 g，4 次/日
H_2 受体拮抗剂	西咪替丁	800 mg 睡前服，或 400 mg，2 次/日，4 ~ 6 周/疗程
	雷尼替丁	300 mg 睡前服，或 150 mg，2 次/日，4 ~ 6 周/疗程
	法莫替丁	40 mg 睡前服，或 20 mg，2 次/日，4 ~ 6 周/疗程

续表

药物分类	代表性药物	常规治疗剂量
质子泵抑制剂	奥美拉唑	20 mg，1 次/日，2～4 周/疗程
	兰索拉唑	30 mg，1 次/日，2～4 周/疗程
	雷贝拉唑	10 mg，1 次/日，2～4 周/疗程
加强胃黏膜保护药	枸橼酸铋钾	120 mg，4 次/日
	米索前列腺醇	200 μg，1 次/日，2～4 周/疗程

三、用药嘱咐

1. 消化性溃疡患者在患病期间应注意病情变化，合理用药，根据药物特点指导患者正确用药，如抗酸药应避免与奶制品、酸性食物同时服用，质子泵抑制剂需要在餐前或睡前服用，孕妇及哺乳期女性应禁用质子泵抑制剂类药物。

2. 消化性溃疡患者伴有幽门螺杆菌感染时，不论溃疡活动或静止、初发或复发，也不论其有无并发症，必须用抗生素根治幽门螺杆菌。

四、健康指导

1. 消化性溃疡是典型的身心疾病之一，病程长、易反复，大多数患者长期处于对病痛的恐惧中，而恐惧紧张的情绪又极易使胃黏膜的保护因子减弱，攻击因子增强，引起疾病的复发。因此对于消化性溃疡患者而言，正确的心理疏导是必不可少的，患者要保持情绪的稳定，积极消除各方面的精神刺激，正确认识疾病，树立战胜疾病的信心。

2. 合理饮食，促进溃疡的恢复。消化性溃疡患者必须遵循少食多餐、定时定量的原则，每餐量不宜多，可每天 5～7 餐，食用时尽量选择细软、易消化的食物，减少对胃肠道的刺激。避免食用刺激性食物，如韭菜、芹菜、干果，禁食咖啡、浓茶，禁食易产气食物、生冷坚硬食物。用餐时保持心情舒畅，细嚼慢咽，养成良好的饮食习惯。

3. 在日常生活中，消化性溃疡患者要注意休息和锻炼，规律生活，劳逸结合，保证充足的睡眠，戒烟忌酒，秋冬气候变化时注意保暖。

4. 定期复查，按疗程服药。

任务实施

一、活动准备

1. 场地准备：模拟药房。

2. 物品准备：柜台、不同种类的抗消化性溃疡的药品、带有进销存系统的计算机、凳子等。

3. 人员准备：将同学分成若干小组，每组 4～6 人，一人担任组长，负责分配组内成员任务，共同完成抗消化性溃疡的用药指导。

二、活动实施

1. 接待顾客

按照规范礼仪及医药商品购销员的职业标准接待顾客。

2. 询问诉求

（1）询问顾客基本信息：顾客是否为患者本人，患者的年龄、职业等。

（2）询问疾病症状：是否有节律性疼痛等症状、疼痛持续的时间等。

（3）询问就医史：最近是否就医。

（4）询问用药史：是否在同时使用其他药物，使用药物的名称、用药剂量等。

（5）询问过敏史：有无过敏史，过敏药物名称及成分等。

3. 确认购药品种和数量

“根据医生给您开具的处方，已经明确诊断您患有胃溃疡，处方中医生开具的药物为奥美拉唑肠溶胶囊。”此类药物有不同厂家，可指导顾客根据自身情况及医生开具的处方综合选择适合的药物类型。

4. 用药指导

在对顾客进行用药指导时，应指出此类药物有哪些不良反应和注意事项，并充分评估顾客的健康状况、用药禁忌及用药情况。

5. 健康指导

可从用药指导、健康教育、饮食指导、运动指导、血糖监测等方面对顾客进行健康指导。如提醒顾客服用药物后可能出现的不良反应，如头晕、恶心、过敏反应等。除恰当用药外，也建议顾客在日常居家活动时，要保持稳定的情绪与愉悦的心情，也要注意合理饮食，少食多餐、戒烟忌酒，规律生活、劳逸结合，保证充足睡眠。

6. 任务评价

评价细则

评价指标	评价要素
基本素养	待客接物落落大方，顾客进门必须主动招呼，使用礼貌用语，面带微笑、语调平和，举止端庄大方、不卑不亢
	仪容仪表规范，着装得体，不戴首饰、不染发，指甲干净整洁
	在整个问病荐药过程中仪态端庄，使用礼貌用语、沟通表达逻辑清晰
问病	能了解顾客的基本信息，注意沟通礼仪
	能有效获取顾客的症状、疾病史、用药史、家族疾病史、过敏史及既往健康状况等
用药	能根据顾客的疾病或疾病的症状推荐药品，药品选择合理
用药指导	能恰当表达对顾客的关心，主动询问顾客需求
	能准确介绍药品信息，包括药品名称、有效成分、主治功能、规格、有效期等
	能说明药品的不良反应、禁忌证，联合用药的相互作用
	能清楚告知顾客药品服用剂量、服用时间及服用顺序，并教会顾客做好用药记录

续表

评价指标	评价要素
健康指导	能从饮食、运动、情绪等方面对顾客进行健康教育
	能从烟酒、睡眠等生活习惯方面对顾客进行健康指导
	服务真诚专业，秉承以人为本的理念，有培养长期顾客的意识

7. 清场

按照6S企业管理标准清理实训场地。

【知识拓展】

特殊类型的消化性溃疡

消化性溃疡是消化系统疾病中较常见的病变，诱发因素较多，大部分患者表现为胃溃疡或者十二指肠溃疡，但也有部分特殊类型的溃疡。特殊类型的消化性溃疡的临床表现有以下几种。

一、无症状型溃疡

无症状型溃疡是指无明显症状的消化性溃疡患者，有时可因其他疾病需做胃镜检查时被发现，或者出现严重并发症如出血、穿孔时被首次发现，15% ~20%的消化性溃疡患者属于无症状型患者，此类型的溃疡在任何年龄均可发病，但以老年人居多。

二、应激性溃疡

应激性溃疡是指由烧伤、严重外伤、手术和其他严重的全身病变等应激因素引起的消化性溃疡，常为多发性，溃疡大小、深浅不一，临床表现较为多变，多数症状不典型，常引起出血、穿孔等并发症，若应激因素不能排除，则预后较差。

三、幽门管溃疡

幽门管溃疡是指溃疡位于胃窦远端、十二指肠球部前端幽门管处的溃疡，临床较为少见，常伴胃酸分泌过高，大多数患者进餐后出现疼痛，疼痛剧烈且无节律性。多数患者因就餐后的疼痛出现畏食现象，服用抗酸药后症状缓解，但不彻底，易发生幽门痉挛，出现腹胀、恶心、呕吐等不适现象，呕吐后疼痛即可缓解。若合并发生十二指肠溃疡，则会出现典型节律性疼痛。

四、老年人消化性溃疡

老年人患有胃溃疡比十二指肠溃疡更为常见。老年人的胃溃疡直径长，且多发生在高位胃体的后壁。老年人消化性溃疡常表现为无规律的中上腹痛，伴随呕血或黑便，极少发生节律性疼痛，易并发大出血，且难以止血。

无论是何种溃疡，在生活中，都要注意用药情况，有些药物会加重溃疡，严重者可引起胃出血、穿孔，甚至导致癌症的发生。因此消化性溃疡患者应慎用以下药物：

1. 解热镇痛药，如阿司匹林、吲哚美辛、保泰松、布洛芬、扑热息痛等会抑制前列腺素的合成，抑制血小板黏聚，损害胃黏膜屏障，引起胃黏膜损伤，有诱发和加重溃疡的作用。以阿司匹林、保泰松、吲哚美辛和吡罗昔康最为严重，布洛芬、萘普生次之，扑热息痛较轻。

2. 糖皮质激素类药物，如泼尼松、地塞米松等会刺激胃酸和胃蛋白酶的分泌，抑制胃黏液的分泌，抑制蛋白质的合成并促进蛋白质的分解，影响胃表皮细胞的生成，加重溃疡或促使溃疡穿孔、出血，诱发溃疡并发症。

3. 交感神经阻滞剂，如利血平、降压灵和胍乙啶会耗竭交感神经递质，使副交感神经活动占优势，从而促进胃酸分泌及增加胃肠蠕动，加重溃疡病情。

4. 某些抗生素，如多黏菌素 B 会诱发和促进溃疡。四环素类、大环内酯类（红霉素、乙酰螺旋毒素等）可刺激胃肠道，加重病情，应慎用。

5. 甲苯磺丁脲、培他啶可使胃酸分泌增多。氯化钾片口服后，氯化钾会在胃肠道内分解为钾离子和氯离子，而钾离子会腐蚀胃黏膜，加重溃疡和出血。左旋多巴、苯妥英钠、奋乃静、呋塞米以及含酒精类药物均可刺激胃黏膜加重溃疡。

思考与练习

一、单项选择题

1. 与消化性溃疡有关的细菌是（　　）。

A. 大肠埃希菌　　B. 幽门螺杆菌
C. 铜绿假单胞菌　　D. 溶血性链球菌

2. 下列治疗消化性溃疡的药物中，抑酸作用最强、疗效最佳的是（　　）。

A. 西咪替丁　　B. 硫糖铝
C. 奥美拉唑　　D. 胶体果胶铋

3. 十二指肠溃疡活动期疼痛的特点是（　　）。

A．饱腹疼　　B. 下腹部疼痛　　C. 节律性疼痛　　D. 进餐时疼痛

二、多项选择题

1. 消化性溃疡活动期不适合服用的药物有（　　）。

A. 奥美拉唑　　B. 阿司匹林　　C. 布洛芬　　D. 枸橼酸铋钾

2. 对幽门螺杆菌有作用的药物有（　　）。

A. 阿莫西林　　B. 阿司匹林　　C. 克拉霉素　　D. 利多卡因

3. 可导致消化性溃疡复发因素有（　　）。

A. 幽门螺杆菌　　B. 吃生冷刺激的食物
C. 愉快的心情　　D. 秋冬季节突变

三、判断题

1. 消化性溃疡具有自愈性，不需要额外治疗。(　　)
2. 只要上腹部疼痛，就可以诊断为消化性溃疡。(　　)
3. 根除幽门螺杆菌可以减少消化性溃疡的复发，增加治愈率。(　　)
4. 消化性溃疡极易由癌变转化为胃癌。(　　)

四、简答题

1. 简述消化性溃疡的临床表现。
2. 简述抗幽门螺杆菌的治疗方案。

任务十六

慢性乙型肝炎用药指导

慢性乙型肝炎是由乙型肝炎病毒持续感染引起的肝脏慢性炎症性疾病，患者病程至少持续6个月或反复发作，伴随不同程度的肝脏炎性坏死或纤维化。作为乙类传染病，乙型肝炎患者和乙型肝炎病毒携带者为主要传染源，乙型肝炎病毒的感染呈世界性流行，当乙型肝炎病毒表面抗原（HBsAg）和/或乙型肝炎病毒脱氧核糖核酸（HBV－DNA）阳性6个月以上时，则为慢性乙型肝炎病毒感染。不同地区乙型肝炎病毒感染的流行强度差异很大，据估计，全球约有2.57亿例慢性乙型肝炎病毒感染者，我国所在的西太平洋和非洲地区占68%，我国一般人群乙型肝炎流行率为5%～6%，慢性乙型肝炎病毒感染者约有7 000万例，其中慢性乙型肝炎患者有2 000万～3 000万例。HBV感染是导致肝硬化和肝癌等慢性肝病的主要原因，但大多数乙型肝炎病毒感染者对自身感染情况知晓率较低，导致部分患者就医时疾病已经发展到晚期，因此，慢性乙型肝炎的早期筛查、诊断及后续的关怀管理是防治的关键环节。

学习目标

知识目标

1. 能明确慢性乙型肝炎的病因、常见症状。
2. 能列举慢性乙型肝炎的常用治疗药物及其用药注意事项。
3. 能明确慢性乙型肝炎的健康指导目标及内容。

技能目标

1. 能使用社交礼仪接待顾客，并通过有效沟通，获取顾客的具体症状、病史和用药情况。
2. 能准确分析顾客的病情。
3. 能向顾客介绍不同抗慢性乙型肝炎药物的特点及区别。
4. 能根据顾客的症状及既往病史等情况为顾客进行规范合理的用药指导，解答顾客的各种用药方面的咨询问题，普及疾病及用药常识。
5. 能对顾客进行正确的健康教育。

任务引入

顾客王某，女，38岁，工程师，因身体不适到药品门店寻求帮助。顾客近期出现乏力、头晕、食欲减退、厌油等症状，特别是过度劳累后，身体不适更加明显，自述四年前查体时发现乙型肝炎病毒表面抗原（HBsAg）、e 抗体（抗 - HBe）和核心抗体（抗 - HBc）均为阳性，身体其他检查均正常，且此前亦无任何不适感。现想要购买一些对症治疗的药物，无其他服药史，无用药过敏史。

请你作为药店医药商品购销员，完成顾客接待，并为其提供用药指导。

相关知识

一、疾病概述

（一）疾病分型

1. 乙型肝炎 e 抗原阳性慢性乙型肝炎

乙型肝炎 e 抗原阳性慢性乙型肝炎，就是俗称的“大三阳”。在进行乙型肝炎病毒人体血清学检查时显示血清乙型肝炎病毒表面抗原阳性、乙型肝炎 e 抗原阳性、乙型肝炎病毒脱氧核糖核酸阳性，谷丙转氨酶持续或反复升高，或肝组织学检查有肝炎病变。此类型患者体内乙型肝炎病毒复制活跃，传染性较强。

2. 乙型肝炎 e 抗原阴性慢性乙型肝炎

乙型肝炎 e 抗原阴性慢性乙型肝炎患者在进行乙型肝炎病毒人体血清学检查时显示血清乙型肝炎病毒表面抗原阳性、乙型肝炎 e 抗原阴性、乙型肝炎病毒脱氧核糖核酸阳性，谷丙转氨酶持续或反复异常，或肝组织学检查有肝炎病变。此类型患者年龄偏大，发病率在世界各国均有增加趋势，临床类型中多为中、重度慢性肝炎。

（二）常见病因

慢性乙型肝炎是由乙型肝炎病毒持续感染 6 个月以上引起的具有传染性的慢性肝脏疾病。

（三）传播途径

乙型肝炎病毒主要经母婴、血液和性接触传播。

母婴传播主要发生在围产期，多为在分娩时婴儿接触乙型肝炎病毒阳性母亲的血液和体液传播，随着乙型肝炎疫苗联合乙型肝炎免疫球蛋白的应用，母婴传播已大为减少。血液传播是通过血液（包括皮肤和黏膜微小创伤）传播，由于目前对献血人员实施严格的乙型肝炎病毒表面抗原和乙型肝炎病毒脱氧核糖核酸筛查，经输血或血液制品引起的乙型肝炎病毒感染已较少发生；经破损的皮肤或黏膜的传播主要是由于使用未经严格消毒的医疗器械、不安全注射，如注射毒品等，其他如修足、文身、扎耳环孔、医务人员工作中的意外暴露、共用剃须刀和牙刷等也可传播。与乙型肝炎病毒阳性患者发生无防护的性接触，也可导致乙型肝炎病毒的感染。

需要注意的是，乙型肝炎病毒不经呼吸道和消化道传播。因此，日常学习、工作或生活接触，如握手、拥抱、同住一宿舍、同一餐厅用餐和共用厕所等无血液暴露的接触，不会传染乙型肝炎病毒。流行病学和实验研究未发现乙型肝炎病毒能经吸血昆虫（蚊、臭虫等）

传播。

（四）临床表现及并发症

慢性乙型肝炎患者早期症状轻或无明显症状，可反复出现乏力、头晕、食欲减退、厌食厌油、尿黄、精力下降等症状。

随着病情的加重，随后可能出现肝掌（手掌大、小鱼际片状充血，或出现红色斑点、斑块，压之变白）、蜘蛛痣（痣中心为一红点，周围有呈放射状排列的毛细血管，形似蜘蛛，按压中心后痣消失）、肝脾肿大等症状。

当病情严重到肝硬化或肝细胞癌时，还会出现相应的肝功能严重损害的症状，如极度乏力、严重食欲低下、腹胀且伴随不同程度的神经、精神症状。

（五）实验室检查指标

1. 乙型肝炎病毒血清学检测

乙型肝炎病毒血清学标志物包括乙型肝炎病毒表面抗原（HBsAg）、乙型肝炎表面抗体（抗－HBs）、e抗原（HBeAg）、e抗体（抗－HBe）、核心抗体（抗－HBc）和抗－HBc－IgM。

（1）HBsAg阳性：乙型肝炎病毒感染。

（2）抗－HBs（保护性抗体）阳性：对乙型肝炎病毒有免疫力，见于乙型肝炎康复者及接种乙型肝炎疫苗者。

（3）抗－HBc－IgM阳性：多见于急性乙型肝炎及慢性乙型肝炎急性发作。

（4）抗－HBc总抗体主要是抗－HBc－IgG，只要感染过乙型肝炎病毒，无论病毒是否被清除，此抗体多为阳性。

2. 乙型肝炎病毒学检测

乙型肝炎病毒学检测主要包括乙型肝炎病毒脱氧核糖核酸定量检测、乙型肝炎病毒基因分型和耐药突变株检测。其中乙型肝炎病毒脱氧核糖核酸定量检测主要用于判断慢性乙型肝炎病毒感染的病毒复制水平，可用于抗病毒治疗适应证的选择及疗效的判断。

3. 血清生物化学检测

（1）血清谷丙转氨酶和谷草转氨酶：部分反映肝细胞损伤程度。

（2）血清胆红素：血清胆红素升高的主要原因为肝细胞损害，肝内、外胆道阻塞和溶血。肝衰竭患者血清胆红素可出现进行性升高现象。

（3）人血白蛋白和球蛋白：反映肝脏合成功能，慢性乙型肝炎、肝硬化和肝衰竭患者可出现人血白蛋白下降。

（4）凝血酶原时间：反映肝脏凝血因子合成功能的重要指标，对判断疾病进展及预后有较大价值。

（5）γ－谷氨酰转肽酶：在急性肝炎、慢性活动性肝炎及肝硬化失代偿时，γ－谷氨酰转肽酶会轻中度升高。

（6）血清碱性磷酸酶：经肝胆系统进行排泄，所以当血清碱性磷酸酶产生过多或排泄受阻时，均可使血中血清碱性磷酸酶发生变化。临床上常通过观察血清碱性磷酸酶的动态来判断病情发展、临床疗效和预后情况。

（7）总胆汁酸：当肝细胞损害或肝内、外胆道阻塞时，胆汁酸代谢就会出现异常，总胆汁酸就会升高。

（8）胆碱酯酶：反映肝脏合成功能。

（9）甲胎蛋白：血清甲胎蛋白及其异质体是诊断原发性肝细胞癌的重要指标。

（10）维生素 K 缺乏或拮抗剂 – Ⅱ诱导蛋白：诊断肝癌的另一个重要指标，可与甲胎蛋白互为补充。

（六）诊断与鉴别诊断

既往有乙型肝炎病史或乙型肝炎表面抗原阳性超过 6 个月，现乙型肝炎表面抗原和（或）乙型肝炎病毒脱氧核糖核酸仍为阳性者，可诊断为慢性乙型肝炎病毒感染。

根据乙型肝炎病毒感染者的血清学、病毒学、生物化学试验及其他临床和辅助检查结果，可将慢性乙型肝炎病毒感染分为以下几种。

1. 慢性乙型肝炎

多为年龄较轻且处于免疫耐受期的乙型肝炎表面抗原、乙型肝炎 e 抗原和乙型肝炎病毒脱氧核糖核酸阳性者，1 年内连续随访 3 次以上均显示血清谷丙转氨酶和谷草转氨酶在正常范围，肝组织学检查无病变或病变轻微。

2. 乙型肝炎 e 抗原阳性慢性乙型肝炎

乙型肝炎表面抗原阳性，乙型肝炎 e 抗原阳性，乙型肝炎病毒脱氧核糖核酸阳性，谷丙转氨酶持续或反复异常，或肝组织学检查发现肝炎病变。

3. 乙型肝炎 e 抗原阴性慢性乙型肝炎

乙型肝炎表面抗原阳性，乙型肝炎 e 抗原持续阴性，乙型肝炎病毒脱氧核糖核酸阳性，谷丙转氨酶持续或反复异常，或肝组织学检查发现肝炎病变。

4. 非活动性乙型肝炎

乙型肝炎表面抗原阳性、乙型肝炎 e 抗原阴性、抗 – HBe 阳性或阴性，乙型肝炎病毒脱氧核糖核酸低于检测下限，1 年内连续随访 3 次以上（每次至少间隔 3 个月）均显示谷丙转氨酶在正常范围内。

5. 隐匿性慢性乙型肝炎

乙型肝炎表面抗原阴性，但血清和（或）肝组织中乙型肝炎病毒脱氧核糖核酸阳性，并有慢性乙型肝炎的临床表现。

6. 乙型肝炎肝硬化

需要符合以下条件：①组织学或临床提示存在肝硬化的证据；②有病因学明确的乙型肝炎病毒感染证据。通过病史或相应的检查予以明确或排除其他常见引起肝硬化的病因，如丙型肝炎病毒感染，酒精和药物等。

二、治疗原则与用药

（一）治疗原则

1. 慢性乙型肝炎可表现为食欲不振、乏力等症状，严重者甚至可发展为肝硬化。作为病毒感染引起的传染病，慢性乙型肝炎大多可通过药物控制，但不容易根治。在治疗慢性乙型肝炎时，要最大限度地长期抑制乙型肝炎病毒复制，减轻肝细胞炎症坏死及肝脏纤维组织增生，延缓和减少肝功能衰竭、肝细胞癌和其他并发症的发生，提高患者生命质量，延长其生存时间。并且在治疗过程中，对部分适合的患者尽可能地追求慢性乙型肝炎的临床治愈或功能性治愈。

2. 对于确诊的慢性乙型肝炎患者，要早发现、早诊断、早治疗，对患者进行临床知识教育，提高患者的治疗依从性，加强患者的自我健康管理。

3. 对于肝炎、肝硬化患者，要定期检查、规范治疗，预防或减少并发症的发生，减少疾病痛苦，延长患者寿命、降低病死率，提高患者生命质量。

（二）治疗药物

慢性乙型肝炎的治疗主要包括抗病毒、免疫调节、抗炎和抗氧化、抗纤维化和对症治疗。其中最重要也是最关键的是抗病毒治疗，只要有适应证，且条件允许，就应该进行规范的抗病毒治疗。抗病毒的药物主要有核苷和核苷酸类似物以及干扰素类药物，此类药物可有效抑制乙型肝炎病毒在体内的扩散感染，对于缓解慢性乙型肝炎的症状起到积极作用。此外，必要时还可以配合使用一些具有保肝作用的药物，缓解肝脏受损。慢性乙型肝炎部分推荐治疗药物见表 3－16－1。

表 3－16－1　慢性乙型肝炎治疗推荐用药

药物类型	作用机制	代表性药物
核苷和核苷酸类药物	干扰病毒转录，抑制病毒复制	恩替卡韦 富马酸替诺福韦酯 富马酸丙酚替诺福韦 阿德福韦酯 替比夫定 拉米夫定
干扰素类药物	抑制病毒的穿入或脱壳，抑制信使核糖核酸（mRNA）合成，抑制病毒蛋白的翻译、抑制病毒的组装和释放	普通干扰素 聚乙二醇化干扰素

拉米夫定是被批准的治疗慢性乙型肝炎的第一个口服药物，能有效治疗乙型肝炎病毒感染，抑制乙型肝炎病毒的复制，减少血液和肝脏内病毒的载量，从而减轻肝脏的炎症、坏死和纤维化，清除乙型肝炎 e 抗原，促进 HBeAg/抗－HBe 的血清转换，改善肝功能。拉米夫定起效快，多数患者用药 1 周即可显效，且毒副作用较低，适应范围广，每天口服一粒，较为方便。但是，拉米夫定停药后又可出现病毒复制，使病情反复，而且长期用药病毒易产生耐药性，有些乙型肝炎患者在发生病毒耐药变异后会病情加重。拉米夫定能够使病毒高变异的副作用限制了该药物在治疗慢性乙型肝炎中的应用。

阿德福韦酯主要适用于对拉米夫定产生耐药性的乙型肝炎患者，通过在体内代谢成阿德福韦，随后被磷酸化为有活性的代谢产物，抑制病毒的逆转录酶和 DNA 多聚酶活性，达到治疗乙型肝炎的目的。其抗病毒作用起效慢，一般需 3 个月起效，且抗病毒强度一般，但其耐药发生率比拉米夫定低，出现耐药病毒变异的时间也会更晚一些。使用此药期间需定期检测肾功能。

恩替卡韦、富马酸替诺福韦酯、富马酸丙酚替诺福韦是目前治疗慢性乙型肝炎的一线药物，也是应用最广泛的药物。这些药物可强效抑制病毒的复制，改善肝脏炎症，安全性较好，总体耐药发生率较低，长期应用可显著减低肝硬化并发症，降低肝脏相关疾病的发生率和死亡率。

干扰素是病毒或其他因素（如干扰素诱生剂）刺激脊椎动物组织细胞（体内或体外）产生的一种能干扰病毒增殖的特殊蛋白质，其本质上是一类具有高活性、多功能的诱生蛋白。目前我国已批准用于治疗慢性乙型肝炎的干扰素为普通干扰素和聚乙二醇化干扰素，使用干扰素抗乙型肝炎病毒时疗程相对固定，e 抗原和 s 抗原转化率略高，疗效相对持久、耐药变异较少，其中后者仅需 1 周注射 1 次，使用更为普遍。不良反应主要有流感样综合征、骨髓抑制、精神异常、自身免疫性疾病等。

（三）治疗慢性乙型肝炎药物的选用

对于慢性乙型肝炎的初始患者，可选择强效低耐药性的药物，如恩替卡韦、富马酸替诺福韦酯、富马酸丙酚替诺福韦。经过治疗或正在使用其他药物治疗的患者，也可换用强效低耐药性药物，进一步降低耐药风险。拉米夫定或替比夫定耐药患者，可选择使用富马酸替诺福韦酯、富马酸丙酚替诺福韦，阿德福韦酯耐药的患者可换用恩替卡韦、富马酸替诺福韦酯、富马酸丙酚替诺福韦。

对于慢性乙型肝炎肝硬化的患者，可使用恩替卡韦、富马酸替诺福韦酯、富马酸丙酚替诺福韦进行长期治疗，且不可停药，原因是慢性乙型肝炎肝硬化患者停药后会存在病毒再活动的风险，并可导致严重的肾衰竭。

（四）常用药物制剂与用法

1. 拉米夫定片剂

用于慢性乙型肝炎患者时，成人 1 次 100 mg，每日口服 1 次；2～17 岁患者，口服，每次 3 mg/kg，每日 1 次，每日最大剂量为 100 mg。对于乙型肝炎 e 抗原阳性的患者，建议治疗至少 1 年，且在治疗后经过连续 2 次的检测，发现乙型肝炎 e 抗原血清转换，即乙型肝炎 e 抗原转阴、乙型肝炎病毒核酸转阴、谷丙转氨酶正常，2 次检测至少间隔 3 个月以上，确认疗效巩固后，可考虑终止治疗。

2. 阿德福韦酯片

口服，饭前或饭后服用均可，食物不影响药物的吸收。片剂规格为每片 10 mg，成人（18～65 岁）推荐剂量为每日 1 次，每次 1 片，不宜用于儿童和青少年，注意不要超剂量应用，不要擅自停药，尽量避免漏服，服药期间禁止饮酒。

3. 恩替卡韦片

成人和 16 岁以上青年口服恩替卡韦片，每日 1 次，每次 0.5 mg。与拉米夫定联合治疗时，病毒血症或出现拉米夫定耐药突变的患者为每日 1 次，每次 1.0 mg（0.5 mg 两片），空腹服用（餐前或餐后至少 2 小时）。

4. 富马酸替诺福韦酯片

规格为每片 25 mg，成人和青少年（年龄在 12 岁以上，体重在 35 kg 以上），每日 1 次，每次 1 片，和食物一起口服，本品不能降低性或血液传播乙型肝炎病毒的风险，因此仍须继续采取适当防护措施，因药物中含有 α 乳糖，对半乳糖不耐受或葡萄糖－半乳糖吸收不良患者禁用此药。

三、用药嘱咐

1. 在对患者进行治疗之前，必须依据患者血清乙型肝炎病毒脱氧核糖核酸水平以及肝脏疾病严重程度，结合患者年龄、家族史和伴随疾病等因素，选择合适药物对患者进行治疗。在治疗慢性乙型肝炎的药物中，抗病毒药物总体安全性和耐受性良好，但在临床应用中确有罕见、严重不良反应的发生，如服用阿德福韦酯或富马酸替诺福韦酯可引起肾功能不全、低磷性骨病，服用替比夫定或拉米夫定可引起肌炎或横纹肌溶解，服用恩替卡韦或替比夫定可引起乳酸酸中毒等，用药时要根据患者状态，及时调整药量。

2. 在应用干扰素治疗慢性乙型肝炎患者时，需注意以下人员严格禁止使用：处于妊娠期内或短期内有妊娠计划，有精神病史（具有精神分裂症或严重抑郁症等病史）、未能控制的癫痫、肝硬化失代偿期、未控制的自身免疫性疾病、严重感染、视网膜疾病、心力衰竭、慢性阻塞性肺部等基础疾病的患者。

四、健康指导

1. 慢性乙型肝炎作为病毒引起的传染病，可通过多种途径进行传播，而人群中未获得有效免疫的人群对乙型肝炎病毒都具有易感性，因此，对乙型肝炎病毒的预防显得尤为重要。目前，接种乙型肝炎疫苗是预防乙型肝炎最经济、最有效的方法，如对新生儿乙型肝炎疫苗的接种、儿童乙型肝炎疫苗的查漏补种、高危人群和暴露人群的接种等。

2. 在日常生活中，也要避免不必要的注射和不必要的输血，预防乙型肝炎病毒的感染。当皮肤或黏膜意外接触他人血液或体液时，或被污染的针头刺伤时，可在伤口周围从近心端至远心端轻轻挤压伤口，排出伤口中的血液，再用生理盐水对伤口进行冲洗，然后用碘伏等消毒。

3. 对患者而言，要注意多休息，保证充足的睡眠，提高人体免疫能力，适当补充营养，如蛋白质和维生素，清淡饮食，忌烟酒，忌暴饮暴食及饮食过饱。

任务实施

一、活动准备

1. 场地准备：模拟药房。

2. 物品准备：柜台、不同种类的抗慢性乙型肝炎的药品、带有进销存系统的计算机、凳子等。

3. 人员准备：将同学分成若干小组，每组 4 ~ 6 人，一人担任组长，负责分配组内成员任务，共同完成慢性乙型肝炎的用药指导。

二、活动实施

1. 接待顾客

按照规范礼仪及医药商品购销员的职业标准接待顾客。

2. 询问诉求

（1）询问顾客基本信息：顾客是否为患者本人，患者的年龄、职业等。

（2）询问疾病症状：出现了哪些症状、症状的持续时间等。

（3）询问就医史：最近是否就医。

（4）询问用药史：是否在同时使用其他药物，使用药物的名称、用药剂量等。

（5）询问过敏史：有无过敏史，过敏药物名称及成分等。

3. 确认购药品种和数量

“根据医生给您开具的处方，您需要购买的药物为恩替卡韦。”此类药物有不同厂家，可指导顾客根据自身情况综合选择适合的药物类型。

4. 用药指导

“根据医生给您开具的处方，已经明确诊断您患有慢性乙型肝炎，处方中医生开具的药物为恩替卡韦片。本品常见的不良反应有头痛、疲劳、眩晕、恶心等，使用此药并不能降低性接触或血液传播的危险性，因此，仍需要采取适当的防护措施。”同时，提出用药指导前应充分评估顾客的健康状况、用药禁忌及用药情况。

5. 健康指导

可从用药指导、健康教育、饮食指导、运动指导等方面对顾客进行健康指导。如提醒顾客服用药物后可能出现的不良反应，如头晕、胃肠道刺激、乏力、过敏反应等。除了恰当用药外，也建议顾客在日常多食清淡、稀软的食物，补充适量蔬菜、水果等食物，保证充足睡眠，增强抗病能力。

6. 任务评价

评价细则

评价指标	评价要素
基本素养	待客接物落落大方，顾客进门必须主动招呼，使用礼貌用语，面带微笑、语调平和，举止端庄大方，不卑不亢
	仪容仪表规范，着装得体，不戴首饰、不染发，指甲干净整洁
	在整个问病荐药过程中仪态端庄，使用礼貌用语，沟通表达逻辑清晰
问病	能了解顾客的基本信息，注意沟通礼仪
	能有效获取顾客的症状、疾病史、用药史、家族疾病史、过敏史及既往健康状况等
用药	能根据顾客的疾病或疾病的症状推荐药品，药品选择合理
用药指导	能恰当表达对顾客的关心，主动询问顾客需求
	能准确介绍药品信息，包括药品名称、有效成分、主治功能、规格、有效期等

续表

评价指标	评价要素
用药指导	能说明药品的不良反应、禁忌证，联合用药的相互作用
	能清楚告知顾客药品服用剂量、服用时间及服用顺序，并教会顾客做好用药记录
健康指导	能从饮食、运动、情绪等方面对顾客进行健康教育
	能从烟酒、睡眠等生活习惯方面对顾客进行健康指导
	服务真诚专业，秉承以人为本的理念，有培养长期顾客的意识

7. 清场

按照6S企业管理标准清理实训场地。

【知识拓展】

慢性乙型肝炎的中医疗法

现代医学认为病毒性乙型肝炎是由乙型肝炎病毒侵入血液，感染肝脏细胞，免疫系统对之产生免疫应答，出现炎症病变，进而产生肝脏纤维化、肝硬化等一系列的组织学病变，随病情进展可出现一系列并发症，影响脾脏、肾脏、血液等脏器组织。因此长期滞留在机体内的慢性乙型肝炎病毒就成为乙型肝炎的病灶。

中医学认为慢性乙型肝炎是由湿热疫毒之邪内侵所致，在人体正气不足无力抗邪时发病，常因外感、情志、饮食、劳倦而诱发。其病机特点是湿热疫毒隐伏血分，引发湿热蕴结证；湿阻气机则肝失疏泄、肝郁伤脾或湿热伤脾，可导致肝郁脾虚证；湿热疫毒郁久伤阴可导致肝肾阴虚证：久病阴损及阳或素体脾肾亏虚感受湿热疫毒导致脾肾阳虚证；久病致瘀，久病入络即可导致瘀血阻络证。本病的病位主要在肝，常多涉及脾、肾两脏及胆、胃、三焦等腑。病性属本虚标实，虚实夹杂。由于本病的病因、病机、病位、病性复杂多变，病情交错难愈，故应辨明“湿、热、疔、毒之邪与肝、脾、肾之正虚”两者之间的关系。由于慢性乙型肝炎可以迁延数年甚或数十年，治疗时应注意以人为本，正确处理扶正与祛邪，重点调理阴阳、气血、脏腑功能平衡。

肝胆湿热证：临床表现为厌油腻，口苦，大便黏滞、秽臭，尿黄。可用茵陈、栀子、大黄、滑石、黄芩、虎杖、连翘等清热利湿。

肝郁脾虚证：临床表现为情志抑郁、纳呆食少、身倦乏力、面色萎黄，可用北柴胡、当归、白芍、白术、茯苓、薄荷、甘草等疏肝健脾。

肝肾阴虚：临床表现为两肋隐痛，遇劳加重，腰膝酸软、口燥咽干、失眠多梦，可用当归、北沙参、麦冬、生地、枸杞子、玄参、石斛、女贞子等滋补肝肾。

瘀血阻络证：临床表现为两肋刺痛、面色晦暗、口干不欲饮，可用当归、桃仁、红花、川芽、赤芍、丹参、泽兰等活血通络。

脾肾阳虚证：临床表现为畏寒肢冷、腰膝酸软、腹胀食少，可用党参、白术、制附子、桂枝、干姜、菟丝子、肉苁蓉等温补脾肾。

另外，可用的防治慢性乙型肝炎的中药还有：叶下珠、青叶胆、黄芪、茜草、花锚、水飞蓟等。

叶下珠，别名珍珠草、叶后珠等，中医认为其具有清热利尿、平肝明目、消积、解毒、止泻的功效。近代药理学研究表明其水提物和醇提物对肝细胞损伤有保护作用，对原发性肝癌有预防作用。其有效成分叶下珠素和叶下珠次素对氯仿和氨基半乳糖诱发的肝细胞损伤有明显的保护作用，能抑制肝细胞损伤引起的酶活性增高，有利于清除某些异物对肝细胞的损伤。

青叶胆为云南民间用于治疗急性病毒性肝炎的草药。青叶胆中含大量齐墩果酸、黄酮、苦味质，毒副作用小。

思考与练习

一、单项选择题

1. 下列行为中，一般不会传染乙型肝炎的是（　　）。

A. 使用被乙型肝炎病毒污染的注射器　　B. 与乙型肝炎患者共用剃须刀

C. 使用乙型肝炎患者的计算机　　D. 与乙型肝炎患者性接触

2. 下列用于慢性乙型肝炎治疗的药物主要有（　　）。

A. 抗生素　　B. 乙型肝炎疫苗

C. 干扰素和核苷类似物　　D. 乙型肝炎免疫球蛋白

3. 下列药物最有可能产生耐药性的是（　　）。

A. 拉米夫定　　B. 恩替卡韦

C. 富马酸替诺福韦酯　　D. 富马酸丙酚替诺福韦

二、多项选择题

1. 下列关于乙型肝炎病毒携带者的饮食，说法错误的是（　　）。

A. 可大量饮酒　　B. 宜多吃滋补性保健品

C. 常吃清淡易消化食物　　D. 常吃油腻生冷食物

2. 一线抗慢性乙型肝炎的药物主要有（　　）。

A. 恩替卡韦　　B. 富马酸替诺福韦酯

C. 富马酸丙酚替诺福韦　　D. 拉米夫定

三、判断题

1. 乙型肝炎病毒感染后，一般会立刻发病。（　　）

2. 婴儿出生时，在产道中接触到母亲带有乙型肝炎病毒的血，称为母婴传播。(　　)
3. 中医中药对预防和治疗乙型肝炎有一定效果。(　　)
4. 我国乙型肝炎发病率很低，可不注射乙型肝炎疫苗。(　　)
5. 慢性乙型肝炎可导致肝硬化。(　　)

四、简答题

1. 慢性乙型肝炎的传播途径有哪些？如何预防？
2. 简述治疗慢性乙型肝炎的药物分类，并介绍代表性药物。

任务十七

高血压用药指导

高血压是指血液在血管中流动时对血管壁造成的压力值高于正常值，是最常见的心血管疾病之一，也是导致脑卒中、冠心病、心力衰竭等疾病的重要危险因素。《中国高血压临床实践指南》（2022 版）的高血压诊断标准中指出，在未使用降压药物的情况下，三次非同日测量血压值均高于正常值，即收缩压≥140 mmHg，和/或舒张压≥90 mmHg，即可确诊为高血压。

学习目标

知识目标

1. 能明确高血压的分类、临床表现、诊断标准及其治疗原则。
2. 能列举治疗高血压的常用治疗药物种类、临床应用、不良反应及其用药注意事项。
3. 能够明确高血压的健康指导目标及内容。

技能目标

1. 能通过有效沟通，获取顾客的具体症状、病史和用药情况。
2. 能准确分析顾客的症状，对高血压常用药品提供用药指导。
3. 能较好地运用药物的使用规范、适应证、不良反应以及禁忌证等内容，有效预防药物滥用、误用及副作用。
4. 能解答顾客的各种用药方面的咨询问题，普及疾病及用药常识。
5. 能有效通过多种途径对顾客进行综合性健康指导。

任务引入

顾客周某，男，56 岁，患高血压六年，近半年血压控制不理想。一周前医师为其开具卡托普利片，服用后，测得血压为 140/90 mmHg，有明显下降，但近日出现干咳。现到店咨询。

请你作为药店医药商品购销员，完成顾客接待，并为其提供用药指导。

相关知识

一、疾病概述

（一）疾病分类

根据《中国高血压防治指南》（2022 年修订版），目前我国采用的正常血压值为收缩压 < 120 mmHg 和舒张压 < 80 mmHg，血压正常高值为收缩压 120 ~ 139 mmHg 和/或舒张压 80 ~ 89 mmHg，高血压值为收缩压≥140 mmHg 和/或舒张压≥90 mmHg。以上分类适用于 18 岁以上的成人。

在未使用降压药物的情况下，非同日 3 次测量血压，收缩压≥140 mmHg 和/或舒张压≥90 mmHg 时，可被确定为高血压。若收缩压≥140 mmHg，但舒张压 < 90 mmHg，则为单纯性收缩期高血压。顾客既往有高血压史，目前正在使用降压药物，血压虽然低于 140/90 mmHg，也应诊断为高血压。根据血压升高水平，可进一步将高血压分为 1 级、2 级和 3 级，见表 3 – 17 – 1。

表 3 – 17 – 1　高血压的分类

分类	收缩压（mmHg）		舒张压（mmHg）
正常血压	< 120	和	< 80
正常高值	120 ~ 139	和/或	80 ~ 89
高血压	≥140	和/或	≥90
1 级高血压（轻度）	140 ~ 159	和/或	90 ~ 99
2 级高血压（中度）	160 ~ 179	和/或	100 ~ 109
3 级高血压（重度）	≥180	和/或	≥110
单纯性收缩期高血压	≥140	和	< 90

注：当收缩压和舒张压分属于不同级别时，以较高的分级为准。

临床上高血压可分为两类：

1. 原发性高血压

以血压升高为主要临床表现而病因尚未明确的独立疾病。原发性高血压患者占所有高血压患者的 90% 以上。

2. 继发性高血压

由影响肾、血管、心脏或内分泌系统的其他病症引发，应针对特殊病因进行治疗，血压可暂时性或持久性升高。

（二）常见病因

高血压的具体病因不明，不同类型的高血压其病因也不尽相同，主要原因如下：

1. 遗传因素

研究发现高血压有明显的家族遗传倾向，目前认为多是由基因遗传所致，30% ~ 50% 的高血压患者有遗传背景。

2. 精神和环境因素

长期精神紧张、激动、焦虑，噪声或不良视觉刺激等，会使大脑皮质的兴奋与抑制过程失调，全身小动脉痉挛，外周血管阻力升高，导致血压升高。脑力劳动者高血压患病率超过体力劳动者，从事精神紧张度高的职业和长期在噪声环境中工作的人高血压发病率较高。

3. 年龄及性别因素

高血压的发生与年龄有明显的相关性，患病率随年龄的增加而上升，40 岁以上发病率高。女性更年期前患病率低于男性，但更年期后发病率高于男性。

4. 生活习惯因素

低钾饮食，大量饮酒，摄入过多的饱和脂肪酸、钠盐均可使血压升高。吸烟会加速动脉粥样硬化，为高血压危险因素。

5. 药物影响因素

口服避孕药、麻黄碱、肾上腺皮质激素等也可使血压增高。

6. 其他因素

50% 的睡眠呼吸暂停综合征患者患有高血压，且血压升高程度与疾病病程和严重程度有关。肥胖、糖尿病、甲状腺疾病、肾动脉狭窄、肾脏实质损害等都会使血压升高。

对于高血压而言，年龄、性别、遗传因素属于不可改变的危险因素，超重、肥胖、高盐饮食、长期超量饮酒、缺乏运动、长期精神紧张等属于可改变的危险因素。

（三）临床表现及并发症

1. 临床表现

（1）原发性高血压。原发性高血压起病缓慢，早期多无症状，随着病程的延长患者可出现头痛、眩晕、耳鸣、心悸气短、失眠、肢体麻木等症状。身体其他部位也可能出现麻木，还可能感觉异常，甚至半身不遂。有时可有心前区不适，甚至心绞痛，或早搏引起的心悸症状。随着病情的发展，可见神情烦躁、头晕眼花、头痛耳鸣、心悸、面色苍白，严重时表现为面红目赤、肢体麻木、头部胀痛剧烈、疲乏无力、恶心呕吐、焦虑烦躁、记忆力减退、注意力不集中等。随着病程的进展，血压持久升高，会损害心、脑、肾等重要器官，出现相应的并发症。

（2）继发性高血压。由影响肾、血管、心脏或内分泌系统的其他病症引发，血压可暂时性或持久性升高。如原发性醛固酮增多症、嗜铬细胞瘤、高血压、肾素分泌瘤等，可通过手术得到根治或改善。因此，及早明确诊断能明显提高治愈率或阻止病情的进展。

2. 并发症

（1）心：血压长期升高导致左心室负荷过重，左心室肥厚、扩大，形成高血压性心脏病。合并冠心病者可出现心绞痛、心肌梗死。

（2）脑：可引发包括脑出血、脑血栓、腔隙性脑梗死、短暂性脑缺血等，并出现头痛、头胀、头晕、失语、肢体瘫痪甚至意识障碍等症状。

（3）肾：长期血压升高导致肾功能减退，出现多尿、夜尿增多、蛋白尿、渗尿等症状，晚期出现氮质血症及尿毒症。

（4）眼：根据高血压严重程度可分为四级。Ⅰ级：视网膜动脉痉挛、变细、反光增强；Ⅱ级：视网膜动脉狭窄，动脉交叉压迫；Ⅲ级：在上述血管病变的基础上有眼底出血及棉絮状渗出；Ⅳ级：除上述三级病变外还出现视神经盘水肿。

（5）血管：除心、脑、肾血管病变外，严重高血压可使心脏主动脉夹层破裂，这也是高血压发生猝死的原因之一。

（四）高血压急症

高血压急症是指短期内血压急剧增高，伴心、脑、肾重要脏器损害的危急状态。

1. 高血压危象

紧张、疲劳、寒冷、突然停服降压药等诱因引起血压突然升高，以收缩压升高为主，可达260 mmHg以上，患者出现头痛、烦躁、心悸、多汗、恶心、呕吐、面色苍白或潮红、视力模糊等严重症状。靶器官损害者可出现心绞痛、肺水肿、高血压脑病。

2. 高血压脑病

血压升高引起急性脑血液循环障碍，导致脑水肿和颅内压升高，患者可出现剧烈头痛、呕吐、神志改变，重者会出现抽搐、癫痫样发作甚至昏迷。其发病机制可能为血压过高超过脑血管的自身调节机制，使脑灌注过度，出现恶性脑水肿或急进型高血压，发病急骤，多见于中青年。高血压脑病病情进展迅速，如不及时进行有效的降压治疗，预后很差，发病者常死于肾衰竭、脑卒中或心力衰竭。

（五）体格检查要点与实验室检查指标

1. 体格检查

（1）测量血压。至少3次在非同日静息状态下测得血压升高时方可诊断为高血压，而血压值应以连续测量3次的平均值计。细致的体格检查有助于发现继发性高血压征象和靶器官损害情况。

（2）测量体重指数（BMI）、腰围及臀围。

（3）检查四肢动脉搏动和神经系统体征，听诊颈动脉、胸主动脉、腹部动脉和股动脉有无杂音。

（4）观察有无库欣病面容（即表现为向心性肥胖，如满月脸、水牛背、悬垂腹及锁骨上窝脂肪垫等）、神经纤维瘤性皮肤斑、甲状腺功能亢进性突眼症或下肢水肿。

（5）全面的心肺检查。

（6）全面详细了解患者病史。

2. 实验室检查

常规检查项目有血常规、尿常规（包括蛋白、糖和尿沉渣镜检），肾功能、血糖、血脂、血钾、眼底检查，超声心动图、心电图、胸部X线、动态血压监测等，可帮助判断高血压的病因及靶器官功能状态。

另外可根据需要和条件进一步检查眼底以及做颈动脉超声等。24小时动态血压监测有助于判断血压升高的严重程度，了解血压昼夜节律，监测清晨血压，指导降压治疗以及评价降压药物疗效。

二、治疗原则与用药

对高血压病治疗不是以降低血压为唯一目标，还要考虑心脏、肾与血管保护等问题，最大限度地降低心脑血管并发症的发生率与死亡率。因此，在治疗高血压的同时，应干预所有其他可逆性心血管危险因素、靶器官损害以及各种并存的临床情况。

一般高血压患者，应将血压（收缩压/舒张压）降至140/90 mmHg以下；65岁及以上的老年人的收缩压应控制在150 mmHg以下，如能耐受还可进一步降低血压；伴有肾脏疾病、糖尿病，或病情稳定的冠心病或脑血管病的高血压患者治疗方案更宜个体化，一般可以将血压降至130/80 mmHg以下；伴有严重肾脏疾病、糖尿病，或急性冠心病或脑血管病患者，应按照相关指南进行血压管理。

（一）治疗原则

1. 高血压是一种以动脉血压持续升高为特征的进行性心血管综合征，常伴有其他危险因素、靶器官损害或临床疾患，需要进行综合干预。

2. 抗高血压治疗包括非药物和药物两种方法，大多数患者需长期，甚至终身坚持治疗。

3. 定期测量血压；标准治疗，改善治疗依从性，尽可能实现降压达标；坚持长期平稳有效地控制血压。

（二）治疗药物

常用降压药物包括钙通道阻滞剂、血管紧张素转化酶抑制剂（ACEI）、血管紧张素受体阻滞剂（ARB）、利尿剂和β－受体阻滞剂五类，此外，α－受体阻滞剂或其他种类降压药有时亦可应用于某些高血压人群。

1. 利尿剂

利尿剂通过利钠排水、降低高血容量负荷发挥降压作用，主要包括噻嗪类利尿剂、袢利尿剂、保钾利尿剂与醛固酮受体拮抗剂等。用于控制血压的利尿剂主要是噻嗪类利尿剂。在我国，常用的噻嗪类利尿剂主要是氢氯噻嗪和吲达帕胺。

2. β－受体阻滞剂

β－受体阻滞剂主要通过抑制过度激活的交感神经活性、抑制心肌收缩力、减慢心率发挥降压作用。常用药物包括美托洛尔、比索洛尔、卡维地洛和阿替洛尔等。首过效应显著，起效缓慢、温和、持久，不会产生体位性低血压，但会导致心率减慢，做激烈运动时感到吃力，如配合一些其他药物，可改善心脏功能、抗心律失常等。

3. 钙通道阻滞剂

钙通道阻滞剂主要通过阻断血管平滑肌细胞上的钙离子通道，发挥扩张血管降低血压的作用，包括二氢吡啶类钙通道阻滞剂和非二氢吡啶类钙通道阻滞剂。前者如硝苯地平、尼群地平、拉西地平、氨氯地平和非洛地平等。降压作用快而强，降压显著，对血压正常者无加压作用，外周阻力越高，降压越显著，对老年人的效果尤为显著，常见副作用是脚踝部水肿。

4. 血管紧张素转化酶抑制剂

血管紧张素转化酶抑制剂作用机理是抑制血管紧张素转化酶，从而阻断肾素－血管紧张素系统而发挥降压作用，在降血压的同时还能促进血糖代谢，缓解冠心病症状。常用药包括卡托普利、依那普利、贝那普利、雷米普利、培哚普利等。最常见不良反应为持续性干咳，多见于用药初期，病症较轻者可坚持服药，不能耐受者可改用血管紧张素受体阻滞剂。

5. 血管紧张素受体阻滞剂

血管紧张素受体阻滞剂作用机理是阻断血管紧张素Ⅰ型受体而发挥降压作用。常用药包括氯沙坦、缬沙坦、厄贝沙坦、替米沙坦等，与血管紧张素转化酶抑制剂作用强度类似，但相对副作用小一些，在降血压的同时还能促进血糖代谢。

（三）用药原则

1. 小剂量

初始治疗时通常应采用较小的有效治疗剂量，并根据需要，逐步增加剂量。降压药物需要长期或终身应用，药物的安全性和患者的耐受性比药物的疗效更重要。

2. 尽量应用长效制剂

尽可能使用一天一次给药而有持续 24 小时降压作用的长效药物，以有效控制夜间血压与晨峰血压，更有效预防心脑血管并发症发生。如使用中、短效制剂，那么需每天用药 2～3 次，以达到平稳控制血压。

3. 联合用药

在低剂量单药治疗疗效不满意时，可以采用两种或多种降压药物联合治疗，以增加降压效果又不增加不良反应。事实上，为使 2 级以上高血压患者到达目标血压，常需联合治疗。对血压≥160/100 mmHg 或中危及以上患者，起始即可采用小剂量两种药物联合治疗，或使用小剂量固定复方制剂。

4. 个体化

根据患者具体情况和耐受性及个人意愿或长期承受能力，选择适合患者的降压药物。

（四）常用药物制剂与用法

1. 氢氯噻嗪片

规格 10 mg，25 mg。每日口服 25～100 mg，分 1～2 次服用，并按降压效果调整剂量。

2. 盐酸普萘洛尔片

规格 10 mg。口服，初始剂量 10 mg，每日 3～4 次，可单独使用或与利尿剂合用。剂量应逐渐增加，日最大剂量 200 mg。

3. 美托洛尔片

规格 50 mg，100 mg。每次口服 50～100 mg，每日 1 次。

4. 硝苯地平片

规格 5 mg，10 mg。口服或舌下含服，从小剂量开始服用，一般起始剂量 1 次 10 mg，每日 1 次。

5. 硝苯地平缓释片

规格 10 mg。每次口服 10～20 mg，每日 2 次。单次服用的最大剂量为 40 mg，每日最大剂量为 0.12 g。

6. 卡托普利片

规格 12.5 mg，25 mg。口服，开始每次 12.5～25 mg，渐增至每次 50 mg，每日 2～3 次，每日最大剂量为 450 mg。

7. 缬沙坦片

规格 40 mg，推荐起始剂量为 80 mg，每日口服 1 次。

三、用药嘱咐

（一）该用药时就用药

控制血压固然需要生活习惯的改变，但完全不用药，只适用于处于高血压初发期，且经过检查没有动脉硬化和心脏肥大的人。在早期发现血压高的 3～6 个月，允许他们以改变生活方式来降血压，如果血压降至正常值，可继续观察，不用药；但如果没有降至正常值，就必须坚持用药。

（二）个体化用药

常用的高血压药物有五类，各有其优缺点，患者应根据自身状况选用药物，才能取得好的效果。年轻患者宜选用血管紧张素转化酶抑制剂，该类药对性功能影响最少；心功能不好的患者，宜联合选用利尿剂和血管紧张素转化酶抑制剂，前者可增强后者的降压效果；钙通道阻滞剂对老年患者效果最好。

（三）强调联合用药

联合应用降压药物已成为降压治疗的根本方法。许多高血压患者，为了到达目标血压水平需要应用 2 种及以上的降压药物。联合用药的适应证：2 级高血压和（或）伴有多种危险因素、靶器官损害或临床疾患的高危人群，往往初始治疗即需要应用 2 种小剂量降压药物，如仍不能达到目标水平，可在原药根底上加量或可能需要 3 种，甚至 4 种以上降压药物。联合用药的方法：多种药物联合应用时，其降压作用机制应具有互补性。因此，联合使用的药物的降压作用可以相加，并可互相抵消或减轻不良反应。

（四）用药误区

1. 难受了才吃药

吃吃停停会导致血压忽高忽低，不利于血压稳定，还易诱发心脑血管意外。

2. 宁可相信广告也不肯相信医生

高血压患者应该咨询医生的意见，避免延误病情与蒙受金钱损失。

3. 反复换药

任何药都需要循序渐地产生疗效，降压太快的并不一定是好药。

4. 执着于副作用

副作用只是对一些特殊患者或特殊情况做出的“特别提示”，并不是每个人服药都会产生副作用。如果药物应用得当，副作用也可以转化为治疗作用。比如以硝苯地平为代表的二氢吡啶类药物，在降压的同时可能会引起心率增快、心悸等副作用，但如果患者用药前心率过缓，则副作用也可以转化为正作用。

5. 用药时间不对

血压会根据时间不停地波动。早上起床后血压容易出现高峰，诱发心脑血管病急性发作。这类患者，晨起的第一件事就应是吃降压药，但很多人偏偏喜欢晨练完，或者吃完早饭再吃药，这样错误的用药时间很容易导致意外。

6. 服药期间不测血压

测试降压药有没有效果、药量是否合适，不仅要观察症状是否减轻，更科学的方法就是每天测量血压。高血压患者每天至少要测量一次血压，每天早晨起床后测量的数值比较准确。

7. 跟风吃药

有些患者生病不去看医生，而是自己到药店买药吃，或是看身边人吃什么自己也吃。高血压是一种“有个性”的病，每个人血压水平、危险因素、伴随的其他疾病都不一样，治疗方案也不相同，需要医生具体指导用药，不能擅自做主。

四、健康指导

针对高血压患者，应定期随访和测量血压，尤其注意清晨血压的管理，积极治疗高血压（药物治疗与生活方式干预并举），减缓靶器官损害，预防心脑肾并发症的发生，降低致残率及死亡率。高血压是诱发心脑血管疾病的首要危险因素，因此防控高血压极具重要意义。高血压的治疗是长期性的，血压随着气候、时间、情绪、休息以及运动状况的变化而波动，是一种复杂的疾病。患者只要坚持做好自我健康管理，就能收到良好的效果。

（一）生活方式干预

1. 合理膳食

少量多餐，避免过饱，可选择低盐、少油、低糖等清淡食物，注意营养均衡。

（1）减少钠盐摄入：钠盐摄入量和血压水平显著相关，钠盐摄入过多会使血压升高。但是对部分个体来说，减盐的降压效果不明显。有轻度高血压或高血压家族病史者，其食盐摄入量最好控制在每人每日 5 g 以下（一啤酒瓶盖的盐量）；对血压较高或合并心力衰竭者，摄入量更应该严格控制，每日摄入量以 1 ~ 2 g 为宜。食盐量还应减去烹调用酱油中所含的钠，3 毫升酱油相当于 1 克盐。

（2）多吃含钾食物。钾可以对抗钠所引起的升压和血管损伤作用，如豆类、冬菇、坚果类、鱼、禽肉类、根茎类蔬菜（苋菜、大葱）等。

（3）适量摄入蛋白质。适量摄入蛋白质，可降低高血压的发病率。每周吃适量鱼类蛋白质，可改善血管弹性和通透性，增加尿钠的排出从而降低血压，高血压合并肾功能不全时，应限制蛋白质的摄入。

（4）保证钙的充足。钙摄入充足时，可增加尿钠的排泄，减轻钠对血压的不利影响，有利于降压。

（5）多吃新鲜蔬菜、水果。蔬菜水果含有大量维 C 和膳食纤维，有利于改善血液循环和心肌功能，还能使体内多余胆固醇排出体外，从而有效防止动脉硬化的发生，同时含有人体所需的各种电解质和利尿成分，能够帮助身体排出多余水分和盐分，有利于降低血压。

（6）控制脂肪摄入量。研究表明，饱和脂肪酸和胆固醇的摄入量与血压呈正相关。高血压患者应少食动物油，适量食用植物油，少吃或不吃动物内脏，包括心、肝、肾等胆固醇含量很高的食物。

2. 运动指导

剧烈或者高强度的无氧运动会使血压突然升高，有引发脑出血的危险，要避免此类运动。轻松或舒缓的有氧运动可以提升氧气的摄取量，能更好地消耗体内多余的热量，又不至于使血压骤然升高，增强和改善心肺功能，预防骨质疏松，调节心理和精神状态。例如，散步或疾走、慢跑或长跑、太极拳、跳舞、练瑜伽等，可以养神、健脑、活动四肢，助消化，放松紧张心情，调节血压。

3. 控制体重

肥胖通过增加全身血管床面积和心脏负担，引起胰岛素抵抗而造成血压升高，尤其是中心性肥胖，上述效应更加明显。减少体重可增强降压药的降压效果。

4. 戒烟

吸烟是肺癌的重要致病因素之一，也是许多心、脑血管疾病的主要危险因素。吸烟者的冠心病、高血压病、脑血管病及周围血管病的发病率均明显高于普通人，长期大量吸烟还可引发缺血性心脏病、胃溃疡和十二指肠溃疡等。被动吸烟者所吸入的有害物质浓度不亚于吸烟者。

5. 限酒

大量饮酒具有增压作用，且易引发心、脑血管疾病。

6. 减轻精神压力，保持心理平衡

紧张的生活和工作节奏，长期焦虑、烦恼等不良情绪，以及生活无规律，容易引发高血压。长期情绪不稳定也会影响高血压药物的治疗效果，严重者可引发脑卒中或心肌梗死等并发症。

7. 注意温度变化

急剧的温度变化会引起血压的剧烈波动，有致命的危险。当气温较低时，洗脸不要用凉水，尽可能用温水。洗澡前后及洗澡时环境和水温差别太大，否则会使血压波动变大。

（二）健康教育

1. 高血压知识的宣传

（1）讲解高血压病的一般常识，包括血压多少可以诊断为高血压、高血压的分级及对人体的危害、高血压的非药物治疗方式、多长时间测量一次血压、高血压药物不良反应的观察和处理、高血压如何预防、高血压与心理社会因素的关系，让高血压患者了解控制血压及终身治疗的必要性，使患者对病情的诊断、治疗有大致的了解，消除患者因未知而产生的恐惧心理。

（2）对一些不重视病情并不愿长期服药的患者，应向其讲明高血压病及并发症的危害，使其主动配合服药，达到恢复健康、提高生存质量的目的。

（3）教会患者及家属正确测量血压的方法，告知其每天定时监测血压，这是作为调整药量和选择用药的依据。

（4）指导患者调整心态，帮助患者学会自我心理调节，避免情绪激动，以免诱发血压增高。

2. 如何控制高血压

控制高血压包括原级预防、Ⅰ级预防、Ⅱ级预防和Ⅲ级预防。

（1）原级预防，如控制儿童肥胖等。利用儿童可塑性强、容易形成动力定型的生理特点，将预防成人期疾病常识列为学习健康教育的内容。

（2）Ⅰ级预防：主要是针对已具有高血压危险因素但尚未表现出高血压症状或体征的个体的预防。主要措施是倡导合理膳食、适量运动、戒烟限酒、保持乐观的心态。通过健康教育改变不健康的行为和生活方式达到促进健康的目的。

（3）Ⅱ级预防：是提醒大众积极参加筛查以便早发现、早治疗。对于早期高血压或波动性高血压患者，要定期到社区全科医生处测量血压，或自购血压计在家里测量，以便于了解 24 小时血压动态的变化。

（4）Ⅲ级预防：是指高血压患者要经常测量血压，按时服药，保持乐观的心态。

3. 定期测量血压

每天在固定时间测量血压，每次测量 2 ~ 3 遍，中间间隔 1 ~ 2 分钟，连续测量血压 7 天，记录每次血压值，以便为医生的诊治提供参考依据。

早上测量血压的时间最好是起床后、服降压药前、早餐前情绪稳定的时候；测量前先排空膀胱，排尿后至少休息 5 分钟；测量前 30 分钟不吸烟、不饮酒或不喝咖啡；测量时保持安静，不讲话。测量血压的标准姿势为坐位双脚平放，上臂与胸壁成 40°角放于桌上，掌心朝上，手指自然弯曲呈虚握拳头状。晚上测量血压的时间建议在晚饭后、洗浴后、就寝前。

4. 患者管理和随访干预

（1）患者建档。对辖区内 35 岁及以上常住居民，每年在其第一次到药店就诊时为其测量血压。对第一次发现收缩压≥130 mmHg 或舒张压≥80 mmHg 的居民，在去除其可能引起血压升高的因素后预约其复查，非同日 3 次血压高于正常，可初步诊断为高血压。如有必要，建议去最近医院做详细检查，2 周内随访复查。对已确诊的原发性高血压患者应及时建立健康档案，首次档案记录应包括以下内容：患者一般情况、既往病史、体格检查结果、辅助检查结果、用药指导。

（2）随访及管理计划。以高血压心血管疾病危险水平的分层为依据，按如下规定进行随访。

一级管理：低危的高血压患者，每 3 月随访 1 次，全年不少于 4 次。

二级管理：中危的高血压患者，每 2 月随访 1 次，全年不少于 6 次。

三级管理：高危的高血压患者，每月随访 1 次，全年不少于 12 次。

随访中密切注意患者的病情，发现异常情况应及时督促其就医。

（3）随访管理的方式及内容。方式：①直接随访：利用患者来药店买药的机会，开展患者管理，并按照随访要求进行记录。②家庭随访：通过登门拜访进行患者管理，并按要求记录。③电话随访：对能进行自我管理，且本次随访无检查项目的患者，可以通过电话进行随访，并按要求记录。④集体随访：在社区定期开展讲座等多种形式的健康教育宣传活动。

内容：①血压动态变化情况：指导患者定期测量并记录血压，以记录的血压数据为依据，分析和评价近期血压控制情况。②非药物治疗的执行情况：针对患者不良生活方式和危险因素，开展健康指导干预。③药物治疗情况：患者是否坚持服药，服药是否按时、按量，了解药物不良反应及治疗效果，及时调整治疗方案。④体格检查和实验室检查的结果记录：每次随访应测量体重、血压等，每年进行一次详细体检（包括血生化、B 超、心电图等）。⑤新出现的病情。

任务实施

一、活动准备

1. 场地准备：模拟药房。

2. 物品准备：柜台、不同种类的高血压药、带有进销存系统的计算机、凳子等。

3. 人员准备：将同学分成若干小组，每组 4 ~6 人，一人担任组长，负责分配组内成员任务，共同完成高血压的用药指导。

二、活动实施

1. 接待顾客

按照规范礼仪及医药商品购销员的职业标准接待顾客。

2. 询问诉求

（1）询问顾客基本信息：顾客是否为患者本人，患者的年龄、职业等。

（2）询问疾病症状：患高血压的时间，血压最高水平，是否接受过降压治疗及其疗效与副作用；是否为其他疾病引起头痛、咳嗽，除了以上症状还有没有出现其他症状，如有无低血压反应、心律失常、视物模糊等；是否还患有其他疾病。

（3）询问就医史：最近是否就医、是否有定期测血压等。

（4）询问用药史：是否在同时使用其他药物，使用药物的名称、用药剂量等。

（5）询问过敏史：有无过敏史，过敏药物名称及成分等。

（6）询问家族病史：有无高血压、糖尿病、血脂异常、冠心病、脑卒中或肾脏病的家族史等。

3. 确认购药品种和数量

根据顾客目前情况，排除其他疾病，可考虑使用卡托普利片，其不良反应为会引起干咳，建议顾客再进一步观察，如果干咳减轻或者消失，则继续服用卡托普利片；如果干咳依然存在但是可以耐受，也可以继续服用；如果干咳依然存在甚至加重，影响日常生活且不能耐受，建议换服较少引起干咳的沙坦类降压药，但是需要咨询医师开处方买药。

4. 用药指导

（1）如果顾客已被明确诊断为高血压，目前正联合服用多种药物。药师应向其明确卡托普利片属于血管紧张素转化酶抑制剂类降压药，此类药物有哪些不良反应和注意事项。在给顾客提出用药指导时，还应关注联合用药原则和注意事项。

（2）另外也可以选用中药、中成药辅助降压，如丹参、三七、山楂、决明子、黄芪等，日常服用山楂葛根丹参茶、决明子罗布麻菊花茶、绞股蓝三七花灵芝茶等；也可以选择保健品，如深海鱼油、天然维生素 E、西洋参、银杏、蛋白粉等。可询问顾客家中是否备有血压计，如果没有，建议购买。同时，提出用药指导前应充分评估顾客的健康状况、用药禁忌及用药情况。

5. 健康指导

可从用药指导、健康教育、饮食指导、运动指导、减压减重指导、血压监测、综合生活方式等方面对顾客进行健康指导。

6. 任务评价

评价细则

评价指标	评价要素
基本素养	待客接物落落大方，顾客进门必须主动招呼，使用礼貌用语，面带微笑、语调平和，举止端庄大方，不卑不亢
	仪容仪表规范，着装得体，不戴首饰、不染发，指甲干净整洁
	在整个问病荐药过程中仪态端庄，使用礼貌用语，沟通表达逻辑清晰
问病	能了解顾客的基本信息，注意沟通礼仪
	能有效获取顾客的症状、疾病史、用药史、家族疾病史、过敏史及既往健康状况等
用药	能根据顾客的疾病或疾病的症状推荐药品，药品选择合理
用药指导	能恰当表达对顾客的关心，主动询问顾客需求
	能准确介绍药品信息，包括药品名称、有效成分、主治功能、规格、有效期等
	能说明药品的不良反应、禁忌证、联合用药的相互作用
	能清楚告知顾客药品服用剂量、服用时间及服用顺序，指导顾客做好用药记录，指导顾客定期监测并记录血压
健康指导	能从饮食、运动、情绪等方面对顾客进行健康教育
	能从烟酒、睡眠等生活习惯方面对顾客进行健康指导
	服务真诚专业，秉承以人为本的理念，有培养长期顾客的意识

7. 清场

按照 6S 企业管理标准清理实训场地。

【知识拓展】

认识妊娠期高血压

妊娠期高血压疾病严重威胁孕妇和胎儿的健康和安全，是产科常见的并发症，也是孕产妇死亡的重要原因之一，尤其是子痫前期，子痫是导致孕产妇及围生儿病死率升高的主要原因之一。妊娠期高血压的主要表现为血压升高，伴或不伴蛋白尿和水肿。有些患者病情进展迅速，可出现抽搐、昏迷等症状。如何早期排查和筛选风险因素，如何做好早期预防和预警，如何早诊断、早干预、早处理，是诊治妊娠期高血压疾病的重点。

妊娠期高血压可分为：

1. 妊娠期高血压。妊娠 20 周后首次出现高血压，收缩压≥140 mmHg 和/或舒张压≥90 mmHg，尿蛋白检测阴性。

2. 子痫前期。妊娠 20 周后孕妇出现收缩压≥140 mmHg 和/或舒张压≥90 mmHg，可能伴有蛋白尿，但伴有心、肺、肝、肾等重要器官或血液系统、消化系统、神经系统的异常改变，胎盘和胎儿受到累及等。

3. 子痫。子痫是在子痫前期基础上发生的不能用其他原因解释的强直性抽搐，也就是我们常说的“抽风”。

4. 妊娠合并慢性高血压。

5. 慢性高血压伴发子痫前期。

慢性高血压孕妇在妊娠 20 周后出现蛋白尿［尿蛋白定量≥0.3 g/24 h 或随机尿蛋白≥(+)］或妊娠 20 周前有蛋白尿，妊娠 20 周后尿蛋白量明显增加，或出现上述子痫前期的临床表现。

妊娠期高血压的病因和发病机制尚未完全阐明，与多种因素相关。孕妇需定期产检，每次产检时，注意血压和体重的测量，加强相关化验检查，如尿常规、肝功能、肾功能等，避免发生并发症；一旦出现水肿、头晕、头痛、视物模糊等情况，需及时到医院就诊，如果发现有血压升高的情况，立即对症治疗。孕妇及哺乳期妇女应用降压药需十分谨慎，有些降压药物可通过胎盘进入胎儿体内或乳汁中，对胎儿或婴儿产生毒副作用。

另外，膳食是孕妇获得营养的主要途径。妊娠期高血压的发生、发展、愈后与供能营养素等密切相关。孕早期，孕妇体重增长不宜超过 2 kg，肥胖孕妇每月体重增长不超过 1 kg。为合理控制体重，孕妇应增加优质蛋白质的摄入，减少盐的摄入量，多食用新鲜蔬菜水果。

思考与练习

一、单项选择题

1. 高血压病最常见且严重的并发症是（　　）。

A. 肾衰竭　　B. 高血压性心脏病

C. 脑出血　　D. 脑水肿

2. 患者，女，66岁，有20年的头痛、头晕、乏力史。近日前述症状加重，并伴恶心、呕吐、烦躁不安。体格检查的结果为：血压180/130 mmHg，意识模糊，左侧肢体活动受限，心界扩大。该患者的高血压危险级别属于（　　）。

A. 1级　　B. 2级　　C. 3级　　D. 4级

3. 患者，女，66岁，有20年的头痛、头晕、乏力史。近日前述症状加重，并伴恶心、呕吐、烦躁不安。体格检查的结果为：血压180/130 mmHg，意识模糊，左侧肢体活动受限，心界扩大。社区护士为其进行高血压的用药指导，不正确的是（　　）。

A. 不可随意停药

B. 一般在睡前服用降压药

C. 服药期间不要饮酒

D. 降压药不要与利尿剂、镇静药合用，以免引起低血钾

4. 血压正常高值是（　　）。

A. 收缩压130～139 mmHg，舒张压85～89 mmHg

B. 收缩压140～159 mmHg，舒张压90～99 mmHg

C. 收缩压160～179 mmHg，舒张压100～109 mmHg

D. 收缩压≥180 mmHg，舒张压≥110 mmHg

二、多项选择题

1. 高血压病的高危人群包括（　　）。

A. 年龄在35岁以上者　　B. 有高血压家族史者

C. 肥胖者　　D. 高盐饮食者

2. 常用的高血压药物包括（　　）。

A. 卡托普利　　B. 硝苯地平

C. 阿莫西林　　D. 普萘洛尔

3. 高血压的非药物治疗方法包括（　　）。

A. 体育运动　　B. 限制饮酒

C. 控制体重　　D. 减少钠盐摄入

4. 高血压的危险因素包括（　　）。

A. 肥胖　　B. 过量饮酒

C. 精神紧张　　D. 高血压家族史

5. 患者，女，52岁，血压150/95 mmHg，有头疼、失眠等不适症状。平日只吃素食，但口味较重，喜食咸菜。下列对其最主要的饮食指导，错误的是（　　）。

A. 高脂饮食　　B. 低磷饮食

C. 低盐饮食　　D. 高蛋白饮食

三、判断题

1. 只要血压超过 140/90 mmHg，就可以诊断为高血压。(　　)
2. 血压升高就一定是高血压。(　　)

四、案例分析

患者，男，64 岁，烟龄 45 年，平日素爱饮酒，3 年前被诊断为高血压。作为社区医生，请你分析其患高血压的危险因素，并对其进行健康指导。

任务十八

冠心病用药指导

冠状动脉粥样硬化性心脏病简称冠心病，是指由于脂质代谢不正常，血液中的脂质沉着在原本光滑的动脉内膜上，形成一些类似于粥样的白色斑块，称为动脉粥样硬化病变。这些斑块的增多会造成动脉腔狭窄，使血流受阻，导致心脏缺血，产生心绞痛。

学习目标

知识目标

1. 能明确冠心病的分类、临床表现及其治疗原则。
2. 能列举治疗冠心病的常用治疗药物种类、临床应用、不良反应及其用药注意事项。
3. 能写出心绞痛急救的步骤和注意事项。
4. 能够明确冠心病的健康指导目标及内容。

技能目标

1. 通过有效沟通，获取顾客的具体症状、病史和用药情况。
2. 能准确分析顾客的病情，提供用药指导。
3. 能较好地运用药物的使用规范，明确药物适应证、不良反应以及禁忌证等内容，有效预防药物滥用、误用及副作用。
4. 能解答顾客的各种用药方面的咨询问题，普及疾病及用药常识。
5. 能通过多种途径有效地对顾客进行综合性健康指导。

任务引入

顾客王某，女，65 岁，自诉间断出现心慌、胸闷半月余。患者 5 年前就开始出现心慌，偶尔出现胸闷、心前区疼痛，但自己并没在意。3 月前再次出现心前区疼痛，疼痛加重，并进行住院治疗，诊断为冠状动脉左、右降支狭窄，经药物治疗后症状消失。但半月前又出现胸闷、心慌等症状，休息后可缓解，今天买菜途中再次出现心前区闷痛，原地休息后症状缓解，遂到药店咨询。

请你作为药店医药商品购销员，完成顾客接待，并为其提供用药指导。

相关知识

一、疾病概述

（一）冠心病的分型

根据其临床症状，冠心病可分为以下五种类型。

1. 心绞痛型

表现为胸骨后的压迫感、闷胀感，伴随明显的焦虑感，持续 3 ~ 5 分钟，常发散到左侧臂部、肩部、下颌部、咽喉部和背部，也可放射到右臂。在体力活动、情绪激动、受寒、饱餐等心肌耗氧增加情况下发作的称为劳力性心绞痛，可休息和含服硝酸甘油片缓解。有时候心绞痛的症状不典型，可表现为气紧、晕厥、虚弱、嗳气。

根据发作的频率和严重程度分为稳定型心绞痛和不稳定型心绞痛。

稳定型心绞痛指病程稳定在一个月以上的劳力性心绞痛，其发作部位、频率、严重程度，持续时间、诱发因素在数周至数月内无明显变化。

不稳定型心绞痛指使原来的稳定型心绞痛发作频率、持续时间、严重程度增加，或者新发作的劳力性心绞痛（1 个月以内发生），或静息时发作的心绞痛。不稳定型心绞痛是急性心肌梗死的前兆，所以一旦发现应立即到医院就诊。

2. 心肌梗死型

心肌梗死发生前一周左右常有前驱症状，如静息和轻微体力活动时心绞痛会发作，并伴有明显的不适和疲惫感。心肌梗死发作的表现为持续性剧烈压迫感、闷塞感，甚至刀割样疼痛，疼痛区域为胸骨后，常波及整个前胸，以左侧为重。部分患者可沿左臂尺侧向下放射，引起左侧腕部、手掌和手指麻刺感；部分患者可放射至上肢、肩部、颈部、下颌部，以左侧为主。疼痛部位与以前心绞痛部位一致，但持续更久、疼痛更重，休息和含服硝酸甘油片不能缓解。有时候表现为上腹部疼痛，容易与腹部疾病混淆，伴有低热、烦躁不安、多汗和冷汗、恶心、呕吐、心悸、头晕、极度乏力、呼吸困难以及有濒死感，症状可持续 30 分钟甚至数小时。发现这种情况应立即就诊。

3. 无症状性心肌缺血型

很多患者有广泛的冠状动脉阻塞却没有心绞痛，甚至有些患者在心肌梗死发作时也无心绞痛。部分患者在出现心脏性猝死或常规体检时才发现患有心肌梗死。部分患者由于心电图有缺血表现，发生了心律失常，或因为运动试验阳性而做冠状动脉造影才发现患有心肌梗死。这类患者发生心脏性猝死和心肌梗死的概率和有心绞痛的患者一样，所以应注意平时的心脏保健。

4. 心力衰竭和心律失常型

部分患者原有心绞痛发作，以后由于病变广泛、心肌广泛纤维化，心绞痛逐渐减少到消失，却出现心力衰竭的表现，如气紧、水肿、乏力等，还有各种心律失常，表现为心悸。还有部分患者从来没有心绞痛，而直接表现为心力衰竭和心律失常。

5. 猝死型

猝死型指由于冠心病引起的不可预测的突然死亡。这种死亡通常发生在急性症状出现以后的6小时内，通常由心脏骤停所致。在猝死型冠心病中，心肌缺血状态会造成心肌细胞电生理活动异常，从而引发严重心律失常，最终导致心脏骤停。

（二）常见病因

1. 年龄和性别

随着年龄增长，动脉损伤和狭窄的风险会逐步增加，但近年来发病年龄有年轻化的趋势。通常男性患冠心病风险更高，这与雌性激素有抗动脉粥样硬化的作用有关，但绝经后女性的患病风险也会增加。

2. 家族史

研究表明，冠心病存在家族遗传特性。双亲中一人患冠心病，其子女的发病率比正常人高出2倍；双亲二人均患冠心病，其子女的发病率比正常人高出5倍。

3. 血脂异常

脂质代谢异常是动脉粥样硬化最重要的危险因素。高脂血症是指血中胆固醇和甘油三酯含量过高。血脂异常主要表现为总胆固醇（TC）、甘油三酯（TG）、低密度脂蛋白（LDL）或极低密度脂蛋白（VLDL）增高，高密度脂蛋白（HDL）降低。血液中高水平的胆固醇和甘油三酯会增加斑块和动脉粥样硬化形成的风险。

4. 吸烟

吸烟可吸入一氧化碳，致血中氧含量降低，促进动脉粥样硬化的形成。烟草中的尼古丁还可直接作用于冠状动脉和心肌，导致动脉痉挛和心肌损伤。吸烟还可升高血清胆固醇，促进动脉发生粥样硬化。冠心病的发病率和死亡率与每天的吸烟量成正比，被动吸烟也是冠心病的诱发因素之一。

5. 高血压

血压增高与本病密切相关。高血压患者患本病的概率较血压正常者高3～4倍。没有得到控制的高血压会导致动脉粥样硬化和血管壁变厚，从而使血管的管腔变得狭窄。高血压可以造成血管内壁的机械性损伤，促进血液中的脂质透过血管壁沉积于血管内膜下，引起动脉粥样硬化。

6. 糖尿病

糖尿病患者存在糖与脂肪代谢紊乱的情况，可导致血液中胆固醇含量增加而成为引起动脉粥样硬化的因素。同时，对冠心病患者更应强调预防糖尿病，因为糖尿病会使冠心病病情加重。

7. 其他因素

缺乏体力活动、压力大、肥胖、酗酒、不健康饮食、劳累等因素均可诱发冠心病。

（三）临床表现

1. 胸闷、胸痛

当一个具有冠心病发病基础的患者出现具有下列特征的胸痛时，要高度怀疑其患有冠心病。

（1）疼痛部位：疼痛常位于胸骨体上段或中段，也可能波及大部分心前区，可放射至左肩、左上肢前内侧，到达无名指和小指。不典型者可表现在腹上区、左肩、左臂、咽喉部、颈部等处。

（2）疼痛性质：疼痛常为压迫性、闷胀性或窒息性，也有烧灼感，偶可伴有濒死感，往往迫使患者立即停止活动，重者还会出汗。

（3）疼痛持续时间：疼痛出现后常逐步加重，在3～5分钟内经休息或含服硝酸甘油片后逐渐消失，一般很少出现服药后15分钟疼痛。

（4）严重并发症：心绞痛发作时可并发心律失常，表现为快速心房颤动、室性心动过速、心室颤动、心动过缓等，均可导致血流动力学障碍，从而影响血压、神志。

2. 不明原因的疲乏、无力，不想动或嗜睡。

3. 气短，感到空气不够用或呼吸困难，具有活动时加重、休息时减轻、平卧时加重、坐位时减轻的特点。

4. 晕厥。冠心病心律失常、心率过快、心率过慢、传导阻滞、心脏停搏等均可使心排血量降低。由于大脑对缺氧十分敏感，若大脑供血不足，轻者会感到头昏，重者可出现眩晕至晕厥。

5. 咳嗽、咯痰。冠心病心功能不全时，由于肺部充血，可以出现咳嗽、咯痰的症状。痰量一般不多，严重时可有粉红色泡沫痰。

（四）实验室检查指标

1. 心电图

心电图是冠心病诊断中最早、最常用和最基本的诊断方法。与其他诊断方法相比，心电图使用方便、易于普及，当患者病情变化时便可及时捕捉其变化情况，并能连续动态观察和进行各种负荷试验，以提高诊断敏感性。

2. 心电图负荷试验

心电图负荷试验主要包括运动负荷试验和药物试验（如潘生丁、异丙肾试验等），用于无心肌缺血表现且心电图完全正常的冠心病患者。运动负荷试验的原理是通过运动或其他方法给心脏以负荷，诱发心肌缺血，进而证实心绞痛的存在。运动试验对于缺血性心律失常及心肌梗死后的心功能评价也是必不可少的。

3. 动态心电图

动态心电图是一种可以长时间连续记录并编集分析心脏在活动和安静状态下心电图变化的方法。24小时内可连续记录多达10万次左右的心电信号，可提高对非持续性异位心律，尤其是对一过性心律失常及短暂的心肌缺血发作的检出率，扩大了心电图临床运用的范围，并且可以将失常的出现时间与患者的活动、症状相对应。

4. 核素心肌显像

根据病史，如心电图检查正常，但根据患者既往病史又不能排除心绞痛的可能时，可做此项检查。该检查可以显示心脏缺血区、明确缺血的部位和范围大小，再结合运动试验显像，可提高冠心病检出率。

5. 冠状动脉造影

冠状动脉造影是诊断冠心病最肯定的方法，也是目前冠心病诊断的“金标准”。冠状动脉造影可以明确冠状动脉有无狭窄，狭窄的部位、程度、范围等，并可据此指导进一步治疗所应采取的措施。

6. 心脏超声和血管内超声

心脏超声可以对心脏形态、室壁运动以及左心室功能进行检查，是目前最常用的检查手段之一，对室壁瘤、心腔内血栓、心脏破裂、乳头肌功能不全等有重要的诊断价值。血管内超声可以明确冠状动脉内的管壁形态及狭窄程度，是一项很有发展前景的新技术。

7. 心肌酶学检查

心肌酶学检查是急性心肌梗死诊断和鉴别诊断的重要手段之一。临床上根据血清酶浓度的序列变化和特异性同工酶的升高等肯定性酶学改变，便可明确诊断为急性心肌梗死。

8. 冠脉 CT 血管成像

冠脉 CT 血管成像（CTA）是指经静脉注射造影剂后利用螺旋 CT 扫描再经过计算机三维重建显示心脏冠状动脉成像，医生可以直接图像判断冠脉病变和血管狭窄情况。

9. 血液检查

血液检查中胆固醇、甘油三酯、血糖、脂蛋白以及各种炎症标志物水平的异常是冠心病的危险因素。

二、治疗原则与用药

（一）治疗原则

1. 去除病因，改善冠状动脉的供血和减轻心肌的耗氧量。

2. 积极治疗动脉粥样硬化，预防血栓形成。

3. 改善预后，减少心血管终点事件的发生。

（二）治疗药物

1. 硝酸酯类药物

硝酸酯类药物是目前最常用的一线抗心绞痛药物，对缓解各类心绞痛都有效。其可扩张静脉血管、舒张动脉血管，降低心脏的前、后负荷，降低心肌耗氧量，同时使心肌血液重新分配，有利于缺血区心肌的灌注。其代表药物为硝酸甘油、硝酸异山梨醇酯等。

2. β－受体阻滞剂

β－受体阻滞剂可减慢心率、减弱心肌收缩力及速度、降低血压，从而明显减少心肌耗氧量。此药还可增加缺血区血液供应、改善心肌代谢、抑制血小板功能等，因此是各型心绞痛、心肌梗死等患者的常用药物。其代表药物为普萘洛尔、美托洛尔、阿替洛尔等。老年人用药剂量较中年人要小，伴有慢性阻塞性肺疾病、心力衰竭或心脏传导病变的老年人对β－受体阻滞剂很敏感，如果使用时出现副作用，应逐渐减量、停药。

3. 钙离子通道阻滞剂

钙离子通道阻滞剂可降低心肌耗氧量，提高心肌效率，减轻心室负荷，对缺血心肌起保护作用，同时可增加缺血区心肌供血，抑制血小板聚集等。钙离子通道阻滞剂是目前临床上治疗冠心病的重要药物，代表药物为维拉帕米、硝苯地平、氨氯地平、地尔硫卓等。钙离子通道阻滞剂可扩张周围血管，降低动脉血压，引起低血压反应，应从小剂量开始使用。

4. 血管紧张素转化酶抑制剂

血管紧张素转化酶抑制剂作用机理是抑制血管紧张素转化酶，从而阻断肾素－血管紧张素系统，从而舒张血管，具有保护心血管、抗动脉粥样硬化等作用，同时可通过抑制肾素－血管紧张素－醛固酮系统而扩张血管，改善心室重构及心功能，减少心绞痛发生。常用药包括卡托普利、依那普利、贝那普利、雷米普利、培哚普利等，在降血压的同时还能促进血糖代谢，缓解冠心病症状。最常见不良反应为持续性干咳，多见于用药初期，病症较轻者可坚持服药，不能耐受者可改用血管紧张素受体阻滞剂。

5. 调血脂药

他汀类调血脂药具有降脂、抗炎、稳定动脉粥样硬化斑块和保护心肌的作用。冠心病伴有高脂血症的患者优先使用此类药物。其代表药物有洛伐他汀、辛伐他汀、阿托伐他汀等。

6. 抗血小板药

抗血小板药可预防心肌梗死，改善预后，临床可作为冠心病的二级预防，疗效肯定。其代表药物有阿司匹林、氯吡格雷等。在使用抗血小板药期间应密切观察有无出血倾向，定期监测出、凝血时间及血小板计数。

（三）治疗冠心病药物的选用

1. 缓解症状、改善缺血的药物

目前缓解症状及改善缺血的药物主要包括 3 类：硝酸酯类药物、β－受体阻滞剂和钙离子通道阻滞剂。缓解症状与改善缺血的药物应与预防心肌梗死和死亡的药物联合使用，其中β－受体阻滞剂同时兼有两方面的作用。舌下含服硝酸甘油片或使用硝酸甘油喷雾可在心绞痛急性发作时缓解症状，也可在运动前数分钟预防使用。只要无禁忌证，β－受体阻滞剂应作为稳定型心绞痛患者的初始治疗药物。若患者有β－受体阻滞剂禁忌证或不能耐受时，可选钙离子通道阻滞剂类药物中的氨氯地平、硝苯地平或非洛地平；无左心室收缩功能减退者必要时可选用地尔硫卓，或选择长效硝酸酯类药物。若β－受体阻滞剂达到最大耐受剂量效果仍不理想时，可选用钙离子通道阻滞剂类药物与长效硝酸酯类药物联合使用。

2. 改善预后的药物

此类药物可改善稳定型心绞痛患者的预后，预防心肌梗死、死亡等不良心血管事件的发生。改善预后的药物主要包括抗血小板药物、他汀类等降胆固醇药物、β－受体阻滞剂和血管紧张素转化换酶抑制剂或血管紧张素受体阻滞剂。抗血小板药物在预防缺血性事件中起着重要作用。稳定型心绞痛患者，若无阿司匹林禁忌证，推荐长期口服阿司匹林，因存在禁忌证或不能耐受而不能服用阿司匹林者，可用氯吡格雷替代。他汀类药物能有效降低总胆固醇和低密度胆固醇，降低心血管事件发生率和病死率。他汀类药物治疗还有延缓斑块进展、使斑块稳定和抗炎等有益作用。只要无禁忌证，无论血脂水平如何，稳定型心绞痛的患者均应给予他汀治疗。

（四）常用药物制剂与用法

1. 硝酸甘油片

规格 0.5 mg：舌下含服，每次 0.25 ~ 0.5 mg，每 5 分钟后可重复 0.5 mg，日最大剂量为 1.5 mg。

2. 普萘洛尔

规格 10 mg：口服，初始剂量 10 mg，每日 3 ~ 4 次，可单独使用或与利尿剂合用。剂量应逐渐增加，日最大剂量 200 mg。

3. 尼群地平片

规格 10 mg：开始一次口服 10 mg，一日 1 次，以后可根据情况调整为 20 mg，一日 2 次。

4. 硫氮草酮缓释片

规格 30 mg、45 mg、60 mg、90 mg：起始剂量为普通片一次 60 mg，一日 3 次；或一次 30 mg，一日 4 次，必要时可增至一日 360 mg，一日 1 次。缓释片（胶囊）一次 90 ~ 180 mg，一日 1 次。

5. 洛伐他汀片

规格 10 mg：口服，剂量为 20 mg/日，晚餐时顿服。调整剂量需间隔 4 周以上，最大量每日 80 mg，每日 1 ~ 2 次，早、晚餐服。

6. 阿司匹林肠溶片

规格 25 mg、40 mg、50 mg、100 mg、300 mg。用于降低急性心肌梗死疑似患者的发病风险：建议首次剂量 300 mg，嚼碎后服用以快速吸收，后续每日 100 ~ 200 mg。用于预防心肌梗死复发：每天 100 ~ 300 mg。

三、用药嘱咐

（一）切勿擅自停药

冠心病的病因目前尚未明确，因此暂时没有根治的手段，但通过规范、规律服药，可以有效控制其临床症状，提高患者生活质量、延长寿命。切忌随意停药，不仅不利于病情的改善，还会延误疾病的治疗，甚至导致心肌梗死等致命性心血管事件的发生。

（二）切勿擅自选择用药

冠心病的种类比较多，需要根据具体的表现选择合适的药物，不要盲目用药。不根据具体的症状来服用药物，可能会导致病情加重，因此在治疗冠心病过程中对症用药十分重要。切勿别人用什么药物，自己就用什么药物。

（三）切勿随意服用中成药

对于冠心病患者，有时候医生会开具中成药来辅助治疗。但是中成药用药切忌重复、杂乱。同类型的药只选用一至两种，自己不得随意增加药物品种，不可“大包围”，否则，有害无利。

（四）切勿随意增减药量

部分人出现冠心病之后，药物的服用剂量没有明确，总是过量或过少服用药物，这可能会导致身体受到损伤，甚至发挥不了治疗疾病的作用。

（五）服药期间切勿大量饮用浓茶和酒

冠心病在服药过程中，注意服药禁忌，如用茶水送服药物，很有可能会导致药效降低，药物发挥不了治疗疾病的作用，就会导致冠心病加重。另外冠心病患者忌喝浓茶，因其含咖啡因较多，可兴奋大脑，影响睡眠，对冠心病的护理不利；也应该避免摄入酒精物质，因为酒精不但会损害肝脏等器官，还能产生多余的热能，增加心脏耗氧量，导致心脏负荷过重，加重冠心病，同时还可能与部分药物发生反应，故应禁用。

四、健康指导

冠心病属于慢性疾病，除了住院以及门诊就诊，患者需要做好自我管理。因此，加强对冠心病患者的健康指导，提高患者对疾病的认识，指导患者改善生活方式，从而提高患者的治疗依从性、降低再住院率并改善疾病预后，是冠心病治疗的重要环节。健康指导的主要内容应该包括：

（一）生活方式管理

1. 饮食调理

健康饮食可以减少冠心病患者的死亡率和不良事件的发生风险，推荐患者摄取足量的水果、蔬菜、豆类、纤维素、不饱和脂肪酸、坚果和鱼类，减少精细碳水、红肉、饱和脂肪酸以及乳制品的摄入，合并高血压的患者还应限制盐的摄入。

2. 运动治疗

运动治疗除了能够减少老年冠心病患者心血管事件风险以外，还能改善其基础身体状态。建议患者坚持轻中度的体育活动，如日常步行、家务劳动，以及每周 1～2 次的体育锻炼。具体运动强度可以根据患者基本情况进行个体化调整。对于合并肥胖、关节炎等疾病的患者，应调整运动方案，并通过增加运动频率、降低运动强度等方式避免机体损伤。

除此之外，建议出院患者参与心脏康复运动。由医疗团队制定个性化的康复方案，指导患者在家庭或社区中进行以运动为基础的心脏康复，可以减少患者的再住院率，降低心肌梗死以及其他心血管死亡事件的发生风险。

中医的传统功法如太极拳、八段锦，可以帮助患者恢复生理、心理和社会功能状态，提高患者生活质量。

3. 体重管理

老年冠心病患者应适当控制体重，BMI 控制在 20～25 kg/m^2，可以减少心血管事件发生风险以及预防老年虚弱的发生。对于高龄老年患者（80 岁以上）是否要进行体重管理争议较大，超重乃至轻度肥胖的患者较正常 BMI 的患者有更低的死亡风险。

4. 戒烟

老年冠心病患者应戒烟，避免被动吸烟。

5. 心理干预

冠心病患者相较于健康人群更易有情绪和心理的失调。对于老年冠心病患者应及时筛查是否有焦虑、抑郁以及严重失眠等心理障碍，推荐应用常见心理量表如焦虑自查量表（SAS）、抑郁自查量表（SDS）等进行评估，必要时寻求心理医生协助，对于出现症状的患者应及时干预。

（二）疾病管理与自我管理

应在社区建立老年冠心病患者档案，由社区全科医生对老年冠心病患者进行长期随访和复诊，鼓励患者或家属记录患者的自我管理行为，并借助互联网、手机 App、微信等信息技术进行康复管理与健康干预。

监测意见主要基于专家共识，监测目标包括老年冠心病患者的衰老状况，生活方式，血压、血脂、血糖的控制情况，患者自觉症状，患者当前用药情况，是否有必要采取相应治疗措施以减少心血管终点事件的发生。

监测应包括以下内容：

1. 稳定型心绞痛患者

门诊随访患者的自觉症状，包括体力活动水平下降与否；治疗耐受程度；是否有新的伴随疾病，已有伴随疾病的严重程度；心绞痛发作的频率和严重程度加重与否；是否成功消除了危险因素，并增加了对危险因素的认识。门诊随访患者的用药情况，频率为每 4 ~ 12 个月一次；门诊随访患者生活方式，血压、血脂、血糖的控制情况，频率为每 4 ~ 12 个月一次；监测患者心电图，频率为每 3 ~ 6 个月一次或需要时；降脂治疗后，每 6 ~ 8 周监测一次血脂，以后每 4 ~ 6 个月一次；每年监测一次血糖；需要时，监测肝肾功能。

2. 经皮冠状动脉介入治疗（PCI）术后患者

监测心绞痛再发情况，监测抗血小板药物用药情况，监测身体运动能力，术后 6 个月内每月一次或胸痛发作时复查心电图。

3. 冠脉搭桥术后患者

专科复诊，术后 1、3、6 个月复诊，以后每半年复诊一次。每次复诊做心电图及超声心动图检查，必要时进行血管造影复查。观察心绞痛发作情况，身体运动能力和有无劳力性呼吸困难。监测用药情况：抗血小板或抗凝药物、硝酸酯类药物，术后 3 个月内服用，3 个月后根据病情决定是否用药；β - 受体阻滞剂，术后可逐渐减少剂量。

4. 老年冠心病患者

加强老年冠心病患者健康宣教和自我监督，定期记录饮食、运动、体重等相关观察指标，供医患之间交流以及完善个体化的饮食和运动计划。

老年冠心病患者的疗效需根据老年健康状况、人体学指标、血清生物化学指标和冠脉影像学的变化综合评估，以便及时调整治疗方案。

老年冠心病患者容易产生不良心理变化，并且出现功能衰退、活动受限、情感孤独等问题。如缺乏相应关怀，疾病即使康复也不能达到理想效果。推荐针对老年冠心病患者开展心理疏导。对于空巢老人，社区医生、家庭医生应定期访问，提供情感支持和居家医疗服务。

（三）冠心病的预防

1. 合理饮食。控制高胆固醇、高脂肪食物的摄入，多吃素食。同时要控制总热量的摄入，限制体重增加。

2. 生活规律，避免过度紧张；保持足够的睡眠，培养多种兴趣爱好；保持情绪稳定，切忌急躁、激动或闷闷不乐。

3. 保持适当的体育锻炼，增强体质。

4. 适量饮茶。茶多酚中的儿茶素以及茶多酚在煎煮过程中不断氧化形成的茶色素，经动物体外实验均提示有显著的抗凝、促进纤溶、抗血栓形成等作用。

5. 不吸烟、酗酒。

6. 积极防治老年慢性疾病，如高血压、高血脂、糖尿病等。

7. 积极降压。

任务实施

一、活动准备

1. 场地准备：模拟药房。

2. 物品准备：柜台、不同种类的治疗冠心病的药物、带有进销存系统的计算机、凳子等。

3. 人员准备：将同学分成若干小组，每组4～6人，一人担任组长，负责分配组内成员任务，共同完成冠心病的用药指导。

二、活动实施

1. 接待顾客

按照规范礼仪及医药商品购销员的职业标准接待顾客。

2. 询问诉求

（1）询问顾客基本信息：顾客是否为患者本人，患者的年龄、职业等。

（2）询问疾病症状：是否有胸痛、胸闷、呼吸急促等现象，胸痛持续时间，缓解的方式，是否伴有出汗、头痛、呕吐等症状，是否患有哮喘、高血压、糖尿病等其他疾病。

（3）询问就医史：最近是否就医，是否定期测心率、血压。

（4）询问用药史：是否在同时使用其他药物，使用药物的名称、用药剂量等。

（5）询问过敏史：有无过敏史，过敏药物名称及成分等。

3. 确认咨询内容提出处理办法

如果顾客在药店内突发心绞痛，购销员应立即根据顾客目前情况，结合疾病史及服药情况，排除其他疾病。若考虑为过度活动导致的冠心病心绞痛发作，购销员应安抚顾客情绪，如果顾客疼痛减轻，可以先让其在店里休息。在顾客休息的同时，购销员可以为顾客测血压、打电话给其家属，并建议其到医院做进一步检查，在医生指导下用药。如果顾客症状无法缓解，先拨打120，并在药店执业医师指导下为顾客服用心绞痛急救药，而后到医院进一步检查治疗。

4. 用药指导

（1）根据顾客疾病史及目前症状，已经明确诊断该顾客患有冠心病，顾客平时服用的治疗药物为硝酸甘油片和硝酸异山梨酯片。请指出此类药物有哪些不良反应和用药注意事项。

（2）在提出用药指导时，可推荐顾客服用中药、中成药，如复方丹参滴丸、冠心苏合胶囊、地奥心血康胶囊，也可服用补益麦冬茶、舒心菖蒲茶等，或深海鱼油、大蒜油、卵磷脂、蜂王浆等保健品。购销员应结合顾客情况向其推荐不同价格的保健品，给予其充分的选择余地；同时，提出用药指导前应充分评估顾客的健康状况、用药禁忌及用药情况。

5. 健康指导

可从用药指导、健康教育、饮食指导、运动指导、综合生活方式等方面对顾客进行健康指导。

6. 任务评价

评价细则

评价指标	评价要素
基本素养	待客接物落落大方，顾客进门必须主动招呼，使用礼貌用语，面带微笑、语调平和，举止端庄大方，不卑不亢
	仪容仪表规范，着装得体，不戴首饰、不染发，指甲干净整洁
	在整个问病荐药过程中仪态端庄，使用礼貌用语、沟通表达逻辑清晰
问病	能了解顾客的基本信息，注意沟通礼仪
	能有效获取顾客的症状、疾病史、用药史、家族疾病史、过敏史及既往健康状况等
用药	能根据顾客的疾病或疾病的症状推荐药品、药品选择合理
	面对顾客突发的紧急症状能够正确选用急救药品缓解顾客症状，确保顾客人身安全，不违背药店管理规定
用药指导	能恰当表达对顾客的关心，主动询问顾客需求
	能准确介绍药品信息，包括药品名称、有效成分、主治功能、规格、有效期等
	能说明药品的不良反应、禁忌证、联合用药的相互作用
	能清楚告知顾客药品服用剂量、服用时间及服用顺序，并教会顾客做好用药记录
健康指导	能从饮食、运动、情绪等方面对顾客进行健康教育
	能从烟酒、睡眠等生活习惯方面对顾客进行健康教育
	服务真诚专业，秉承以人为本的理念，有培养长期顾客的意识

7. 清场

按照6S企业管理标准清理实训场地。

【知识拓展】

心肌梗死

人体的心脏就像是一个发动机，不停地把含有养分的营养血液输送到身体各个器官以维持人体的正常生命活动。但心脏本身也需要血液来满足自身的做功需要，当输送发动机的油管（冠状动脉）堵塞，冠状动脉就会发生急性、持续性缺血缺氧而引起的心肌坏死，又称心肌梗死。

心肌梗死是冠心病的一种类型，多以冠状动脉粥样硬化狭窄为前提，由于某些诱因致使冠状动脉粥样斑块破裂，血中的血小板在破裂的斑块表面聚集，形成血块（血栓），阻塞冠状动脉管腔，导致心肌缺血坏死；另外，心肌耗氧量剧烈增加或冠状动脉持续痉挛也可诱发急性心肌梗死。急性心肌梗死是冠状动脉急性、持续性缺血、缺氧所引起的心肌坏死，可并发心律失常、休克或心力衰竭，常可危及生命。

心肌梗死常为过度劳累、情绪激烈变化、暴饮暴食、寒冷刺激、便秘、吸烟、大量饮酒等原因导致。

本病多突然发作、胸骨后或心前区会有剧烈而持久的压迫性疼痛，休息和含服硝酸甘油片不能缓解，常伴有烦躁不安、出汗、恐惧或濒死感。少数患者无疼痛，但一开始发病就很凶险，即表现为血压下降，高压可以降至80 mmHg以下，心率增快，甚至会反应迟钝或意识模糊；或表现为胸闷、气短、呼吸困难及急性心力衰竭。还有一些少见患者，仅有全身症状，出现难以形容的不适、发热。部分患者疼痛区位于上腹部，伴有恶心、呕吐、腹胀等胃肠道症状，可能被误诊为胃穿孔、急性胰腺炎等急腹症；少数患者表现为颈部、下颌部、咽喉部及牙齿疼痛，易误诊。

心肌梗死患者约70%有先兆症状，主要表现为：

1. 既往无心绞痛的患者突然发生心绞痛，或原有心绞痛患者发作后症状突然明显加重，或无诱因自发发作。

2. 心绞痛的性质较以往发生改变、时间延长，使用硝酸甘油不易缓解。

3. 疼痛伴有恶心、呕吐、大汗或明显心动过缓或过速。

4. 心绞痛发作时伴气短、呼吸困难。

5. 冠心病患者或老年人突然出现不明原因的心律失常、心力衰竭、休克或晕厥等情况时都应想到心肌梗死的可能性。

自救方法：若上述症状一旦发生，必须认真对待，患者首先应卧床，保持安静，避免精神过度紧张；舌下含服硝酸甘油或喷雾吸入硝酸甘油，若症状没有缓解，5分钟后可再含服一片，待心绞痛缓解后去医院就诊。若胸痛20分钟不缓解或严重胸痛伴恶心、呕吐、呼吸困难、晕厥，应立即呼叫救护车将患者送往医院。

思考与练习

一、单项选择题

1. 适宜冠心病患者的食物是（　　）。

A. 高热量、低胆固醇食物　　B. 高热量、低蛋白质食物

C. 低热量、低盐、高胆固醇食物　　D. 低胆固醇、低盐食物

2. 心绞痛发作的典型部位是（　　）。

A. 心尖部　　B. 心前区

C. 剑突附近　　D. 胸骨体中上段

3. 关于硝酸甘油的使用，下列说法错误的是（　　）。

A. 含有药物成分的唾液要及时咽下　　B. 使用前查看药物是否过期

C. 一定要舌下含服　　D. 不可频繁使用，否则药效降低

4. 关于冠心病患者的运动，下列说法错误的是（　　）。

A. 冠心病急性发作期间不能运动　　B. 冠心病患者终生都不能运动

C. 运动要平稳，不能贪多贪快　　D. 在病情允许的情况下，及早运动

5. 患者，男性，59 岁，最近经常发生心绞痛，护士遵医嘱指导其舌下含化硝酸甘油片，有关用药注意事项正确的是（　　）。

A. 出现不良反应立即停药　　B. 首次含药后平卧片刻以防低血压

C. 疗效差不多时不必报告医生　　D. 主要不良反应是恶心、呕吐

6. 患者，女性，67 岁，近一段时间经常发生心前区疼痛，最常见的原因是（　　）。

A. 心肌病　　B. 心包炎　　C. 干性胸膜炎　　D. 心绞痛

7. 患者，男性，59 岁，因情绪激动引发胸骨后压迫性疼痛，并向左肩、臂放射，疑为典型心绞痛发作，此时可给予其（　　）。

A. 硝酸甘油口服　　B. 硝酸甘油肌注

C. 硝酸甘油静滴　　D. 硝酸甘油舌下含化

8. 心绞痛发作时首要的护理措施是（　　）。

A. 心电监护　　B. 建立静脉通道

C. 指导患者放松　　D. 让患者立即停止活动、静卧休息

9. 患者，男性，67 岁，患冠心病 10 年，近半月来心前区频繁发生不适，含服硝酸甘油片无效，疑为急性心肌梗死。请问能够确诊急性心肌梗死的最具诊断意义的检查为（　　）。

A. 血常规　　B. 尿常规　　C. 心电图　　D. 超声心动图

二、简答题

1. 冠心病的类型有哪些？
2. 冠心病常用治疗药物有哪些？

三、案例分析

患者，男，65 岁，发作性心前区闷痛 1 月。近 1 个月来经常无明显诱因而出现劳累后心前区闷痛，持续 2 ~5 分钟，休息后可缓解。近 1 日内因其情绪欠佳，爬 4 层楼后再次出现心前区闷痛，但较之前加重，并伴有紫绀。请根据患者的疾病情况设计一段情景对话。

任务十九

糖尿病用药指导

糖尿病是由遗传因素、免疫功能紊乱、微生物感染及其毒素、自由基毒素、精神因素等各种致病因子作用于机体导致胰岛功能减退、胰岛素抵抗等而引发的糖、蛋白质、脂肪、水和电解质等一系列代谢紊乱综合征，临床上以高血糖为主要特点，典型症状为多尿、多饮、多食、消瘦等，即“三多一少”症状。糖尿病（血糖）一旦控制不好会引发并发症，导致肾、眼、足等部位的衰竭病变，且无法治愈。

学习目标

知识目标

1. 能明确糖尿病的分类、临床表现及其治疗原则。
2. 能列举治疗糖尿病的常用治疗药物种类、临床应用、不良反应及其用药注意事项。
3. 能明确糖尿病的健康指导目标及内容。

技能目标

1. 能通过有效沟通，获取顾客的具体症状、病史和用药情况。
2. 能准确分析患者的病情，提供用药指导。
3. 能较好地运用药物的使用规范、适应证、不良反应以及禁忌证等内容，有效预防药物滥用、误用及副作用。
4. 能解答顾客的各种用药方面的咨询问题，普及疾病及用药常识。
5. 能有效引导顾客通过多种途径进行综合性健康指导。

任务引入

顾客李某，女，52 岁，教师。在两年前单位组织的体检中发现空腹血糖 7.6 mmol/L，被医院确诊为糖尿病，一直服用降糖药阿卡波糖胶囊。现家中备药已服用完，故携带处方前来药店购药并咨询。查体：体温 36.8 ℃，呼吸 20 次/分，血压 132/85 mmHg，脉搏 80 次/分。

请你作为药店医药商品购销员，完成顾客接待，并为其提供用药指导。

相关知识

一、疾病概述

（一）疾病分型

1. 胰岛素依赖型糖尿病

胰岛素依赖型糖尿病（1 型糖尿病）是指自身免疫反应引起胰岛炎症，破坏胰岛 β 细胞，使胰岛 β 细胞损伤，引起胰岛素分泌绝对不足，血液中可测到自身抗体。疾病特点：①任何年龄均可发病，但 30 岁前常见，多发生在儿童或青少年；②起病急，病情重，多有典型的“三多一少”症状；③血糖显著升高，经常反复出现酮症酸中毒；④血中胰岛素和 C 肽水平很低甚至检测不出；⑤患者胰岛功能基本丧失，需要终生应用胰岛素替代治疗和维持生命。

2. 非胰岛素依赖型糖尿病

非胰岛素依赖型糖尿病（2 型糖尿病）大约占糖尿病患者群体总数的 95%，2 型糖尿病患者体内产生胰岛素的能力并非完全丧失，只是胰岛素分泌不足或胰岛素释放延迟，有的患者体内胰岛素甚至产生过多，但由于周围组织对胰岛素作用不敏感或肥胖引起某种程度的胰岛素抵抗，使胰岛素的作用效果大打折扣，因此患者体内的胰岛素是一种相对缺乏。疾病特点：①一般有家族遗传病史；②起病缓慢，病情发展相对平稳，往往估计不出发病时间，即使发病也无任何症状，无症状的时间可达数年至数十年，多在检查身体时被发现；③多数患者肥胖、食欲好、精神体力与正常人并无差别，偶有疲乏无力，个别人可出现低血糖；④随着病程延长，血糖逐渐升高，可出现糖尿病慢性并发症。慢性并发症常为 2 型糖尿病的首诊症状。

3. 妊娠期糖尿病

妊娠期糖尿病是指在妊娠过程中初次发现的任何程度的糖耐量异常。

4. 其他特殊类型糖尿病

其他特殊类型糖尿病病因学相对明确，是指胰腺炎、库欣综合征、使用糖皮质激素、巨细胞病毒感染等引起的一些高血糖状态。

（二）常见病因

1. 遗传因素

1 型或 2 型糖尿病均存在明显的遗传异质性。糖尿病存在家族发病倾向，1/4 ~1/2 患者有糖尿病家族史。临床上至少有 60 种以上的遗传综合征可伴有糖尿病。1 型糖尿病有多个 DNA 位点参与发病，其中以 HLA 抗原基因中 DQ 位点多态性关系最为密切。在 2 型糖尿病中已发现多种明确的基因突变，如胰岛素基因、胰岛素受体基因、葡萄糖激酶基因、线粒体基因等。

2. 环境因素

进食过多、体力活动少导致的肥胖是 2 型糖尿病最主要的环境因素，使具有 2 型糖尿病遗传易感性的个体更易发病。1 型糖尿病患者存在免疫系统异常，在被某些病毒如柯萨奇病毒、风疹病毒、腮腺炎病毒等感染后易导致自身免疫反应，破坏胰岛素 β 细胞。

（三）临床表现及并发症

1. 糖尿病临床表现

（1）多尿。糖尿病患者尿量增多，每昼夜尿量达 3 000～4 000 mL，最高达 10 000 mL 以上。排尿次数增多，有的患者日尿次数可达 20 余次。因血糖过高，患者的葡萄糖在体内不能被充分利用，特别是肾小球滤过的葡萄糖不能完全被肾小管重吸收，以致形成渗透性利尿。因此，血糖越高，排糖亦越多，尿量亦越多，如此恶性循环。

（2）多饮。由于多尿，水分丢失过多，发生细胞内脱水，刺激中枢产生口渴的感觉，患者会以饮水来作补充。因此，排尿越多，口渴越明显，饮水自然增多，形成恶性循环。

（3）多食。由于糖分大量随尿液排出，如每日失糖 500 g 以上，机体处于半饥饿状态，能量的缺乏会引起食欲亢进、食量增加；而食量增加又会引起血糖升高、尿糖增多，如此反复。

（4）消瘦。由于血糖高的患者胰岛素分泌不足，机体不能充分利用葡萄糖，则会加速脂肪和蛋白质的分解来补充能量，这样就会导致脂肪和蛋白质消耗过多，患者会出现体重下降、形体消瘦的表现。

（5）乏力。由于患者体内代谢紊乱，不能正常释放能量，故患者常身感乏力、精神不振。

2. 其他

患者常感疲乏无力、性欲减退、（女性）月经失调。中老年患者常伴有视力下降、骨质疏松，表现为腰腿痛；有神经系统并发症者可出现肢体麻木、针刺样或烧灼样疼痛、皮肤有蚁走感、皮肤瘙痒等；还表现有（男性）阳痿、便秘、顽固性腹泻、心悸、出汗、直立性低血压等；女性患者可有外阴部瘙痒，部分患者免疫力降低，易并发感染。

3. 并发症

糖尿病的并发症可以分为急性与慢性两类。

（1）糖尿病急性并发症。包括酮症酸中毒、非酮症性高渗综合征、乳酸性酸中毒，其中酮症酸中毒是最常见的急性并发症，延误诊断或治疗可导致死亡。

（2）糖尿病发生慢性并发症根本的原因是微血管和大血管的损害。

心血管并发症：糖尿病患者发生冠心病的概率是非糖尿病患者的 2～3 倍，常见的心血管并发症有冠心病、心脏扩大、心力衰竭、心律失常、心动过速、心绞痛、心肌梗死等。

脑血管病：糖尿病脑血管病以脑动脉粥样硬化所致缺血性脑病最为常见，如短暂性脑缺血发作、多发性脑梗死、脑血栓形成等。这是糖尿病致残或致死的主要原因。

糖尿病眼病：糖尿病患者眼部病变包括角膜异常、虹膜新生血管、视神经病变、虹膜炎、青光眼、白内障等，眼部并发症往往会导致失明，因此早期诊治十分重要。

糖尿病肾病：也称糖尿病肾小球硬化症，是糖尿病常见而难治的微血管并发症，为糖尿病患者的主要死因之一，包括尿蛋白、肾炎、肾功能衰竭、尿毒症等病变。

糖尿病足：糖尿病足是糖尿病下肢血管病变、神经病变和感染共同作用的结果，表现为足部疼痛、溃疡、肢端坏疽等病变，严重者甚至截肢。

糖尿病骨关节病：本病发生率虽然不高，但可致关节脱位、畸形，严重影响关节功能，使患者生活质量降低。

神经病变：临床表现为四肢自发性疼痛、麻木、感觉减退。个别患者出现局部肌无力、肌萎缩。自主神经功能紊乱则表现为腹泻、便秘、尿潴留等。

（四）实验室检查指标

1. 血糖

血糖检测是诊断糖尿病的唯一标准。有明显“三多一少”症状者，只要血糖值有一次异常即可确诊；无症状者诊断糖尿病需要两次异常血糖值；可疑者需做75 g葡萄糖耐量试验。

2. 尿糖

糖尿病患者尿糖检查结果通常为阳性。当血糖浓度超过肾糖阈时尿糖阳性；但当肾糖阈增高时，即使血糖达到糖尿病诊断标准，尿糖也可呈阴性。因此，尿糖阳性只是诊断糖尿病的重要线索，不能作为诊断标准。

3. 尿酮体

酮症或酮症酸中毒时尿酮体为阳性。

4. 糖化血红蛋白

糖化血红蛋白是葡萄糖与血红蛋白非酶促反应结合的产物，反应不可逆，水平稳定，可反映取血前2个月的平均血糖水平，是判断血糖控制状态最有价值的指标。

5. 糖化血清蛋白

糖化血清蛋白是葡萄糖与人血白蛋白非酶促反应结合的产物，可反映取血前1～3周的平均血糖水平。

6. 血清胰岛素和C肽水平

血清胰岛素和C肽水平能够反映胰岛β细胞的储备功能。2型糖尿病早期或肥胖型糖尿病患者的血清胰岛素正常或增高，随着病情的发展，胰岛功能逐渐减退，胰岛素分泌能力下降。

7. 血脂

糖尿病患者常见血脂异常，在血糖控制不良时尤为明显。表现为甘油三酯、总胆固醇、低密度脂蛋白胆固醇水平升高，高密度脂蛋白胆固醇水平降低。

（五）诊断与鉴别诊断

糖尿病的诊断标准见表3－19－1。

表3－19－1　糖尿病的诊断标准①

诊断标准	静脉血浆葡萄糖或 HbA_{1C} 水平
典型糖尿病症状	
加上随机血糖	≥11.1 mmol/L

① 摘自《中国2型糖尿病防治指南（2020年版）》。

续表

诊断标准	静脉血浆葡萄糖或 HbA_{1C} 水平
或加上空腹血糖	≥7.0 mmol/L
或加上 OGTT 2 h 血糖	≥11.1 mmol/L
或加上 HbA_{1C}	≥6.5%
无糖尿病典型症状者，须改日复查确认	

注：OGTT 为口服葡萄糖耐量试验，HbA_{1C} 为糖化血红蛋白。

二、治疗原则与用药

（一）治疗原则

糖尿病治疗是一种综合性治疗，具体治疗原则包括以下 5 个方面。

1. 糖尿病的教育与心理治疗

其主要目的是让糖尿病患者真正了解糖尿病，知道如何对待和处理糖尿病。

2. 糖尿病饮食治疗

使糖尿病患者做到合理用餐，给糖尿病的其他治疗手段奠定基础。

3. 运动疗法

让患者长期坚持适量的体育锻炼，保持血糖水平正常和身体健康。

4. 糖尿病的药物治疗

当单纯饮食及运动治疗不能使血糖维持基本正常水平时，应适当选用口服降糖药物或胰岛素，并根据临床需要服用降脂、降压及其他药物，使患者维持全面正常状态。

5. 糖尿病病情的监测

定期检查患者血、尿等各项指标，心电图及眼底检查，以期详细了解病情，指导治疗。

（二）治疗药物

1. 磺酰脲类药物

磺酰脲类药物的作用机制为刺激胰岛 β 细胞分泌胰岛素，从而降低血糖。磺酰脲类药物对 1 型糖尿病无效，是非肥胖的 2 型糖尿病患者的一线治疗药物，所有的磺酰脲类药物均能引起低血糖。此类药物包括格列本脲、格列吡嗪、格列喹酮、格列齐特、格列美脲等。

2. 双胍类药物

双胍类药物并不能促进胰岛素分泌，其降糖作用机制是促进组织无氧糖酵解，加强肌肉等组织对葡萄糖的利用，同时抑制肝糖原的异生，减少葡萄糖的产生。此外还可抑制胰高血糖素的释放。双胍类降糖药是肥胖型糖尿病患者的一线治疗药物。此类药物包括苯乙双胍片、盐酸二甲双胍缓释片。

3. α－糖苷酶抑制药

α－糖苷酶抑制药的作用机制为能通过竞争性抑制小肠绒毛中参与碳水化合物降解的 α 葡萄糖苷酶活性，延缓碳水化合物和双糖的分解和消化，延迟并减少葡萄糖在小肠上段的吸收，从而控制餐后血糖的升高。α－糖苷酶抑制药可以作为一线药物配合饮食、运动使用，或与磺酰脲类药物、双胍类药物以及胰岛素合用，对降低餐后血糖有较好作用。此类药物包括阿卡波糖片、伏格列波糖片等。

4. 噻唑烷二酮类药物

噻唑烷二酮类药物的作用机制为通过增加胰岛素的敏感性而有效控制血糖。此类药物包括马来酸罗格列酮、盐酸吡格列酮等。

5. 促胰岛素分泌药

与磺酰脲类药物不同，促胰岛素分泌药可以与胰岛 β 细胞上的异性受体结合，关闭胰岛 β 细胞膜上的 ATP 依赖性 K^+ 通道，开放 Ca^{2+} 通道，造成 Ca^{2+} 内流，使细胞内 Ca^{2+} 浓度增加，从而刺激胰岛素的分泌。此类药物包括瑞格列奈、那格列奈、米格列奈等。

6. 胰岛素

胰岛素制剂一般为皮下或静脉注射。胰岛素制剂根据来源不同可分为动物胰岛素（猪、牛）、人胰岛素和胰岛素类似物 3 种。人胰岛素（如低精蛋白锌胰岛素）比动物胰岛素（如普通猪胰岛素）能更少地引起免疫反应。胰岛素类似物（如门冬胰岛素、赖脯胰岛素、甘精胰岛素）比人胰岛素更符合生理胰岛素分泌及作用模式。

胰岛素制剂按作用快慢和维持时间长短，可分为超短效（速效）胰岛素类似物、常规（短效）胰岛素、中效胰岛素、长效胰岛素和预混胰岛素 5 类。超短效胰岛素类似物和常规胰岛素主要控制餐后高血糖；中效胰岛素主要控制两餐后高血糖，以第二餐为主；长效胰岛素主要提供基础水平胰岛素；预混胰岛素为超短效或常规胰岛素与中效胰岛素的混合制剂。

7. 新型降糖药

《中国 2 型糖尿病防治指南（2020 年版）》将以肠促胰岛素为基础的疗法包括胰高血糖素样肽－1 受体激动剂和二肽基肽酶－4 抑制剂纳入 2 型糖尿病治疗的基本路径中，成为治疗 2 型糖尿病的一线药物。胰高血糖素样肽－1 受体激动剂有利于降低餐后血糖并使血糖维持在恒定水平，代表药物有艾塞那肽、利西拉来、利拉鲁肽、阿必鲁肽及杜拉鲁肽等。二肽基肽酶－4 抑制剂通过促进胰岛 β 细胞释放胰岛素，同时抑制胰岛 α 细胞分泌胰高血糖素，从而降低血糖，代表药物有利格列汀、沙格列汀、西格列汀等。

（三）治疗糖尿病药物的选用

糖尿病治疗药物的作用机制各异，优势不同，在选药上宜依据糖尿病的分型，患者的体重、血糖控制情况、并发症、药物敏感或抗药性等个体差异因素综合考虑。

1. 1 型糖尿病患者本身胰岛素分泌绝对不足，必须注射胰岛素，或与 α－糖苷酶抑制药阿卡波糖、双胍类降糖药联合使用。对初发糖尿病、青年发病、有酮症倾向、身体消瘦、空腹血糖 >11.1 mmol/L 者，应尽早给予胰岛素治疗。

2. 糖尿病合并妊娠及妊娠期糖尿病患者，发生糖尿病合并酮症酸中毒、高渗性昏迷、乳酸性酸中毒、各种应激情况、严重慢性并发症、消耗性疾病的患者应选用胰岛素注射。

3. 对肥胖的 2 型糖尿病患者（体重超过理想体重 10%），经饮食和运动治疗尚未达标者，尤其是伴高脂血症、高甘油三酯血症、高密度脂蛋白水平低者可首选二甲双胍。

4. 如单纯的餐后血糖高，而空腹和餐前血糖不高，则首选 α－糖苷酶抑制药；如以餐后血糖升高为主，伴餐前血糖轻度升高，应首选胰岛素增敏药；如空腹、餐前血糖高，无论餐后是否血糖高，都应考虑用磺酰脲类、双胍类或胰岛素增敏药；对 2 型糖尿病在餐后出现高血糖者，为控制餐后血糖，可选 α－糖苷酶抑制药阿卡波糖。

5. 非磺酰脲类降糖药可以诱发胰岛素分泌，降糖作用快，对餐时、餐后血糖有显著控制作用。餐前空腹口服瑞格列奈 1～4 mg，或初始时每次 0.5～1 mg、那格列奈每次 60～120 mg，一日 3 次，餐前半小时或餐前即服。

6. 对糖尿病合并肾病者早期可首选格列喹酮，其不影响肾脏功能，由肾脏排泄率不及 5%，适用于糖尿病合并轻、中度肾功能不全者。一般日剂量在 15～180 mg 不等，可根据患者具体情况适当调节。日剂量在 30 mg 以内者，可于早餐前一次服用；大于此剂量者，可酌情分 2 次或 3 次于餐前服用；对伴有肾功能明显损害的患者应及早应用胰岛素。

对糖尿病合并高血压者在应用胰岛素的基础上，可合用血管紧张素转换酶抑制药，其可改善胰岛素抵抗，对糖和脂肪代谢无不良影响，尚可促进糖与脂肪代谢，且抑制心肌肥厚的发生，保护肾脏功能，改善肾脏的血流动力学，进一步改善肾脏的盐分泌，减缓慢性肾脏疾病和肾脏损伤的发展。可选择福辛普利钠 10 mg/次，一日 1 次；赖诺普利一日 1 次，从小剂量开始，初始剂量为 5～10 mg，可逐步增加至 80 mg。

7. 老年患者由于对低血糖的耐受能力差，不宜选用长效、强力降糖药，而应选择服用方便、降糖效果温和的降糖药，如瑞格列奈。对于儿童，1 型糖尿病用胰岛素治疗，2 型糖尿病目前仅有二甲双胍被批准用于儿童。另外，还要充分考虑到患者服药的依从性，对于经常出差、进餐不规律的患者，选择每日服用 1 次的药物（如格列美脲）则更为方便、合适，顺应性更好。

（四）常用药物制剂与用法

1. 甲苯磺丁脲片剂

规格 0.5 g。每日 0.5～2 g，分 1～2 次服用。餐前服，待血糖正常或尿糖少于 5 g 时，改维持量每日 0.5 g，分两次服用。

2. 格列本脲片

规格 2.5 mg。轻症者 1.25 mg（半片），一日 3 次，三餐前服，7 日后递增至每次服用 2.5 mg（1 片）。一般用量为每日 5～10 mg（2～4 片），早餐前或早餐及午餐前各 1 次，最大用量每日不超过 15 mg（6 片）。

3. 格列吡嗪片

规格 5 mg。口服，剂量因人而异，一般推荐剂量为每日 2.5～20 mg，早餐前 30 分钟服用；日剂量超过 15 mg 者，宜在早、中、晚分 3 次餐前服用。单用饮食疗法失败者：起始剂量一日 2.5～5 mg，以后根据血糖和尿糖情况增减剂量，每次增减 2.5～5 mg。已使用其他口服磺酰脲类降糖药者，停用其他磺酰脲药 3 天，复查血糖后再开始服用本品，从 5 mg 起逐渐加大剂量，直至产生理想的疗效，最大日剂量不超过 30 mg。

4. 盐酸二甲双胍片

规格 0.25 g。口服，成人开始一次 0.25 g，一日 2 ~ 3 次，以后根据疗效逐渐加量，一般日剂量为 1 ~ 1.5 g，最多不超过 2 g。餐中或餐后即刻服用，可减轻胃肠道反应。

5. 马来酸罗格列酮片

规格 4 mg。口服，单药治疗与磺酰脲类或二甲双胍合并用药时，本品起始用量为一日 4 mg，单次服用经 12 周治疗后，如仍需要服用本品，可加量至一日 8 mg，分 1 ~ 2 次服用。

6. 瑞格列奈片

规格 0.5 mg。瑞格列奈片通常在主餐前 15 分钟内服用（即餐前服用），也可根据医嘱在餐前 30 分钟内服用，因为口服瑞格列奈片 30 分钟内即可出现促胰岛素分泌反应。服用剂量因人而异，以个人血糖而定。推荐起始剂量为 0.5 mg，以后如需要可每周或每两周作调整；接受其他口服降血糖药治疗的患者可直接转用瑞格列奈片治疗，推荐起始剂量为 0.5 mg，最大的推荐单次剂量为 4 mg，进餐时服用，但最大日剂量不应超过 16 mg。对于身体衰弱和营养不良的患者，应谨慎调整剂量；如果与二甲双胍合用，应减少瑞格列奈片的剂量。

7. 阿卡波糖片

规格 50 mg。用餐前即刻整片吞服或与前几口食物一起咀嚼服用，剂量因人而异。推荐起始剂量为每次 50 mg，每日 3 次；以后逐渐增加至每次 0.1 g，每日 3 次；个别情况下，可增至每次 0.2 g，每日 3 次。

8. 磷酸西格列汀片

规格 100 mg。单药治疗的推荐剂量为 100 mg，每日 1 次。轻度肾功能不全患者不需要调整剂量。中度肾功能不全的患者剂量调整为 50 mg 每日 1 次。严重肾功能不全的患者或需要血液透析或腹膜透析的终末期肾病患者剂量调整为 25 mg，每日 1 次。

9. 达格列净片

规格 10 mg。在饮食和运动基础上，本品可作为单药治疗用于 2 型糖尿病成人患者的血糖控制。推荐起始剂量为 5 mg，每日 1 次，晨服，不受进食限制。对于需要加强血糖控制且耐受为 5 mg 每日 1 次的患者，剂量可增加至 10 mg，每日 1 次。

10. 胰岛素制剂

胰岛素治疗应在综合治疗基础上进行。胰岛素剂量取决于血糖水平、β 细胞功能缺陷程度、胰岛素抵抗程度、饮食和运动状况等。一般从小剂量开始，根据血糖水平逐渐调整。短效胰岛素用法一般为餐前 30 分钟皮下注射，用药后 30 分钟内须进食含碳水化合物的食物（以免给药后发生血糖过低症），每日 3 ~ 4 次，早餐前的一次用量最多，午餐前次之，晚餐前又次之，夜宵前用量最少。通常胰岛素由患者自己进行皮下注射，只有在突发急症（如糖尿病性昏迷）时才会进行静脉注射。因患者的胰岛素需要量受饮食热量和成分、病情轻重和稳定性、体型胖瘦、体力活动强度、胰岛素抗体和受体的数目以及亲和力等因素影响，使用剂量应个体化。此外，少量（5 ~ 10 U）尚可用于治疗营养不良、消瘦、顽固性妊娠呕吐、肝硬化初期（同时注射葡萄糖）。本品还常与中效或长效胰岛素合并使用。

三、用药嘱咐

（一）防治低血糖

提醒患者不要同时使用普萘洛尔等β-受体阻滞剂，以免掩盖低血糖反应。一旦发生低血糖反应，如头痛、头晕、饥饿、发抖、冒冷汗、心慌、无力、视力模糊等，应立即食用含糖的点心或饮料，重者应立即送去医院，静脉推注50%葡萄糖溶液，待患者血糖恢复正常后，继续增加一次正常饮食，以防低血糖复发。

（二）坚持规律用药

患者如果漏服药物应尽快补服，若想起时已接近下一次服药时间，应直接省略一次剂量，依原定时间继续规律服药。

（三）防治并发症

由于糖尿病患者易并发感染，成人糖尿病患者必要时应接种肺炎球菌疫苗等，以预防感染。同时注意配合使用活血通络的中成药改善下肢的血液循环，穿宽鞋软垫保护双足不受挤压，减少足趾溃烂，必要时选用敏感抗生素防治感染。

（四）调整用量

糖尿病患者若正在接受糖皮质激素、肠道营养药和其他免疫抑制剂治疗，应定时进行血糖监测以调整胰岛素用量。

四、健康指导

糖尿病一旦确诊，需要尽早进行干预，这样可以更好地控制血糖水平，延缓糖尿病的进程。在关注血糖的同时，对血压、血脂也要进行综合干预，这样才能最大程度地预防糖尿病患者并发症的发生。

（一）积极接受健康教育

健康教育是糖尿病重要的基础管理措施，是决定患者糖尿病管理成败的关键。糖尿病患者应坚定信心，正确认识糖尿病，积极学习糖尿病相关知识并掌握自我管理技能。

（二）合理控制能量摄入

糖尿病患者应坚持科学饮食，确定合理的总能量摄入，均衡地分配各种营养物质，以维持理想体重、减轻胰岛负担。糖尿病患者应限制主食、盐、油的摄入，选择食用新鲜的蔬菜、肉类，减少食用腌渍类、加工类食品。

1. 合理控制总能量

$$理想总能量摄入 = 理想体重（kg）\times 能量系数（15 \sim 30\ kcal/kg）$$

这里，理想体重 $=22\times$ 身高^2（m）。

2. 主食类选择

主食宜选用富含淀粉、膳食纤维、维生素和矿物质的杂粮及全谷食品（面食）。

3. 严格控制脂肪的摄入量

饱和脂肪酸的摄入不超过总脂肪量的10%～15%；增加不饱和脂肪酸的摄入，可用植物油，如豆油、花生油、菜籽油等含不饱和脂肪酸多的油脂作为烹调用油；控制胆固醇摄入量在每日 200 mg 以下。

4. 每日进食充足的蔬菜和适量的水果

维生素和矿物质可促进新陈代谢，对糖和脂肪的代谢有着积极作用。糖尿病患者应多吃维生素、矿物质含量丰富，含糖量少的蔬菜、水果，如苦瓜、番茄、黄瓜、猕猴桃、火龙果等。

5. 高纤维素与低盐饮食

纤维素可减缓糖类在胃肠中的吸收速度及餐后血糖的高峰值，并带走一部分油脂，同时还可以降低血液中的胆固醇。提倡糖尿病患者在膳食中增加食物纤维量，每日 20 ~ 35 g，以食用天然食物为主，如豆类、蔬菜、粗谷物、含糖低的水果等；限制食盐摄入量，每日应少于 6 g。

6. 限制饮酒

大量饮酒（酒精摄入量超过 40 mL/d）是高血压、脑卒中等心血管疾病的危险因素，同时饮酒常常伴随总能量摄入的增加。

（三）坚持开展适量运动

运动治疗在糖尿病管理中占有重要地位，尤其对于超重、肥胖的糖尿病患者，运动可增加机体对胰岛素的敏感性，有助于控制血糖和体重。适合糖尿病患者的运动方式有散步、游泳、跳绳等，提倡患者每天运动 1 次，每次不少于 30 分钟，运动强度以身体无明显不适且次日无明显疲劳为宜。

（四）坚持定期测量血糖

1. 非药物治疗者

2 次/日，选择不同时段进行监测，如空腹时测一次，餐后 2 小时测一次血糖，每周 1 天。

2. 口服降血糖药物治疗者

在开始服药的前两周，使用 5 点法测血糖，即空腹、（早、中、晚）餐后 2 小时和睡前测血糖，每周连续测 3 天，以便了解不同时间内血糖情况，确定适宜的药物及剂量。血糖稳定后，每周只需 1 天测五点的血糖。

3. 胰岛素治疗者

5 ~ 7 次/日（5 点法或 7 点法全天血糖谱），每周 1 ~ 2 天。每月至少监测凌晨 3:00 血糖 1 次，以确认有无夜间低血糖。

4. 需要严格控制血糖的患者

每天测定 4 ~ 7 次血糖，包括睡前和凌晨 3:00。

5. 使用中效胰岛素者

每天测 2 次血糖，可以一天测早餐前和晚餐前血糖，另一天测午餐前和睡前血糖。

（五）谨遵医嘱长期用药

糖尿病患者应按医嘱用药，不可随意乱调药物，积极关注降糖效果，减少低血糖发生的风险。建议糖尿病患者每年至少检查一次肝肾功能。

任务实施

一、活动准备

1. 场地准备：模拟药房。

2. 物品准备：柜台、不同种类的治疗糖尿病的药物、带有进销存系统的计算机、凳子等。

3. 人员准备：将同学分成若干小组，每组 4 ~ 6 人，一人担任组长，负责分配组内成员任务，共同完成糖尿病的用药指导。

二、活动实施

1. 接待顾客

按照规范礼仪及医药商品购销员的职业标准接待顾客。

2. 询问诉求

（1）询问顾客基本信息：顾客是否为患者本人，患者的年龄、职业等。

（2）询问疾病症状：是否有多尿、多饮、体重下降、头晕等现象，有无低血糖反应，持续时间多久，是否还患有其他疾病。

（3）询问就医史：最近是否就医，是否定期测血糖。

（4）询问用药史：是否在同时使用其他药物，使用药物的名称、用药剂量等。

（5）询问过敏史：有无过敏史，过敏药物名称及成分等。

3. 确认购药品种和数量

“根据医生给您开具的处方，您需要购买降糖药物阿卡波糖胶囊。”此类药物有不同厂家，可指导顾客根据自身情况综合选择适合的药物类型。

4. 提出用药指导

“根据医生给您开具的处方，已经明确诊断您患有糖尿病，处方中医生开具的降糖药物为阿卡波糖胶囊。”在给顾客提出用药指导时，要明确此类药物有哪些不良反应和注意事项，还要提醒顾客关注联合用药原则和注意事项；也可以建议顾客选用中药辅助降糖，如黄芪、黄连、芍药、五味子、葛根、玉竹、麦冬等；也可用中成药辅助降糖，如消渴丸、芪蛭降糖胶囊、参芪降糖胶囊、玉泉丸等；日常也可服用地骨皮茶、牛蒡子茶、葛根茶、玉米须茶等；也可以选择保健品，如蜂胶胶囊、大豆磷脂胶囊、苦瓜西洋参铬软胶囊、葛根苦瓜铬胶囊等。也要询问顾客家中是否备有血糖仪，如果没有建议购买。同时，提出用药建议前应充分评估顾客的健康状况、用药禁忌及用药情况。

5. 健康指导

可从用药指导、健康教育、饮食指导、运动指导、血糖监测等方面对顾客进行健康指导。

6. 任务评价

评价细则

评价指标	评价要素
基本素养	待客接物落落大方，顾客进门必须主动招呼，使用礼貌用语，面带微笑、语调平和，举止端庄大方，不卑不亢
	仪容仪表规范，着装得体，不戴首饰、不染发，指甲干净整洁
	在整个问病荐药过程中仪态端庄，使用礼貌用语，沟通表达逻辑清晰
问病	能了解顾客的基本信息，注意沟通礼仪
	能有效获取顾客的症状、疾病史、用药史、家族疾病史、过敏史及既往健康状况等
用药	能根据顾客的疾病或疾病的症状推荐药品，药品选择合理
用药指导	能恰当表达对顾客的关心，主动询问顾客需求
	能准确介绍药品信息，包括药品名称、有效成分、主治功能、规格、有效期等
	能说明药品的不良反应、禁忌证、联合用药的相互作用
	能清楚告知顾客药品服用剂量、服用时间及服用顺序，并教会顾客做好用药记录
健康指导	能从饮食、运动、情绪等方面对顾客进行健康教育
	能从烟酒、睡眠等生活习惯方面对顾客进行健康指导
	服务真诚专业，秉承以人为本的理念，有培养长期顾客的意识

7. 清场

按照6S企业管理标准清理实训场地。

【知识拓展】

糖尿病酮症酸中毒

一、概述

糖尿病酮症酸中毒（DKA）是指糖尿病患者在各种诱因的作用下，胰岛素不明显增加，升糖激素不适当升高，造成糖、蛋白质、脂肪以至于水、电解质、酸碱平衡失调而导致高血糖、高血酮、酮尿、脱水、电解质紊乱、代谢性酸中毒等病理改变的综合征，是内科常见急症之一。

二、病因

任何能引起体内胰岛素绝对或相对不足的因素，都可能引起酮症酸中毒的发生，常见的诱因如下：

1. 感染是常见的诱因，多为急性感染或慢性感染急性发作，包括全身性感染、肺炎、败血症、胃肠道急性感染、急性胰腺炎、肾盂肾炎、化脓性皮肤感染等。

2. 急性心肌梗死、中风、手术、精神紧张等引起的应激状态。

3. 胃肠道疾病引起呕吐、腹泻、厌食，导致重度失水和营养物质严重流失。

4. 胰岛素剂量不足或原使用胰岛素治疗的患者突然中断使用。

5. 妊娠和分娩。

6. 胰岛素产生了抗药性。

7. 过多进食脂肪含量多的食物、饮酒过度或过度限制进食糖类食物（每天小于 100 g）。

8. 其他不明因素占 10% ~30%。

三、预防

酮症酸中毒的预防首先就是要良好地控制糖尿病，使血糖的水平能够长期稳定地达标，一定不要擅自停用胰岛素或者是降糖药物。患者生活要规律，避免劳累，避免吸烟、酗酒以及暴饮暴食。平日要多运动，增强免疫力，及时地防治感染以及其他酮症酸中毒的诱因。如果是早期酮症患者，需要给予其足量的胰岛素，补充液体，密切观察病情变化，监测血糖、血压的变化，调整胰岛素的用量。对于出现酮症酸中毒昏迷的患者，一定要立即送往医院进行抢救，尽快补液恢复血容量，纠正代谢紊乱，积极地寻找和消除病因，防止并发症的出现，降低死亡率。

思考与练习

一、单项选择题

1. 顾客自诉自己最近体重减少，但并无减肥计划，进一步询问得知，该顾客近期出现了紧张口渴、多饮多尿等情况，请问该顾客很可能患有（　　）。

A. 肠胃炎　　B. 肾炎　　C. 糖尿病　　D. 高血压

2. 长期应用可能突发严重低血糖的药物是（　　）。

A. 丙硫氧嘧啶　　B. 格列本脲

C. 氢氯噻嗪　　D. 利血平

二、多项选择题

1. 下列糖尿病的主要症状包括（　　）。

A. 多饮　　B. 多食　　C. 多尿　　D. 体重减少

2. 下列降糖药中，适用于 2 型糖尿病患者的是（　　）。

A. 胰岛素　　B. 二甲双胍

C. 阿卡波糖　　D. 格列齐特

三、简答题

1. 糖尿病的分类有哪些？

2. 糖尿病的治疗原则有哪些？

四、案例分析

患者，男，47 岁，工人，三年前诊断出有 2 型糖尿病和高血压，空腹血糖 7.8 mmol/L，血压 149/95 mmHg。现家中备药已服用完，故前来药店购药并咨询。查体：体温 36.8 ℃，呼吸 20 次/分，脉搏 80 次/分；神志清楚，面色红润，肥胖体型；心肺无异常发现。

请根据患者的情况正确地进行问病荐药与用药指导。

五、调查实践

请同学们调查了解糖尿病可以选服哪些中成药？列出市售各种药物的名称、剂型、成分、适应证、用药注意事项、厂家及售价等。

任务二十

贫血用药指导

贫血是指人体外周血红细胞容量减少，低于正常范围下限的一种常见的临床症状。在海平面地区多数以男性成人血红蛋白（Hb）低于120 g/L、非妊娠成年女性Hb低于110 g/L、孕妇Hb低于100 g/L作为诊断贫血的标准。生活中常见的贫血类型有缺铁性贫血和巨幼细胞贫血。

学习目标

知识目标

1. 能明确贫血的类型及对应的病因、常见症状。
2. 能列举不同类型贫血的常用治疗药物。
3. 能明确贫血的健康指导目标及内容。

技能目标

1. 能使用社交礼仪接待顾客，询问顾客的具体症状，搜集疾病史、就医情况、用药情况等相关信息。
2. 能准确分析顾客的病情，向其介绍不同抗贫血药的特点及区别，并根据顾客的症状及既往疾病史等情况为顾客进行规范合理的用药指导。
3. 能向顾客解释药物的不良反应、禁忌证等内容，提醒顾客注意药品的不良反应，有效预防药物滥用、误用及副作用。
4. 能解答顾客的各种用药方面的咨询问题，普及疾病及用药常识。
5. 能为顾客提供正确的健康教育。

任务引入

顾客李某，女，50岁，体力劳动者。近半年来工作强度大，月经量增多，面色苍白、头晕乏力。到医院就诊后，确诊为缺铁性贫血。现李某携带诊断书前往药店，欲自行购买一些抗贫血药，且无其他服药史，无用药过敏史。

请你作为药店医药商品购销员，完成顾客接待，并为其提供用药指导。

相关知识

一、疾病概述

（一）疾病分型

1. 缺铁性贫血

缺铁性贫血是由于各种原因导致人体内储存铁缺乏，血红蛋白合成减少而引起的一种小细胞低色素性贫血，是最常见的营养性贫血，可发生于各个年龄阶段。

2. 巨幼细胞贫血

巨幼细胞贫血是由于叶酸和（或）维生素 B_{12} 缺乏，影响细胞 DNA 的生物合成，以至于细胞分裂发生障碍的一种大红细胞性贫血，多见于育龄期妇女及婴幼儿。

（二）常见病因

1. 缺铁性贫血

缺铁性贫血的原因主要包括铁摄入不足、铁吸收障碍、铁丢失过多。

铁摄入不足多见于婴幼儿、青少年、妊娠和哺乳期妇女。婴幼儿快速生长过程中需要补充大量的铁，若不及时补充蛋类、肉类等含铁量较高的辅食，易造成缺铁；青少年偏食易缺铁；女性月经增多、妊娠或哺乳导致个体需铁量增加，若不补充高铁食物，也易导致缺铁。铁吸收障碍多见于胃大部切除术后，胃酸分泌不足且食物快速进入空肠，绕过铁的主要吸收部位（十二指肠），使铁吸收减少。此外，多种原因造成的胃肠道功能紊乱，如长期不明原因腹泻、慢性肠炎等也可引起铁吸收障碍。因营养不良引起的铁吸收障碍较少见。铁丢失过多多见于失血。在男性及绝经妇女中，铁丢失过多最常见的病因是慢性隐匿性出血，通常为胃肠道出血；未绝经妇女的主要原因为累积性月经失血；其他较不常见的原因包括尿失血、反复的肺出血、慢性血管内溶血或创伤等。

2. 巨幼细胞贫血

巨幼细胞贫血的原因主要包括叶酸缺乏和维生素 B_{12} 缺乏。

（1）叶酸缺乏。

1）摄入不足：新鲜果蔬烹饪方式不当，如过度加热或水煮，可能导致叶酸流失；儿童与青少年偏食或饮食不均衡，没有摄入足够的富含叶酸的食物。

2）需求量增加：婴幼儿、青少年、妊娠和哺乳期妇女等人群，由于身体生长或胎儿、婴儿的需求，对叶酸的需求量增加；甲状腺功能亢进症、慢性感染、肿瘤等消耗性疾病会加速身体代谢，导致叶酸需求量增加。

3）吸收障碍：小肠炎症、小肠切除、腹泻等消化道疾病会影响叶酸在肠道内的吸收过程；某些疾病或手术可能导致肠道吸收面积减少或功能受损，影响叶酸吸收。

4）利用障碍：某些药物，如苯妥英钠、卡马西平等，可能干扰叶酸在体内的代谢和利用；遗传因素或先天性疾病可能导致身体无法有效利用叶酸。

5）排出增加：血液透析过程中，叶酸可能随血液一起被清除出体外；酗酒可能导致叶酸通过尿液和汗液排出增加。

（2）维生素 B_{12} 缺乏。维生素 B_{12} 缺乏最常见的病因为吸收障碍，萎缩性胃炎、胃大部切除、肠道广泛炎症等消化道疾病，胃酸、胃蛋白酶、胰蛋白酶缺乏，先天性内因子缺乏，服用对氨基水杨酸钠、二甲双胍等药物，寄生虫和细菌感染均可导致维生素 B_{12} 吸收障碍。膳食中维生素 B_{12} 摄入不足也可能导致巨幼细胞贫血，但这种情况较为少见，可能发生在纯素饮食的患者身上。

（三）临床表现

贫血的临床表现可分为贫血原发病本身表现和贫血相关症状、体征两部分。贫血相关症状、体征表现为以下七个方面。

1. 身体软弱无力

疲乏困倦、活动耐力减退是贫血最常见和最早出现的症状，许多贫血患者常由此而开始就医。

2. 皮肤黏膜症状

皮肤、黏膜、睑结膜、口唇及甲床颜色苍白是贫血最常见的客观体征。在手部，掌面皮肤最先苍白，但手掌皮肤皱褶处一般在重度贫血时才表现苍白。慢性贫血患者皮肤常呈蜡黄色，严重的恶性贫血患者皮肤呈略带柠檬黄色的苍白。溶血性贫血患者除皮肤苍白外，常同时有皮肤巩膜黄染。

贫血患者皮肤还可变薄、干燥无光，毛发干枯、过早灰白，指甲缺少光泽，变脆易折。患有慢性缺铁性贫血的患者的指甲不凸反凹，呈典型匙状甲。某些慢性贫血患者，尤其是溶血性贫血患者可有下肢皮肤溃疡，常难以愈合。营养性贫血和恶性贫血患者常有口角皲裂、舌炎和口腔炎，舌乳头萎缩，形成牛肉舌、镜面舌。

3. 呼吸、循环系统症状

许多轻度贫血患者的呼吸及循环系统症状仅在体力活动或激动时出现。随着贫血加重，即使轻微活动甚至休息时也可感到乏力、心悸及气短。长期的严重贫血可引起贫血性心脏病、水肿、心绞痛，有冠心病的患者还可能出现心肌梗死。

4. 神经系统症状

头晕、头痛、困倦、嗜睡、失眠、多梦、眼花、耳鸣、记忆力减退、注意力不集中、反应迟钝等为贫血常见症状。贫血严重或发生急骤者可出现晕厥或意识障碍。贫血发生急骤，患者可表现烦躁不安、恐惧、有濒死感。胃大部切除、萎缩性胃炎以及内因子缺乏恶性贫血等引起的维生素 B_{12} 缺乏，可导致周围神经炎和脊髓退行性病变，患者感到手足麻木，常末端为著，若手戴套、足穿袜样，痛觉、触觉等感觉减退以至消失，腱反射异常，站立不稳、步态失调、闭目难立。

5. 消化系统症状

贫血患者经常表现出消化系统症状，这些症状可能源于导致贫血的消化系统疾病，也可能是贫血本身引起的。消化系统疾病如消化性溃疡、痔疮和腹部肿瘤等，可能导致贫血的发生。这些疾病本身的症状，如返酸、腹痛、出血和腹部肿块等，可能是患者就诊的首发症状，进而发现贫血的存在。同时，贫血本身也可能引起一系列消化系统症状。由于贫血导致消化道黏膜缺氧，影响消化液的正常分泌和胃肠蠕动，从而出现食欲缺乏、腹部胀满、恶心呕吐和便秘等症状。这些症状并非由消化系统疾病直接引起，而是贫血的生理反应。此外，巨幼红细胞贫血患者常出现舌炎和舌乳头萎缩的症状，而缺铁性贫血患者可能出现咽下困难、异食癖等症状。

6. 泌尿生殖系统症状

贫血严重者可出现夜尿增多、低比重尿和轻度蛋白尿。溶血性贫血常有尿色加深，血管内溶血患者可排出“酱油色尿”，患者尚有腰痛、尿道感觉不适，严重者出现少尿、无尿，甚至发生急性肾衰竭。女性患者月经增多或继发性闭经是常见的症状；对于妊娠女性，严重贫血会增加死胎和流产的风险。贫血还可导致患者性欲减退。

7. 其他

严重贫血患者基础代谢率可增高，常出现低热；部分患者可出现下肢轻度水肿；急性失血性贫血可出现休克等；慢性贫血患者伤口愈合缓慢。贫血严重可致眼底苍白、眼底出血及视神经盘水肿。听力减退较为常见，还可有耳鸣、幻听、耳道阻塞感等。先天性贫血和儿童严重贫血患者的正常发育可能会受到影响，可能会出现体格矮小、性征发育迟缓的症状。

（四）实验室检查指标

1. 血液学检查

最基本的血液学检查包括外周血细胞计数、血红蛋白浓度、网织红细胞计数、红细胞指数、血涂片检查和骨髓检查。

2. 非血液学检查

非血液学检查的应用主要是为查明贫血的病因，一般包括尿液分析、粪便检查、体液检测、血液生化分析、血清学检查、脏器功能评估、X 线检查以及内镜检查等。

（五）诊断与鉴别诊断

1. 缺铁性贫血

外周血涂片可见红细胞大小不等，以小细胞为多，中央淡染区扩大；网织红细胞数正常或轻度减少；白细胞、血小板大致正常；骨髓增生活跃，以中、晚幼红细胞增生为主。红细胞平均体积和血红蛋白平均浓度低于正常值下限。贫血三项检查中铁蛋白含量会明显降低。

2. 巨幼细胞贫血

外周血涂片可见红细胞大小不等，以大细胞为多，易见嗜多色性和嗜碱性点彩红细胞，可见巨幼变的有核红细胞，中性分叶核粒细胞比例偏高；网织红细胞、白细胞、血小板计数正常或稍降低；骨髓增生明显活跃，以红细胞系增生为主，粒、红系统均出现巨幼变，表现为胞体变大、核染色质粗而松、副染色质明显，中性粒细胞的胞质空泡形成，核分叶过多，巨核细胞的核有过度分叶现象。红细胞平均体积和血红蛋白平均浓度高于正常值上限。贫血三项检查中可见血清维生素 B_{12} 和叶酸含量低于正常值。

二、治疗原则与用药

（一）治疗原则

对因治疗是治疗贫血最基本和重要的原则，首先要查明贫血的病因。除针对原发病进行病因治疗外，应按照“缺什么补什么”的原则，及时补充所缺营养物质，如缺铁性贫血者用铁剂治疗，缺乏维生素 B_{12} 或叶酸引起的巨幼细胞贫血者应补充维生素 B_{12} 或叶酸。除医学治疗外，可考虑辅助使用益气健脾、补益气血、滋补肝肾的中成药，如归脾丸、复方阿胶浆、复方红衣补血口服液等。

（二）治疗药物

1. 缺铁性贫血的推荐用药见表 3－20－1。

表 3－20－1　缺铁性贫血的推荐用药

用药方式	药品名称	作用特点
口服	硫酸亚铁片	吸收率高，适用于一般轻、中度缺铁性贫血患者；胃肠道反应明显，主要有恶心、腹痛或便秘、黑便等不良反应
	乳酸亚铁片	饭后服用，吸收率高
	葡萄糖酸亚铁	作用温和、起效快，不良反应轻，儿童可用
	富马酸亚铁混悬液	可见胃肠道不良反应等
注射	琥珀酸亚铁片	吸收平稳，有蛋白膜保护，对胃黏膜的刺激小，儿童可用
	多糖铁复合物胶囊	较适用于治疗孕产妇缺铁性贫血
	右旋糖酐铁注射液	用于对口服铁剂不能耐受、不能吸收或失血速度快需及时补充者，主要不良反应是过敏
	蔗糖铁注射液	
	山梨醇铁注射液	

2. 巨幼细胞贫血推荐用药见表 3－20－2。

表 3－20－2　巨幼细胞贫血的推荐用药

药物名称	作用特点
叶酸	可迅速纠正巨幼细胞贫血的异常现象，改善贫血，但不能阻止因维生素 B_{12} 缺乏所致的神经损害 一般选用口服制剂，因胃肠道功能紊乱导致吸收障碍者可肌内注射四氢叶酸钙
维生素 B_{12}	有口服片剂及肌内注射剂，通过血中的运钴蛋白将维生素 B_{12} 运转到组织中，参与代谢

三、用药嘱咐

（一）缺铁性贫血

1. 口服铁剂是治疗缺铁性贫血的常用方法。在选择铁剂时，应尽量选用溶解度大、易吸收的二价铁。对于胃酸缺乏的患者，铁剂的吸收可能会受到影响。在这种情况下，可以与稀盐酸并用，以增加胃内酸度，从而利于铁剂的解离和吸收。此外，酸性药物维生素 C 可以作为还原剂，将三价铁还原为二价铁，从而增加铁剂的吸收率。口服铁剂期间，患者最好少服或不服用抑酸药及碱性药物，如丙谷胺、西咪替丁、雷尼替丁、复方氢氧化铝、氨茶碱、氢氧化铝等，避免阻碍铁剂吸收。另外，四环素类、喹诺酮类等药物易与二价铁形成络合物，影响铁的吸收。

2. 空腹口服铁剂易出现恶心、便秘等胃肠道反应，宜餐后用药，以减少对胃肠道的刺激。

3. 注射铁剂不良反应较多者，建议详询医生。避免婴幼儿肌内注射铁剂。注射铁剂期间不宜同时口服铁，以免发生毒性反应。

4. 提前告知患者用药后可能出现的不良反应，如铁剂可使肠道蠕动减慢而引起便秘、服用铁剂后可出现黑便，以减轻患者的担忧和恐惧。但对于有消化道出血情况者，应提醒患者注意除黑便外的其他贫血症状是否有加剧状况，避免贻误病情。

5. 乙醇中毒、肝炎、急性感染、溃疡性结肠炎、胰腺炎、消化性溃疡患者慎用铁剂治疗。

6. 缺铁性患者在血红蛋白恢复正常后仍需继续服用铁剂 3 ~ 6 个月，以补充体内的贮存铁，防止复发。有条件者可做血清铁蛋白测试，在血清铁蛋白大于 30 μg/L（女性）或 50 μg/L（男性）后停药。

（二）巨幼细胞贫血

1. 缺乏维生素 B_{12}的患者，可单用维生素 B_{12}治疗贫血。缺乏叶酸的患者，补充叶酸须同时补充维生素 B_{12}，否则不但不能阻止因缺乏维生素 B_{12}引起的神经症状，还会因过度消耗维生素 B_{12}，进一步加剧神经损害。

2. 有神经系统受累者宜给予较大剂量的维生素 B_{12}；对非吸收障碍者，后期的治疗可给予等剂量口服药物。

3. 全胃切除或恶性贫血患者因维生素 B_{12}吸收障碍的不可逆性，需终身维持维生素 B_{12}治疗。

4. 在巨幼细胞贫血治疗过程中，血红蛋白上升至一定程度也要补铁。此外，严重的巨幼细胞贫血患者在补充治疗后，要警惕低血钾症的发生。因为在贫血恢复的过程中，大量血钾进入新生成的细胞内，会突然出现低血钾，因此老年患者和有心血管疾病、食欲缺乏者应及时补充钾盐。

5. 氨基糖苷类、对氨基水杨酸类、苯巴比妥、苯妥英钠及秋水仙碱等药物能够抑制维生素 B_{12}吸收，应避免同时使用。

四、健康指导

（一）缺铁性贫血

服药期间，营养上特别注意给予高铁、高维生素 C 饮食，多食用瘦肉、动物肝、黑木耳、海带、紫菜、蛋黄、芝麻、苹果、猕猴桃、鲜枣、黄瓜、西红柿、油菜等，以补充并促进铁的吸收。此外，长期口服铁剂，会使胃肠功能减弱而引起便秘，故患者应多吃富含纤维素的食物，如青菜、香蕉、红薯、荞麦等。建议使用铁锅烹煮食物，有助于铁元素的吸收。

服药时应避免吃牛奶、蛋类等可抑制铁剂吸收的食物；还应少喝浓茶、咖啡等饮料，避免其中所含的鞣质等与铁形成不被吸收的盐。

患者贫血严重时应卧床休息，避免劳累过度和登高活动，下蹲起身时动作应缓慢，以免出现昏厥和摔伤。

（二）巨幼细胞贫血

纠正挑食习惯及不正确的烹调习惯。多进食富含叶酸和维生素 B_{12} 的食物，叶酸缺乏者应多吃绿叶蔬菜、水果、谷类和动物肝、肾等，维生素 B_{12} 缺乏者要多吃动物肝、肾、禽蛋、肉类以及海产品。蔬菜在烹调过程中不宜用酸处理，避免破坏叶酸；叶酸容易被光及热分解，烹调不宜高温或时间过长，应用急火快炒，烹煮后不宜久置。因乙醇可干扰叶酸代谢，导致叶酸缺乏，应指导患者少饮酒。

食欲降低、腹胀等消化道症状重者或胃肠道吸收不良的患者建议少食多餐，应注意进食温凉清淡软食。餐后在患者耐受的范围内适当活动，如散步等，以促进食物消化。

婴幼儿和妊娠妇女对叶酸需要量增加，要注意特别补充。

任务实施

一、活动准备

1. 场地准备：模拟药房。

2. 物品准备：柜台、不同种类的抗贫血药、带有进销存系统的计算机、凳子等。

3. 人员准备：将同学分成若干小组，每组 4 ~ 6 人，一人担任组长，负责分配组内成员任务，共同完成贫血的用药指导。

二、活动实施

1. 接待顾客

按照规范礼仪及医药商品购销员的职业标准接待顾客。

2. 询问诉求

（1）询问顾客基本信息：顾客是否为患者本人，顾客的年龄、职业等。

（2）询问疾病症状：患者有哪些症状，症状持续时间、有无发热情况等。

（3）询问就医史：最近是否就医。

（4）询问用药史：是否在同时使用其他药物，使用药物的名称、用药剂量等。

（5）询问过敏史：有无过敏史，过敏药物名称及成分等。

3. 确认需求和关注点

“根据您的症状，您这是……（根据症状作出判断）”

根据第一步顾客回答中获得的信息，对顾客的病情进行初步判断。

4. 用药指导

“综合考虑您的情况，这几种药都比较适合您当前的病情，……”

在提出用药建议时，可结合顾客情况向其推荐不同档次的药品和搭配的保健品，给予其充分的选择余地；同时，提出用药建议前应充分评估顾客健康状况、用药禁忌及用药情况。

5. 健康指导

提醒顾客服用药物后可能出现的不良反应，如胃肠道刺激、黑便等。除了恰当用药外，也建议顾客在日常应注意饮食均衡，通过合理的烹饪方式及饮食搭配补充营养。如使用抗贫血药后症状没有改善应及时就医，以便分辨并治疗原发病。

6. 任务评价

评价细则

评价指标	评价要素
基本素养	待客接物落落大方，顾客进门必须主动招呼，使用礼貌用语，面带微笑、语调平和，举止端庄大方、不卑不亢
	仪容仪表规范，着装得体，不戴首饰、不染发，指甲干净整洁
	在整个服务过程中仪态端庄，使用礼貌用语，沟通表达逻辑清晰
问病	能了解顾客的基本信息，注意沟通礼仪
	能有效获取顾客的症状、疾病史、用药史、家族疾病史、过敏史及既往健康状况等
用药	能根据顾客的疾病或疾病的症状推荐药品，药品选择合理
用药指导	能恰当表达对顾客的关心，主动询问顾客需求
	能准确介绍药品信息，包括药品名称、有效成分、主治功能、规格、有效期等
	能说明药品的不良反应、禁忌证、联合用药的相互作用
	能清楚告知顾客药品服用剂量、服用时间及服用顺序，并教会顾客做好用药记录
健康指导	能从饮食、运动、情绪等方面对顾客进行健康教育
	能从烟酒、睡眠等生活习惯方面对顾客进行健康指导
	服务真诚专业，秉承以人为本的理念，有培养长期顾客的意识

7. 清场

按照6S企业管理标准清理实训场地。

思考与练习

一、单项选择题

1. 口服铁剂治疗缺铁性贫血有效者，Hb恢复正常后仍需继续治疗（　　）。

A. 半个月以上　　B. 1个月以上　　C. 3～6个月　　D. 1年以上

2. 顾客，女，38岁，血红蛋白40 g/L，诊断为缺铁性贫血，已给予口服铁剂治疗，下列不符合健康指导要求的是（　　）。

A. 补充铁剂的同时补充蛋白质

B. 消化不良者宜少食多餐

C. 餐后饮浓茶有利于铁的吸收

D. 每天必须食用含有丰富铁的食物

3. 缺铁性贫血最重要的治疗措施是（　　）。

A. 口服铁剂　B. 治疗病因　C. 进食富含铁的食物　D. 肌注铁剂

4. 下列可促进铁吸收的是（　　）。

A. 维生素 A　B. 维生素 B　C. 维生素 C　D. 维生素 D

5. 为同时提高叶酸治疗营养性巨幼细胞贫血的疗效，应同时使用（　　）。

A. 维生素 B_1　B. 维生素 B_2　C. 维生素 B_6　D. 维生素 B_{12}

6. 下列属于巨幼细胞贫血特有临床表现的是（　　）。

A. 肝、脾轻度肿大　B. 口唇苍白　C. 手足不自主震颤　D. 食欲减退

二、多项选择题

1. 巨幼细胞贫血的主要表现为（　　）。

A. 头昏　B. 心悸　C. 牛肉样舌　D. 深感觉障碍

2. 下列会影响铁吸收的药物有（　　）。

A. 抑酸药物　B. 四环素　C. 考来烯胺　D. 碳酸氢钠

三、案例分析

男孩，2 岁。平日挑食，常有腹泻、咳嗽，已会独立行走，玩耍正常。近 2 个月来面色苍黄，逗之不笑，时有头部、肢体颤抖，不能独站。外周血象：血红蛋白 100 g/L，红细胞 2.5×10^{12}/L，白细胞 4×10^{9}/L，中性粒细胞分叶过多。

请根据顾客的情况正确地进行问病荐药与用药指导。

任务二十一

骨质疏松用药指导

骨质疏松症是一种全身性、代谢性骨病，其主要特征是骨量低、骨组织微观结构损坏，骨骼的脆性增加，从而易发生骨折。其没有独特的临床表现，早期可以无任何不适，特别是继发性骨质疏松症可能会被原发病所掩盖。本病多发人群是绝经后的女性和老年男性。

学习目标

知识目标

1. 能明确骨质疏松的病因、常见症状。
2. 能列举骨质疏松的常用治疗药物种类、适用情况及用药注意事项。
3. 能明确骨质疏松的健康指导目标及内容。

技能目标

1. 能使用社交礼仪接待顾客，询问顾客的具体症状，搜集病史、就医情况、用药情况等相关信息。
2. 能准确分析顾客的病情，向其介绍不同抗骨质疏松药的特点及区别，并根据顾客的症状及既往疾病史等情况为顾客进行规范合理的用药指导。
3. 能向顾客解释药物的不良反应、禁忌证等内容，提醒顾客注意药品的不良反应，有效预防药物滥用、误用及副作用。
4. 能解答顾客的各种用药方面的咨询问题，普及疾病及用药常识。
5. 能为顾客提供正确的健康教育。

任务引入

顾客李某，女性，66 岁。自述腰背疼痛，弯腰和下蹲时疼痛加剧。近一个月劳累或活动后疼痛加重，背微驼，骨密度（T）值为 -2.0。

请你作为药店医药商品购销员，完成顾客接待，并为其提供用药指导。

相关知识

一、疾病概述

（一）疾病分型

骨质疏松按病因分为原发性和继发性两大类，其中原发性骨质疏松症包括绝经后骨质疏松症（Ⅰ型）、老年骨质疏松症（Ⅱ型）和特发性骨质疏松症（包括青少年型）；继发性骨质疏松症是指由任何影响骨代谢的疾病（如性功能减退症、甲状腺功能亢进症、1 型糖尿病等）或药物所致的骨质疏松症。

（二）常见病因

1. 原发性骨质疏松症

原发性骨质疏松症的发病主要与遗传、种族、高龄、女性绝经、出生低体重等不可控因素及不健康的生活方式如吸烟、过度饮酒（咖啡、碳酸饮料）、营养不良、饮食中钙及维生素 D 缺乏、日照少、缺乏运动等可控因素有关。

2. 继发性骨质疏松症

继发性骨质疏松症是由其他疾病或药物等明确原因所致的骨质疏松症，临床上以内分泌代谢疾病、结缔组织疾病、肾脏疾病、消化道疾病和药物（如糖皮质激素、抗癫痫药、过量甲状腺激素、噻唑烷二酮类、质子泵抑制剂等）所致多见。

（三）临床表现

1. 疼痛

疼痛是原发性骨质疏松症最常见的症状，以腰背痛较为多见，占疼痛患者中的 70% ~ 80%。疼痛沿脊柱向两侧扩散，仰卧或坐位时疼痛减轻，直立时后伸或久立、久坐时疼痛加剧，弯腰、咳嗽、大便用力时加重。一般骨量丢失 12% 以上时即可出现骨痛。

2. 身长缩短、驼背

身长缩短和驼背的情况多数是在疼痛发生之后出现，这是由于骨质疏松会使椎体受到压缩、变形而导致的。

3. 脆性骨折

脆性骨折指低能力或非暴力骨折，通常在日常负重、活动、弯腰和跌倒后发生，是骨质疏松症的直接后果，轻则影响机体功能，重则致残甚至致死。常见的骨折部位是腰背部、髋部和手臂。

4. 呼吸功能下降

由于骨质疏松之后，患者的胸、腰椎出现压缩性骨折，进而导致胸廓发生畸形，患者往往会出现胸闷、气短、呼吸困难等症状。

（四）实验室检查指标

1. 一般项目

一般项目包括检查性腺激素、甲状腺功能、皮质醇、电解质、血气分析，肝功能、血沉、血尿轻链、肿瘤标志物等，对于寻找骨质疏松的发生原因、分类以及区别原发性骨质疏松症和继发性骨质疏松症有重要意义。

2. 骨代谢生化指标

骨代谢生化指标主要包括钙磷代谢调节指标及骨转换标志物（BTMs），可反映骨转换状态。钙磷代谢调节指标包括甲状旁腺激素（PTH）、降钙素（CT）、维生素 D_3及其代谢产物、血钙、血磷指标，对于继发性骨质疏松症的病因诊断及指导用药有重要临床价值。BTMs分为骨形成标志物和骨吸收标志物，目前国际上推荐空腹血清Ⅰ型前胶原氨基末端肽（PINP）和Ⅰ型胶原羧基末端肽（CTX）分别作为反映骨形成和骨吸收的首选标志物。

原发性骨质疏松症患者的 BTMs 水平往往正常或轻度升高。如果 BTMs 超过参考范围上限的 1.5 倍，可认为水平明显升高，这种情况可能提示高转换型继发性骨质疏松症或其他疾病的存在，医生需要进一步评估患者的病史、症状和其他检查结果，以排除高转换型继发性骨质疏松症或其他疾病的可能性。

3. 骨骼 X 线影像

骨骼 X 线影像不用于骨质疏松症的早期诊断，但它在骨质疏松症的评估和治疗过程中仍具有重要作用。当怀疑有骨骼疏松症时，可根据患者临床症状和体征，选择性地进行相关部位的骨骼 X 线影像检查，评估骨骼的病理变化，为骨质疏松症的诊断和鉴别提供依据。

（五）诊断与鉴别诊断

1. 基于骨密度测定的骨质疏松症诊断

双能 X 线骨密度仪（DXA）测量的骨密度是目前通用的骨质疏松症诊断指标，骨密度通常用 T 值表示，T 值 =（实测值 - 同种族同性别正常青年人峰值骨密度）/同种族同性别正常青年人峰值骨密度的标准差。对于绝经后女性、50 岁及以上男性，建议参照世界卫生组织（WHO）推荐的诊断标准，见表 3 - 21 - 1。

表 3 - 21 - 1　　世界卫生组织骨质疏松诊断标准

分类	T 值
正常	T≥ -1.0
低骨量	-2.5 < T < -1.0
骨质疏松	T≤ -2.5
严重骨质疏松	T≤ -2.5 + 脆性骨折

对于儿童、绝经前女性和 50 岁以下男性，其骨密度水平的判断建议用同种族的 Z 值表示，Z 值 =（骨密度测定值 - 同种族同性别同龄人骨密度均值）/同种族同性别同龄人骨密度标准差。将 Z 值≤ -2.0 视为“低于同年龄段预期范围”或“低骨量”。

2. 脆性骨折的骨质疏松症诊断

符合以下任一条件者即可诊断为骨质疏松症：

（1）髋部或椎体脆性骨折。

（2）骨密度测定量符合低骨量（ -2.5 < T < -1.0），并且肱骨近端、骨盆或前臂远端

发生脆性骨折。

3. 注意继发因素

诊断骨质疏松症应重视继发因素，对任何患有骨质疏松症患者均应进行详细的病史询问和体格检查，并了解其是否用过导致骨质疏松的任何药物，以及是否存在可能导致骨质流失的生活方式，如吸烟、酗酒、缺乏运动和营养不良等。

二、治疗原则与用药

（一）治疗原则

根据患者年龄、性别、药物疗效和不良反应等制定不同的用药方案。建议遵循预防为主、防治结合，局部治疗与整体治疗相结合的原则。

（二）治疗药物

抗骨质疏松症药主要有促进骨矿化药（钙剂和维生素 D）、抑制骨吸收药（双膦酸盐类、降钙素类、雌激素类、选择性雌激素受体调节剂）、促进骨形成药（氟化物、甲状旁腺激素类似物）。锶盐类药和维生素 K_2类药有抗骨吸收和促骨形成的双重作用。抗骨质疏松的常用药物及作用特点见表 3－21－2。

表 3－21－2　　抗骨质疏松的常用药物

类别	代表药物	作用特点
钙剂	碳酸钙、葡萄糖酸钙、枸橼酸钙	钙摄入可减缓骨的丢失，促进骨矿化
维生素 D 及其代谢产物	骨化醇、骨化三醇、阿法骨化醇	促进小肠钙的吸收和骨的矿化
双膦酸盐	阿仑膦酸钠、唑来膦酸	治疗骨质疏松症中最常用的一线抗骨吸收药，尤适用于最近发生髋部骨折者，总体安全性较好
降钙素类	鲑鱼降钙素、鳗鱼降钙素	对骨质疏松性骨折或骨骼变形后的急性骨丢失和疼痛有较好的疗效，适用于骨转换率高、不愿接受/不宜采用雌激素的患者
雌激素类	甲羟孕酮、尼尔雌醇	适用于骨折风险高、相对较年轻的绝经后妇女，特别是伴有潮热、盗汗等绝经症状的患者，可降低椎体、非椎体及髋部骨折风险
选择性雌激素受体调节剂	雷洛昔芬、他莫昔芬	用于预防和治疗绝经后妇女的骨质疏松症，能显著降低椎体骨折发生率
氟化物	氟化钠、一氟磷酸二钠	促进新骨形成，增加脊椎骨密度，在应用时必须与钙剂合用，保证新形成骨的矿化
甲状旁腺激素类似物	重组人甲状旁腺激素	小剂量可促进骨形成，治疗时间不宜超过 2 年
锶盐类	雷奈酸锶	可同时作用于成骨细胞和破骨细胞，具有抑制骨吸收、促进骨形成的双重作用； 可显著提高骨密度，降低绝经后骨质疏松症患者椎骨骨折及非椎骨骨折的风险； 可作为治疗绝经后骨质疏松症双膦酸盐的替选药物
维生素 K_2类	四烯甲萘醌	能少量增加骨质疏松症患者的骨量，且能维持和改善椎体骨密度并能预防骨折的发生

三、用药嘱咐

（一）合理选择治疗药物

老年性骨质疏松主要与年龄增长有关，一般首选钙剂 + 维生素 D + 骨吸收抑制剂的“三联药物”治疗；在治疗继发性骨质疏松症时，一般首选治疗原发病，即针对引起骨质疏松的根本原因进行治疗，可考虑使用降钙素；如为抗癫痫药所致的骨质疏松，建议长期口服维生素 D；妇女绝经后的骨质疏松主要与雌激素不足有关，建议在基础治疗（钙剂 + 维生素 D）的基础上，联合雌激素或雌激素受体调节剂治疗。要在医生指导下补充雌激素，否则有可能增加妇女患子宫癌、乳腺癌以及心血管病的危险。

（二）关注用药剂量

选择钙剂时需考虑其钙元素含量、安全性和有效性。超大剂量补充钙剂可能会增加肾结石和心血管疾病的风险。

维生素 D 能促进肠道对钙的吸收，并调节钙磷平衡。补充维生素 D 对于那些长期很少接受日照和缺乏维生素 D 的人是很有必要的，但一定要掌握适当剂量，否则容易引起维生素 D 中毒。

（三）注意药物相互作用

单用降钙素不仅花费高，而且还常达不到理想效果。因此建议进行综合治疗，但需要注意的是双膦酸盐类药物对胃肠有刺激作用，不能和其他药物同时服用。

老年人常有多种疾病缠身，有时需要服用多种药物，应避免长期使用利尿剂、四环素、异烟肼、抗癌药、泼尼松等影响骨质代谢的药物。

四、健康指导

（一）养成健康生活方式

预防骨质疏松，应从儿童期开始养成健康的生活方式。加强营养、均衡膳食，建议摄入富含钙、低盐和蛋白质的食物，推荐每日蛋白质摄入量为 0.8 ~ 1.0 g/kg 体质量，并每天摄入牛奶 300 mL；减少咖啡、浓茶及富磷食物的摄入，戒烟限酒。

（二）适量补钙

人体内的钙需要维生素 D 的辅助才能被转运和吸收，成人每日钙的推荐摄入量为 800 mg（元素钙），50 岁及以上人群每日钙的推荐摄入量为 1 000 ~ 1 200 mg。尽可能通过饮食摄入充足的钙，饮食中钙摄入不足时，可给予钙剂补充。因此，补充钙和维生素 D 是防治骨质疏松的重要措施，建议患者在内科、内分泌科等专业医师指导下进行药物补充。

维生素 D 能促进骨骼矿化、改善肌肉力量、增加平衡能力，降低跌倒风险。皮肤下脂肪含有维生素 D 的前身物质——前维生素 D，在紫外线的作用下能够合成维生素 D，维生素 D 又通过血液从肝脏流到肾脏，转换成活性维生素 D，这种活性维生素 D 能够促进肠道内钙质的吸收。适当的阳光照射能促进维生素 D 的合成和钙的吸收。在盛夏时节进行日光浴时需采取措施防止中暑，过度照射阳光也会增加患皮肤癌的风险。

（三）规律运动、预防跌倒

运动是骨重建的决定性因素，负荷运动可增加骨量、预防骨丢失，还可改善肌肉和增加灵活性，从而减少跌倒的风险。骨质疏松患者应选择力所能及的运动，如慢跑、散步和太极拳等，高龄者可选择打门球。骨折刚愈合者更应注意活动，以免导致废用性骨质疏松。骨质疏松症患者应避免剧烈运动，以免因运动过度而发生骨折或引发其他疾病。对于下肢无力者，可在水中进行足部和腰部锻炼。随着年龄的增长，人的骨骼会越来越脆弱，在受到轻微外力时可能发生骨折。特别是构成脊柱和腰骨的松质骨，其退化速度是胫骨等长骨的退化速度的三倍，稍微施加外力，就容易发生背部和腰部骨折，因此在日常生活中应防止跌倒与意外损伤。

任务实施

一、活动准备

1. 场地准备：模拟药房。

2. 物品准备：柜台、不同种类的抗骨质疏松药、带有进销存系统的计算机、凳子等。

3. 人员准备：将同学分成若干小组，每组 4 ~6 人，一人担任组长，负责分配组内成员任务，共同完成骨质疏松的用药指导。

二、活动实施

1. 接待顾客

按照规范礼仪及医药商品购销员的职业标准接待顾客。

2. 询问诉求

（1）询问顾客基本信息：顾客是否为患者本人，患者的年龄、职业等。

（2）询问疾病症状：顾客有哪些症状，症状的持续时间等。

（3）询问就医史：最近是否就医。

（4）询问用药史：是否在同时使用其他药物，使用药物的名称、用药剂量等。

（5）询问过敏史：有无过敏史，过敏药物名称及成分等。

3. 确认需求和关注点

“根据您的症状，您这是……”

根据第一步顾客回答中获得的信息，对顾客的病情进行初步判断。

4. 用药指导

“综合考虑您的情况，这几种药都比较适合您当前的病情，……”

在提出用药建议时，可结合顾客情况向其推荐不同档次的药品和搭配的保健品，给予其充分的选择余地；同时，提出用药建议前应充分评估顾客健康状况、用药禁忌及用药情况。

5. 健康指导

提醒顾客服用药物后可能出现的不良反应，如雌激素的不良反应与剂量有关，口服雌激素常引起恶心、呕吐、头晕等不良反应。降钙素的不良反应有恶心、呕吐、头晕、面部潮红及过敏性休克等，应用前需做过敏试验，出现过敏、喘息等不良反应时，应立即停药。应用维生素 D 需定期监测血钙和尿钙，避免出现高血钙综合征。日常应从饮食、运动等多方面进行调整，增强抗病能力。

6. 任务评价

评价细则

评价指标	评价要素
基本素养	待客接物落落大方，顾客进门必须主动招呼，使用礼貌用语，面带微笑、语调平和，举止端庄大方、不卑不亢
	仪容仪表规范，着装得体，不戴首饰、不染发，指甲干净整洁
	在整个问病荐药过程中仪态端庄，使用礼貌用语，沟通表达逻辑清晰
问病	能了解顾客的基本信息，注意沟通礼仪
	能有效获取顾客的症状、疾病史、用药史、家族疾病史、过敏史及既往健康状况等
用药	能根据顾客的疾病或疾病的症状推荐药品，药品选择合理
用药指导	能恰当表达对顾客的关心，主动询问顾客需求
	能准确介绍药品信息，包括药品名称、有效成分、主治功能、规格、有效期等
	能说明药品的不良反应、禁忌证、联合用药的相互作用
	能清楚告知顾客药品服用剂量、服用时间及服用顺序，并教会顾客做好用药记录
健康指导	能从饮食、运动、情绪等方面对顾客进行健康教育
	能从烟酒、睡眠等生活习惯方面对顾客进行健康指导
	服务真诚专业，秉承以人为本的理念，有培养长期顾客的意识

7. 清场

按照 6S 企业管理标准清理实训场地。

思考与练习

一、单项选择题

1. 骨质疏松最大的危害是（　　）。

A. 骨折　　B. 骨痛　　C. 骨骼畸形　　D. 便秘

2. 骨质疏松是以（　　）下降、骨折风险增加为特征的骨骼系统疾病。

A. 骨密度　　B. 骨强度　　C. 骨长度　　D. 骨质量

3. 骨质疏松可发生于不同性别和年龄，但多见于（　　）。

A. 男性儿童和老年妇女　　B. 青年和男性成人

C. 儿童和妇女　　D. 绝经后妇女和老年男性

4. 世界卫生组织规定，临床上 T 值低于（　　）可以判定为骨质疏松症。

A. 1　　B. 0　　C. −1　　D. −2.5

5. 下列属于骨吸收抑制剂的是（　　）。

A. 钙制剂　　B. 双膦酸盐　　C. 维生素 K 类　　D. 甲状旁腺激素

6. 患者，男，65 岁，近期发现有骨痛、疲乏、驼背现象，临床诊断为老年性骨质疏松症，该患者不宜选用的药物是（　　）。

A. 降钙素　　B. 维生素 D　　C. 碳酸钙　　D. 雷洛昔芬

二、多项选择题

1. 下列属于骨健康基本补充剂的是（　　）。

A. 钙制剂　　B. 维生素 D　　C. 降钙素　　D. 雌激素

2. 骨质疏松的典型症状包括（　　）。

A. 骨痛　　B. 肌肉痛　　C. 驼背　　D. 骨折

3. 骨质疏松症的防治措施包括（　　）。

A. 药物干预　　B. 基础保健　　C. 规律运动　　D. 避免摔倒

三、案例分析

患者，女，65 岁，从事财务工作，现已退休。自诉腰背部疼痛 4 年余，活动及劳累时加重。近 2 年来发现身高变矮，年轻时身高 166 cm，目前 161 cm，无背部外伤史。日常活动少，因饮用牛奶后会腹胀或腹泻，因此一直不喝牛奶或酸奶。14 岁初潮，50 岁闭经，期间月经规律，未行性激素替代治疗。经检测，T 值为 −3.5。

请根据顾客的情况正确地进行问病荐药与用药指导。

任务二十二

失眠用药指导

失眠是指患者对睡眠时间和（或）质量不满意并影响白天社会功能的一种主观体验，包括入睡困难、睡着后易多次醒来、过早醒来但不能再入睡等。

学习目标

知识目标

1. 能明确失眠的病因、常见症状。

2. 能列举失眠的常用治疗药物种类、适用情况及用药注意事项。

3. 能明确失眠的健康指导目标及内容。

技能目标

1. 能使用社交礼仪接待顾客，询问顾客的具体症状，搜集病史、就医情况、用药情况等相关信息。

2. 能准确分析顾客的病情，向其介绍不同抗失眠药的特点及区别，并根据顾客的症状及既往疾病史等情况为顾客进行规范合理的用药指导。

3. 能向顾客解释药物的不良反应、禁忌证等内容，提醒顾客注意药品的不良反应，有效预防药物滥用、误用及副作用。

4. 能解答顾客的各种用药方面的咨询问题，普及疾病及用药常识。

5. 能为顾客提供正确的健康教育。

任务引入

顾客王某，女，60 岁，大学退休老师，病史 2 个月。主要表现为难以入睡、夜间易觉醒，无其他服药史，无用药过敏史。

请你作为药店医药商品购销员，完成顾客接待，并为其提供用药指导。

相关知识

一、疾病概述

（一）常见病因

1. 环境因素

噪声、光照、高温、严寒或鼾声等都是干扰睡眠的常见因素。

2. 生理因素

时差、长期从事夜班或白班改夜班工作，会导致体内生物钟未适应新的昼夜节律，也易引起失眠。

3. 心理社会因素

性格敏感、多疑、胆怯、主观自制力差等也可引起失眠。疾病焦虑、亲人亡故、失恋、考试压力或工作压力等也是暂时性失眠的常见原因。

4. 躯体疾病因素

各种疼痛性疾病或使人痛苦的疾病如心肺疾病、关节炎等常引起失眠，精神类疾病如抑郁症、焦虑症、强迫症等也会导致失眠。

5. 药物因素

服用咖啡因、茶碱、酒精、食欲抑制剂和各种中枢神经系统兴奋药均会引起失眠。

6. 其他因素

不良睡眠习惯、原发性睡眠障碍等也可引起失眠。

（二）临床表现

1. 入睡困难：入睡时间一般超过 30 分钟。

2. 不能熟睡：睡眠持续困难，睡眠浅、易觉醒（夜间醒 2 次或 2 次以上）、频繁觉醒或长时间觉醒。

3. 早醒，醒后无法再入睡。

4. 频频从噩梦中惊醒，自感整夜都在做噩梦。

5. 睡醒之后仍感到疲乏。

6. 发病时间可长可短，短者数天可好转，长者持续数月难以恢复。

7. 容易被惊醒，对声音或灯光敏感。

8. 喜欢胡思乱想。

上述情况可同时存在，严重时甚至出现通宵不眠。失眠会引起人的疲劳感、不安、全身不适、无精打采、反应迟缓、头痛、记忆力不集中。它的最大影响是精神方面的，严重者还会精神分裂。

（三）体格检查要点与实验室检查指标

1. 详细了解病史，包括失眠的症状表现、严重程度、发生背景、诱因、伴随症状、既往有无躯体疾病、用药史、有无生活习惯的改变或失眠的时候患者的主观体验和心情等情况。

2. 根据了解的病史特点，对患者进行重点系统的体格检查，明确内脏器官、脑神经系统有无异常，有无精神障碍性疾病。

3. 通过了解病史以及体格检查得出初步印象后，根据需要进行相关的检查，如脑电图、脑血管造影、脑血流图、CT 或磁共振等。若发现有躯体疾病，则有针对性地进行检查。

4. 若失眠与个人性格有关，如思虑过多、精神创伤等。为探明患者心理因素，可对其进行一些心理测验、人格测定、智力检测等来协助诊断，如症状自评量表、焦虑抑郁量表。

（四）诊断与鉴定诊断

1. 症状标准：几乎以失眠为唯一症状，包括难以入睡、睡眠不深、多梦、早醒或醒后不易再睡，醒后有不适感、疲乏或白天困倦等。

2. 严重标准：患者对睡眠数量、质量的不满会导致日间社会功能受损。这些症状至少每周发生 3 次，并至少已持续一个月。

3. 排除标准：排除躯体疾病或精神障碍症状导致的继发性失眠。

二、治疗原则与用药

（一）治疗原则

选用抗失眠药时首先应尽可能选择成瘾性小的药物，如非苯二氮䓬类的唑吡坦、佐匹克隆、右佐匹克隆等和苯二氮䓬类的地西泮、硝西泮等。如果患者合并焦虑情绪又非常避讳使用安眠药，可以建议其选择抗抑郁的药物，如多塞平、阿米替林、米氮平、曲唑酮等。当上述药物均使用过且效果不佳时，才会考虑使用抗精神病的药物去改善睡眠，如奥氮平、富马酸喹硫平等。很多失眠的患者因担心产生药物依赖，不愿选用化学药品治疗失眠，更青睐通过服用中成药或保健食品来调理机体，从而改善睡眠质量，针对这种心理，可关联部分中成药销售。

（二）治疗药物

1. 苯二氮䓬类药物

苯二氮䓬类药物包括地西泮（安定）、氯氮䓬、硝西泮、艾司唑仑等，有催眠、抗焦虑、解痉和肌肉松弛等作用，可以缩短入睡时间，减少觉醒时间和次数，增加总睡眠时间。不良反应包括日间困倦、头昏、肌张力下降、跌倒和认知功能减退等。对于持续睡眠困难、噩梦较多的失眠者可选用半衰期为 6 ~ 8 小时的短效或中效类药物，如艾司唑仑等，服用后能加深慢波睡眠并缩短入睡时间。对于夜间多梦易醒、早醒睡程短的失眠者应采用半衰期为 12 ~ 15 小时的中效或长效类药物，如硝西泮、氟西泮等，以延长总的睡眠时间。

2. 非苯二氮䓬类药物

非苯二氮䓬类药物包括唑吡坦、佐匹克隆、扎来普隆等，属于新型镇静催眠药，仅有单一的催眠作用，无肌松弛和抗惊厥作用，具有起效快、半衰期短、体内不蓄积、后遗症少、对白天影响甚微的特点。为改善起始睡眠（难以入睡）和维持睡眠质量（夜间觉醒或早间觉醒过早），可选用本类药物，其不良反应少，服用后可很快入睡，尤其无镇静和宿醉现象，临床优势已超越前几类药物。

3. 褪黑素和褪黑素受体激动剂

褪黑素参与调节睡眠－觉醒周期，可以改善时差症状、睡眠时相延迟综合征和昼夜节律失调性睡眠障碍。因不良反应很小，可在老年人群中使用，也用于倒时差。褪黑素受体激动剂包括雷美尔通、阿戈美拉汀等；雷美尔通可缩短睡眠潜伏期，提高睡眠效率，增加总睡眠时间，可用于治疗以入睡困难为主诉的失眠以及昼夜节律失调性睡眠障碍。由于没有药物依赖性，也不会产生戒断症状，褪黑素已获准作为长期治疗失眠的药物。阿戈美拉汀既是褪黑素受体激动剂也是5－羟色胺受体拮抗剂，因此具有抗抑郁和催眠双重作用，能够改善抑郁障碍相关的失眠，缩短睡眠潜伏期，增加睡眠连续性。

4. 抗抑郁药

抗抑郁药可在失眠伴有焦虑、抑郁时应用。小剂量多塞平、选择性5－羟色胺再摄取抑制剂、小剂量米氮平等抗抑郁药与苯二氮䓬类药联合应用可提高患者用药依从性，快速缓解失眠症状，同时协同改善抑郁和焦虑症状。

5. 中成药

养血安神丸适用于失眠兼心悸健忘，枣仁安神颗粒剂适用于失眠兼头晕多梦，人参健脾丸适用于失眠兼胃部不适、食欲不振，知柏地黄丸适用于失眠兼五心烦热，脑乐静糖浆适用于失眠兼精神忧郁、烦躁不安。

三、用药嘱咐

1. 在病因治疗、认知行为治疗和睡眠健康教育基础上，酌情给予催眠药物，用药剂量个体化，从小剂量开始，达到有效剂量后谨慎调整药物剂量，按需、间断、足量给药，每周服药3～5天而不是连续每晚服药。

2. 需长期服药者按需给药，即预期入睡困难时，在上床前5～10分钟服药，上床30分钟后仍不能入睡时立即服药；夜间醒来无法再次入睡且距起床时间超过5小时可以使用半衰期短的药物。

3 与唑吡坦、佐匹克隆等作用机制类似的镇静催眠药具有潜在成瘾性，应尽可能短期使用，一般不超过4周，4周以内的药物干预可选择连续治疗，超过4周需重新评估，必要时变更干预方案或根据患者睡眠改善情况采用间歇治疗。

4. 当推荐的治疗剂量无效、产生耐受性、出现严重不良反应或与其他药物发生相互作用时，需要考虑更换药物治疗。特别是对于那些药物治疗超过6个月且减药或停药困难的患者，以及有成瘾史的高危人群，更换药物是更为谨慎和合理的选择。若首选药物治疗无效或无法遵医嘱服药，可更换为另一种短、中效的苯二氮䓬类药物或者褪黑素受体激动剂，逐渐减少原有药物剂量，同时开始给予另一种药物并逐渐加量，建议在2周内完成整个换药过程。

5. 患者感觉能够自我控制睡眠时，考虑逐渐减量、停药，如失眠与其他疾病（如抑郁症）或生活事件相关，当病因去除后，也应考虑减量、停药；避免突然中止药物治疗，应逐步减量、停药以防止失眠反弹，减量过程需要持续数周至数个月。

6. 服用抗失眠药会降低注意力，驾驶员和机械操作者服用后应注意避免驾车、操纵机器和高空作业。

四、健康指导

1. 认知行为干预：在认知上，调整对失眠的态度，不过分关注睡眠，不强迫自己入睡。在行为上，进行专业的放松训练与助眠行为干预，如没有睡意不上床、不在床上做与睡眠无关的事情、白天午睡不超过半个小时或者不午睡、减少卧床时间等。

2. 睡眠卫生教育：保持规律的作息时间，规律进餐，睡前不要过饱或空腹，睡前避免喝茶、喝咖啡、饮酒和吸烟，睡前3～4小时避免剧烈运动，睡前至少1小时内不做容易兴奋的脑力劳动或观看容易兴奋的书籍和影视节目。卧室环境应安静、舒适，光线及温度应适宜。

3. 心理治疗：失眠患者常有一定的心理社会因素，对此可采取相应的心理治疗，让患者了解有关睡眠的基本知识，减少预期性焦虑反应。

4. 生物反馈：加强自我放松训练，减轻焦虑情绪，加快入睡速度。

任务实施

一、活动准备

1. 场地准备：模拟药房。

2. 物品准备：柜台、不同种类的抗失眠药、带有进销存系统的计算机、凳子等。

3. 人员准备：将同学分成若干小组，每组4～6人，一人担任组长，负责分配组内成员任务，共同完成失眠的用药指导。

二、活动实施

1. 接待顾客

按照规范礼仪及医药商品购销员的职业标准接待顾客。

2. 询问诉求

（1）询问顾客基本信息：顾客是否为患者本人，患者年龄、职业等。

（2）询问疾病症状：是否有入睡困难、不能熟睡、睡眠浅、易觉醒等症状，以及症状的时间。

（3）询问就医史：最近是否已就医。

（4）询问用药史：是否在同时使用其他药物，使用药物的名称、用药剂量等。

（5）询问过敏史：有无过敏史，过敏药物名称及成分等。

3. 确认购药品种和数量

“根据医生给您开具的处方，您可以配合购买养血安神丸。此类药物适用于失眠兼心悸健忘，有不同厂家、不同规格。您可根据自身情况及医生开具的处方综合选择适合自己的药物类型。”

4. 用药指导

“综合考虑您的情况，这几种药都比较适合您当前的病情……”

在提出用药建议时，可结合顾客情况向其推荐不同档次的药品和搭配的保健品，给予其充分的选择余地；同时，提出用药建议前应充分评估顾客健康状况、用药禁忌及用药情况。

5. 健康指导

提醒顾客服用药的时间、剂量及停药的注意事项，并针对抗失眠药服用后会出现注意力降低等现象，提醒顾客服药后避免进行开车、操作机器等活动。除恰当用药外，也建议顾客要养成规律作息，养成良好的睡眠习惯。

6. 任务评价

评价细则

评价指标	评价要素
基本素养	待客接物落落大方，顾客进门必须主动招呼，使用礼貌用语，面带微笑、语调平和，举止端庄大方、不卑不亢
	仪容仪表规范，着装得体，不戴首饰、不染发，指甲干净整洁
	在整个问病荐药过程中仪态端庄，使用礼貌用语，沟通表达逻辑清晰
问病	能了解顾客的基本信息，注意沟通礼仪
	能有效获取顾客的症状、疾病史、用药史、家族疾病史、过敏史及既往健康状况等
	能根据顾客的症状，初步判断顾客所患疾病
用药	能根据顾客的疾病或疾病的症状推荐药品
用药指导	能恰当表达对顾客的关心，主动询问顾客需求
	能准确介绍药品信息，包括药品名称、有效成分、主治功能、规格、有效期等
	能说明药品的不良反应、禁忌证，联合用药的相互作用
	能清楚告知顾客药品服用剂量、服用时间及服用顺序，并教会顾客做好用药记录
健康指导	能从饮食、运动、情绪等方面对顾客进行健康教育
	能从烟酒、睡眠等生活习惯方面对顾客进行健康指导
	服务真诚专业，秉承以人为本的理念，有培养长期顾客的意识

7. 清场

按照6S企业管理标准清理实训场地。

【知识拓展】

世界卫生组织官网指出：“抑郁障碍（也称抑郁症）是一种常见的精神障碍，涉及长时间情绪低落或失去快乐或对活动的兴趣。”据世界卫生组织统计，抑郁症全球发病率约为11%。抑郁症是全世界主要致残原因，也是造成全球疾病总负担的主要原因。受抑郁症影响的女性比男性更多。抑郁症可导致自杀。据我国发布的《国民抑郁症蓝皮书》（2022—2023年）报道，我国抑郁症患者有50%为在校学生。

一、临床表现

（一）核心症状

持续一段时间的情绪低落和兴趣减退是抑郁症患者最主要的特征。患者会出现自觉或他人可见的情绪低落，感觉痛苦、不开心，甚至有部分患者会自觉生不如死。有部分患者在面对他人的时候会面带微笑，但是独自一个人的时候心情会立即低落。

（二）心理症状

抑郁症患者会出现焦虑情绪、思维迟缓、判断力下降、记忆力下降、注意力障碍、负罪感和自知力缺乏等异常心理表现。

（三）躯体症状

通常情况下，持续的抑郁状态还会影响机体正常的生理功能，引发一系列症状，如饮食失调、睡眠障碍、行为异常等。

二、自我判断方法

判断自己是否有抑郁症，要结合自身的具体症状来判断。通常情况下，抑郁症患者会出现情绪低落、活动减退、语言减少或莫名哭泣等症状。如果自己不能判断是否出现抑郁，则要及时到医院就诊，由专业的医生进行诊断。

根据《中国精神障碍分类和诊断标准》，抑郁症的主要表现为心境低落，并且这种低落与患者的处境不相称；丧失兴趣、无愉快感；精力减退、无原因的疲劳感；精神运动性激越或迟滞；自我评价过低、自责，或有内疚感；联想困难或自觉思考能力下降；反复出现自杀想法或行为；睡眠障碍；食欲不振和体重减轻；性欲减退。

上述症状中符合 4 条且持续 2 周以上，即可诊断为抑郁症。要注意只是偶尔出现的不开心或情绪低落并不属于抑郁症。

三、推荐用药

根据疾病的严重程度，抑郁症可分为轻度抑郁症、中度抑郁症和重度抑郁症，不同程度的抑郁症是否能进行药物治疗，还要看疾病的发展程度。

（一）轻度抑郁症

通常情况下，轻度抑郁症患者可选择暂不进行药物治疗。专业的心理治疗可以作为主要的治疗方法之一。患者也可以通过自我缓解的方法控制抑郁情绪，如可以尝试转移低落情绪、适当进行锻炼等。如效果不佳则需要药物帮助治疗。

（二）中度抑郁症

由于症状的加重，中度抑郁症患者应该选择药物治疗来控制病情的发展。可以在医生的指导下选择疗效肯定、副作用较少且安全性高的药物，同时也要积极地进行心理治疗。

（三）重度抑郁症

轻、中度抑郁症如果没有及时采取干预措施，很容易发展成为重度抑郁症。一些重度抑郁症患者不能认识到自己患有抑郁症，且多数患者还会出现自杀倾向。因此，重度抑郁症患者必须遵医嘱定时定量服用药物，同时进行其他物理治疗和心理治疗。

四、健康指导

（一）坚持合理运动

19～64岁的抑郁症患者应该每天进行运动。每周至少要保证中强度运动150分钟，如健步走、骑自行车、徒步旅行、打球等；或高强度的有氧运动75分钟，如跑步、踢球、跳绳等。

（二）走出自己的圈子

鼓励抑郁症患者走出自己的封闭圈子，不回避社会，多接触朋友，可以适当参加社会活动。

（三）培养兴趣爱好

把精力投入自己感兴趣的事情上，不对负面情绪过度关注，不要过度否定自己，对自己多些安慰和认可，进行积极心理暗示，树立康复的信心。

（四）增强家庭与社会的支持

放松心情，与家人和朋友沟通、倾诉，释放自己的情感。

（五）积极寻求帮助

当被负面情绪困扰时，一定要及时寻求他人的帮助，要勇于向他人倾诉，宣泄自己的情绪，不要羞于开口。如果有人向你倾诉，这在某种程度上也是一种求救信号，一定要引起重视，并给予安慰和陪伴。

思考与练习

一、单项选择题

1. 入睡时间一般超过（　　）即可认为是入睡困难。

A. 10分钟　　B. 20分钟　　C. 30分钟　　D. 40分钟

2. （　　）具有抗抑郁和催眠双重作用。

A. 阿戈美拉汀　　B. 氯氮草　　C. 地西泮　　D. 唑吡坦

3. （　　）可以参与调节睡眠－觉醒周期，可以改善时差症状、睡眠时相延迟综合征和昼夜节律失调性睡眠障碍。

A. 佐匹克隆　　B. 氯氮草　　C. 褪黑素　　D. 硝西泮

4. （　　）药物可以改善起始睡眠和维持睡眠质量。

A. 苯二氮䓬类　　B. 非苯二氮䓬类

C. 褪黑素　　D. 褪黑素受体激动剂

二、多项选择题

1. 下列关于失眠药物的治疗原则正确的是（　　）。

A. 从最小有效剂量开始给药　　B. 间歇治疗

C. 短期使用　　D. 避免突然中止药物治疗

2. 下列可引起失眠的因素有（　　）。

A. 时差　　B. 药物　　C. 长期从事夜班　　D. 温度

3. 对于夜间多梦易醒、早醒睡程短的失眠者建议采用半衰期为 12 ~ 15 小时的中效或长效类药物，如（　　）。

A. 硝西泮　　B. 氟西泮　　C. 地西泮　　D. 氯氮䓬

4. 非苯二氮䓬类药物的优点包括（　　）。

A. 起效快　　B. 半衰期短

C. 体内不蓄积　　D. 对白天的影响甚微

5. 下列属于苯二氮䓬类药物不良反应的有（　　）。

A. 日间困倦　　B. 头昏　　C. 肌张力下降　　D. 跌倒

三、案例分析

患者，男，36 岁，每天早晨需自行开车上班。主诉失眠 3 月余，早醒，醒后难以再次入睡。每次失眠后的第二天都会出现精神紧张、头胀、胸闷、心情压抑、焦虑、食欲缺乏、便秘或大便不爽等现象。去医院就诊后医生为其开具处方。

请根据患者的情况为其按处方调配用药，并进行健康指导。

任务二十三

阴道炎用药指导

阴道是女性人体构造不可缺少的部分，有其自身的生态系统，但外环境和相邻组织（膀胱和直肠）的改变，可影响阴道环境，阴道的微生态和免疫功能平衡一旦被破坏，则容易引起阴道炎症。

学习目标

知识目标

1. 能明确不同阴道炎的病因、常见症状及区别。
2. 能列举阴道炎的常用治疗药物种类、适用情况及用药注意事项。
3. 能明确阴道炎的健康指导目标及内容。

技能目标

1. 能使用社交礼仪接待顾客，询问顾客的具体症状，搜集病史、就医情况、用药情况等相关信息。
2. 能准确分析顾客的病情，向其介绍不同抗阴道炎药的特点及区别，并根据顾客的症状及既往疾病史等情况为顾客进行规范合理的用药指导。
3. 能向顾客解释药物的不良反应、禁忌证等内容，提醒顾客注意药品的不良反应，以有效预防药物滥用、误用及副作用。
4. 能解答顾客的各种用药方面的咨询问题，普及疾病及用药常识。
5. 能为顾客提供正确的健康教育。

任务引入

顾客陈某，女，25 岁，已婚。近 2 日发现自己外阴瘙痒，并有略微烧灼感，白带增多，呈灰白色，有鱼腥臭味。陈某想要购买一些疗效快的抗阴道炎药，无其他用药史，无用药过敏史。

请你作为药店医药商品购销员，完成顾客接待，并为其提供用药指导。

相关知识

一、疾病概述

（一）疾病分型

阴道炎是阴道黏膜及黏膜下结缔组织的炎症，临床上常把阴道炎分为细菌性阴道炎、念珠菌性阴道炎、滴虫性阴道炎、老年性阴道炎四种。

（二）常见病因

1. 细菌性阴道炎

阴道内产生乳酸和过氧化氢的正常乳杆菌被大量厌氧菌（如加德纳菌、普雷沃菌、动弯杆菌等）替代而导致的菌群失调。本病可通过性交或医用器械传播。

2. 念珠菌性阴道炎

由白色念珠菌感染所致，正常阴道内也有白色念珠菌寄生，当阴道中糖原增多、酸度增加时，念珠菌就会开始繁殖，容易引起阴道炎症。本病主要为内源性感染，少部分患者可通过性交直接传染，极少数患者可通过接触被污染的衣物间接传染。常见的发病诱因包括妊娠、糖尿病、大量使用免疫抑制剂及广谱抗生素。

3. 滴虫性阴道炎

由阴道毛滴虫感染引起的阴道炎症，可由性交直接传染，也可经浴池、盆具、游泳池、衣物及被污染的医用器械间接传播。

4. 老年性阴道炎

老年性阴道炎又名萎缩性阴道炎，是绝经前后阴道局部抵抗力低下，致病菌感染所致的阴道炎症，严重时可引起阴道狭窄甚至闭锁，它与外阴炎通常同时存在，多见于绝经及卵巢去势后妇女。

（三）临床表现

1. 细菌性阴道炎

轻度外阴瘙痒或有烧灼感，白带增多，呈黏性，颜色发黄发绿，伴有腥臭味。

2. 念珠菌性阴道炎

白带增多，呈豆腐渣或凝乳状，伴有轻度外阴瘙痒，外阴、阴道灼痛，还可伴有尿频、尿痛及性交痛。

3. 滴虫性阴道炎

外阴瘙痒，有灼热感，伴有疼痛、性交痛；白带增多，呈黄白稀薄脓性液体，常伴有泡沫状。感染尿道时，可有尿频、尿痛甚至血尿的症状。

4. 老年性阴道炎

白带增多，多呈淡黄色，呈水状，感染严重时可呈脓性或脓血性，有臭味。有时可有血性或伴点滴出血，外阴有瘙痒或灼热感，干痛，下腹部坠胀，波及尿道时有尿频、尿急、尿痛等症状。

（四）体格检查要点与实验室检查指标

1. 内诊

对于有过性生活的女性，妇产科医生会采用内诊，可检查出子宫有无增大，或输卵管、卵巢有无肿大或肿瘤。

2. 白带常规

白带由阴道黏膜渗出物、宫颈管及子宫内膜腺体分泌物等混合组成，其形成与雌激素的作用有关。白带常规检查一般包括 pH 值、清洁度、霉菌与滴虫、胺试验、线索细胞 5 个项目。

（1）pH 值：健康女性的阴道 pH 值为 4～4.5，患有滴虫性或细菌性阴道炎时白带的 pH 值上升，可大于 5～6。

（2）清洁度：Ⅰ～Ⅱ度属正常，Ⅲ～Ⅳ度为异常白带，表示阴道炎症。

（3）霉菌与滴虫：存在滴虫或霉菌时，无论其数量多寡，均用“＋”来表示，“＋”只说明该妇女感染了滴虫或霉菌，并不说明其感染的严重程度。

（4）胺试验：患细菌性阴道炎的白带可发出鱼腥味，由存在于白带中的胺通过氢氧化钾碱化后挥发出来所致。

（5）线索细胞：这是细菌性阴道炎的最敏感、最特异的体征。

（五）诊断标准

1. 细菌性阴道炎

进行妇科检查时，可见阴道内有均匀稀薄的分泌物，常黏附于阴道壁，但黏度很低，用拭子易从阴道壁擦除，阴道黏膜无充血或水肿的炎症表现。

2. 念珠菌性阴道炎

进行妇科检查时，可见外阴局部充血、肿胀，小阴唇内侧及阴道黏膜表面附有白色块状物或被凝乳状物覆盖，擦除后露出红肿的阴道黏膜面。

3. 滴虫性阴道炎

进行妇科检查时，可见阴道及宫颈阴道部黏膜红肿，常有散在红色斑点或草莓状斑点，后穹隆有多量黄白色、黄绿色脓性泡沫状分泌物。

4. 老年性阴道炎

进行妇科检查时，可见阴道黏膜皱襞消失，上皮菲薄，黏膜充血，表面有散在的小出血点或点状出血斑。严重者偶见浅表溃疡，溃疡面可与对侧粘连，严重时造成阴道狭窄甚至闭锁，炎症分泌物引流不畅形成阴道积脓或宫腔积脓。

二、治疗原则与用药

（一）治疗原则

整体治疗原则为消除病因，根据患者情况选择局部或全身抗细菌、抗念珠菌、抗滴虫药物，以缓解患者的症状和体征，阻止疾病进展，提高患者生活质量。

（二）治疗药物

1. 细菌性阴道炎

选用抗厌氧菌药物，主要有甲硝唑、替硝唑、克林霉素等。局部用药与口服用药疗效相似，治愈率为80%左右。性伴侣不需要接受常规治疗。

2. 念珠菌性阴道炎

消除诱因，根据患者实际情况，首选唑类抗真菌药物进行局部治疗。若患者基础疾病有糖尿病，还应积极开展糖尿病的对症治疗。为了能够改变阴道中的局部酸碱度，提高疗效，可以应用碱性药物（2% ~4% 小苏打溶液）对外阴及阴道进行冲洗，并应用制霉菌素、硝酸咪康唑栓、克霉唑片等药物开展治疗。对于瘙痒严重、顽固反复发作的情况，可以应用克霉唑膏、硝酸咪康唑栓外涂止痒。

3. 滴虫性阴道炎

滴虫阴道炎患者可同时存在尿道、尿道旁腺、前庭大腺多部位滴虫感染，治愈此病需全身用药，并避免阴道冲洗。主要治疗药物为硝基咪唑类药物，如甲硝唑、替硝唑。由于滴虫性阴道炎患者再感染率很高，最初感染 3 个月内需要追踪、复查。

4. 老年性阴道炎

治疗原则为补充雌激素，增加阴道抵抗力；使用抗生素抑制细菌生长。补充雌激素主要是针对病因的治疗，以增加阴道抵抗力。雌激素制剂可局部给药，也可全身给药。局部涂抹雌三醇软膏，每日 1 ~2 次，连用 14 日。口服替勃龙 2.5 mg，每日 1 次，也可选用其他雌孕激素制剂连续联合用药。阴道局部应用抗生素主要为广谱抗生素，代表药物有外用甲硝唑、诺氟沙星。对阴道局部干涩明显者，可应用润滑剂。在无以上有效药物（雌激素及抗菌药）可供使用时，为增加阴道酸度，可用 1% 乳酸溶液、0.5% 醋酸溶液或 0.3% 硼酸溶液冲洗阴道，或用 1∶5 000 高锰酸钾溶液坐浴，每日 1 次。无医疗条件者可用食醋 60 mL 加入温开水中坐浴。但在有以上有效药物可供使用时，不提倡常规阴道冲洗。

三、用药嘱咐

1. 阴道炎患者一定要坚持治疗，持续使用药物，在治疗后仍要遵医嘱到医院复查，不能因为症状缓解就自行停药。如果不彻底治愈，就容易复发，并易使细菌产生耐药性，影响疗效。

2. 有些局部使用药物需要在阴道使用，这类药物建议患者在晚上睡觉前使用，可以延长药物在体内停留的时间，增强疗效。

3. 阴道炎患者在使用药物期间，应注意卫生。口服药物应该在使用药物之前清洗双手，以免手上的细菌和病毒通过口腔进入人体；阴道给药，在用药前需要清洁外阴和手，最好戴一次性手套，用药后也需要清洁双手。

4. 甲硝唑主要不良反应有食欲缺乏、口腔异味、恶心、呕吐等，偶见头痛、头晕、失眠、皮疹等，一旦发现有不良反应应立即停药。甲硝唑用药期间及停药 24 小时内禁止饮酒，替硝唑用药期间及停药 72 小时内禁止饮酒，避免产生戒酒硫样反应。妊娠 3 个月以内的妇女、中枢神经疾病和血液疾病患者禁用甲硝唑和替硝唑；哺乳期用药时，甲硝唑用药后 24 小时内、替硝唑用药后 72 小时内不宜哺乳。长期应用甲硝唑可引起念珠菌感染，应予以注意。

5. 口服克林霉素发生胃肠道反应较常见，但较轻微，主要表现为恶心、呕吐、食欲减退、腹泻等。新生儿，妊娠期、哺乳期妇女禁用，肝功能不全者慎用。克林霉素与盐酸林可霉素有交叉耐药性，与红霉素合用有拮抗作用。

6. 氟康唑与其他吡咯类药物可发生交叉过敏反应，因此对任何一种吡咯类药物过敏者都应禁用氟康唑。咪康唑与其他药物如口服降糖药或苯妥英同时服用可增加药物的副作用，应慎用。第一次患有阴道真菌感染或在过去12个月中真菌感染发生超过4次以上者应谨慎使用克霉唑。制霉菌素口服后不易吸收，对全身真菌感染无治疗作用，毒性大，不作注射用。

7. 哺乳期间大量应用雌二醇会使乳汁减少，肝、肾功能不全者慎用。孕妇及哺乳期妇女禁用妊马雌酮。有雌激素禁忌证患者可联合使用青柏洁身洗液、保妇康栓、乳杆菌活菌胶囊，应用乳杆菌活菌胶囊时禁用抗生素。使用雌激素治疗老年性阴道炎，应定期监测乳腺及子宫，雌激素依赖性肿瘤患者禁用。

四、健康指导

1. 注意个人卫生，日常生活中勤换内裤，阴道炎期间可能会有更多的分泌物，一旦有更多的分泌物，就需要及时更换内裤，并始终保持阴道干燥和干净。用过的毛巾、盆、内裤等及时用开水烫洗，避免厕所、浴室等交叉感染。阴道炎患者在治疗期间应注意休息，避免过度劳累，否则，可能会影响疾病的治疗。另外，在阴道外用药期间禁止性生活。性生活可能会影响药物的效果，刺激阴道，使炎症恶化。

2. 对于念珠菌性阴道炎，应消除诱因，若患者还有糖尿病，应给予积极治疗；及时停用广谱抗生素、雌激素。对于顽固性或经常发作性念珠菌性阴道炎患者，可检查性伴侣有无念珠龟头炎，必要时对性伴侣同时进行治疗。

3. 因滴虫性阴道炎可通过性交直接传染，建议夫妻双方同时接受治疗。治疗结束后，于下次月经结束后复查分泌物，经3次月经后复查滴虫均为阴性者方可判断为治愈。

任务实施

一、活动准备

1. 场地准备：模拟药房。

2. 物品准备：柜台、不同种类的抗阴道炎药、带有进销存系统的计算机、凳子等。

3. 人员准备：将同学分成若干小组，每组4～6人，一人担任组长，负责分配组内成员任务，共同完成阴道炎的用药指导。

二、活动实施

1. 接待顾客

按照规范礼仪及医药商品购销员的职业标准接待顾客。

2. 询问诉求

（1）询问顾客基本信息：顾客是否为患者本人，患者的年龄、职业等。

（2）询问疾病症状：患者有哪些症状、症状的持续时间等。

（3）询问就医史：最近是否就医。

（4）询问用药史：是否在同时使用其他药物，使用药物的名称、用药剂量等。

（5）询问过敏史：有无过敏史，过敏药物名称及成分等。

3. 确认需求和关注点

“根据您的症状，您这是……（根据症状作出判断）”

根据第一步顾客回答中获得的信息，对顾客的病情进行初步判断。

4. 用药指导

“综合考虑您的情况，这几种药都比较适合您当前的病情……”

在提出用药建议时，可结合顾客情况向其推荐不同档次的药品，给予其充分的选择余地；同时，提出用药建议前应充分评估顾客健康状况、用药禁忌及用药情况。

5. 健康指导

提醒顾客服用药物后可能出现的不良反应。除了恰当用药外，也建议顾客在日常生活中注意个人卫生。

6. 任务评价

评价细则

评价指标	评价要素
基本素养	待客接物落落大方，顾客进门必须主动招呼，使用礼貌用语，面带微笑、语调平和，举止端庄大方、不卑不亢
	仪容仪表规范，着装得体，不戴首饰、不染发，指甲干净整洁
	在整个问病荐药过程中仪态端庄、注意礼貌用语、沟通表达逻辑清晰
问病	能了解顾客的基本信息，注意沟通礼仪
	能有效获取顾客的症状、疾病史、用药史、家族史、过敏史及既往健康状况等
	能根据顾客的症状，初步判断顾客所患疾病
用药	能根据顾客的疾病或疾病的症状推荐药品及药品分类
用药指导	能恰当表达对顾客的关心，主动询问顾客需求
	能准确介绍药品信息，包括药品名称、有效成分、主治功能、规格、有效期等
	能说明药品的不良反应、禁忌证，联合用药的相互作用
	能清楚告知顾客药品服用剂量、服用时间及服用顺序，并教会顾客做好用药记录
健康管理	能从饮食、运动、情绪等方面对顾客进行健康教育
	能从烟酒、睡眠等生活习惯方面对顾客进行健康指导
	服务真诚专业，秉承以人为本的理念，有培养长期顾客的意识

7. 清场

按照6S企业管理标准清理实训场地。

思考与练习

一、单项选择题

1. 泡沫状白带是（　　）的典型症状。
A. 细菌性阴道炎　B. 念珠菌性阴道炎　C. 滴虫性阴道炎　D. 老年性阴道炎
2. 细菌性阴道炎的首选治疗药物是（　　）。
A. 甲硝唑　B. 克霉唑片　C. 制霉菌素　D. 高锰酸钾
3. 健康女性的阴道 pH 值为（　　）。
A. 4～4.5　B. 4.5～5　C. 5～5.5　D. 5.5～6
4. 滴虫性阴道炎患者再感染率很高，最初感染的（　　）个月内需要追踪、复查。
A. 1　B. 2　C. 3　D. 4
5. 甲硝唑用药期间及停药的（　　）内禁止饮酒。
A. 24 小时　B. 48 小时　C. 72 小时　D. 96 小时

二、多项选择题

1. 念珠菌性阴道炎常见的发病诱因包括（　　）。
A. 妊娠　B. 糖尿病
C. 大量使用免疫抑制剂　D. 不洁性生活
2. 滴虫性阴道炎的传播方式有（　　）。
A. 性生活　B. 浴池　C. 盆具　D. 衣物
3. 白带常规检查的项目一般包括（　　）。
A. pH 值　B. 清洁度　C. 霉菌与滴虫　D. 胺试验
4. 下列关于滴虫性阴道炎的妇科检查现象，正确的是（　　）。
A. 阴道内有均质稀薄、分泌物　B. 外阴局部充血
C. 阴道黏膜红肿　D. 有散在红色斑点或草莓状斑点

三、案例分析

患者，女，60 岁，已绝经 1 年。自诉 3 天前无诱因出现白带增多，伴外阴烧灼感，基本没有分泌物。患者既往有高血压病史，无药物过敏史。

请根据顾客的情况正确地进行问病荐药与用药指导。

模块四

安全用药指导

本模块学习内容包括解读药品说明书、用药错误防范、特殊人群用药指导、药物不良反应监测等涉及的理论知识及操作技能。通过本模块的学习，学生能够为顾客提供安全用药指导，具备借助药品说明书为顾客提供正确的健康教育、准确识别并及时防范与处理用药错误、对特殊人群进行用药指导以及正确监测与上报药品不良反应的能力。在工作中能养成“安全第一，健康至上”的职业理念，培养与人交流、解决问题的能力，具备成本意识、市场意识、服务意识，切实做到诚实守信、关爱顾客，处处体现人文关怀，提升药学服务质量。

任务二十四

解读药品说明书

《中华人民共和国药品管理法》规定，药品包装盒内必须有说明书，进口药必须附有中文说明书。药品说明书必须注明药品名称、主要成分、性状、适应证或功能主治、用法用量、不良反应、禁忌证、注意事项、规格、有效期、储存要求、批准文号以及生产企业地址、电话、说明书核准和修改日期等信息。药品说明书是指导如何使用药品的重要依据之一，具有一定的法律效力。在使用药品之前正确解读药品说明书是安全合理用药的前提。

学习目标

知识目标

1. 能明确药品说明书的内容要求及格式要求。
2. 能正确解读药品说明书的各项内容。

技能目标

1. 能使用社交礼仪接待顾客。
2. 能用适宜的沟通方式向顾客交代药品说明书中的重要内容。
3. 能借助药品说明书为顾客提供正确的健康教育。

任务引入

顾客李某，最近因消化不良去药店购买了胃肠动力药多潘立酮，饭后服用后发现效果并不明显，现来药店询问缘由。

请你作为药店医药商品购销员，完成顾客接待，并为其提供用药指导。

相关知识

一、药品说明书概述

药品说明书应当包含药品安全性、有效性的重要科学数据、结论和信息，用以指导安全、合理使用药品；对疾病名称、药学专业名词、药品名称、临床检验名称和结果的表述，应当采用国家统一颁布或规范的专用词汇，度量衡单位应当符合国家标准的规定；应当列出全部活性成分或者组方中的全部中药药味。注射剂和非处方药还应当列出所用的全部辅料名称。药品处方中含有可能引起严重不良反应的成分或者辅料的，应当予以说明。

以西药说明书为例，药品说明书的格式如下：

核准和修改日期（左上角）

特殊管理药品、外用药品、非处方药标识

（右上角）

×××说明书（包含通用名和剂型）

处方药在此标注“请仔细阅读说明书并在医生指导下使用”。

非处方药在此标注“请仔细阅读说明书并按说明书使用或在药师指导下购买使用”。

警示语： 是指对药品严重不良反应及其潜在的安全性问题的警告，还可以包括药品禁忌、注意事项及剂量过量等需提示用药人群特别注意的事项。 如有该方面内容，应当在说明书标题下以醒目的黑体字注明，并以黑框圈示。

【药品名称】

【成分】

【性状】

【适应证】或【功能主治】

【规格】

【用法用量】

【不良反应】

【禁忌】

【注意事项】

【孕妇及哺乳期妇女用药】

【儿童用药】

【老年用药】

【药物相互作用】

【药物过量】

【药理毒理】

【药代动力学】

【贮藏】

【包装】

【有效期】
【执行标准】
【批准文号】
【药品上市许可持有人】
【生产企业】

二、药品说明书的主要内容

（一）药品名称

药品说明书应当列出药品通用名、商品名、英文名、化学名等，使用者一般只要知晓药品的通用名，就能避免重复用药。通用名是指列入国家药品标准的中文名称。商品名是指经国家药品监督管理部门批准的特定企业使用的药品名称，不使用商品名的药品不列该项。因此，通用名相同的药品，可以有多个商品名，不同的商品名意味着产品的生产厂家不同。例如，头孢噻肟钠粉针剂的商品名有凯福隆、泰可欣、新亚雅太、赛福隆等。目前，《医疗机构处方审核规范》规定处方只能用通用名或国家规定的商品名。

（二）成分

西药以单方居多，主要成分大多与通用名相同。说明书中该项包含活性成分的化学名称、化学结构式、分子式、分子量。对于复方制剂（中成药居多），说明书中一般依次列出所含全部活性成分的名称。例如，双黄连口服液的主要成分为金银花、黄芩、连翘。

（三）性状

性状包括药品的外观、味道、溶解度以及物理常数等。

（四）适应证或功能主治

适应证也称为作用与用途，是指某一药物主要适用于哪些病症的治疗。适应证一般列出该药能够治疗的病症或疾病类别，如感染性疾病、自主神经功能紊乱等。此项在中成药的说明书中用“功能主治”表示。

（五）规格

规格指每支、每片或其他每一单位制剂中含有主药（或效价）的重量或含量或装量。生物制品应标明每支（瓶）有效成分的效价（或含量）及装量（或冻干制剂的复溶后体积）。

（六）用法用量

需按疗程用药或者规定用药期限的，说明书必须注明疗程、期限。说明书还应当详细列出该药品的用药方法，准确列出用药的剂量、计量方法、用药次数以及疗程期限，并应当特别注意药品的规格。用法上有特殊要求的，应当按实际情况详细说明。

（七）不良反应

药品不良反应是指合格药品在正常用法用量的情况下，出现对人体有害或意外的反应。读药品说明书时应重视药品不良反应。正常情况下药品说明书上会列出可能发生的所有不良反应。但是不良反应的发生和很多因素相关，需要引起重视，仔细阅读不良反应项后，一旦用药中出现不适，医生可立即对照说明书上所列的已知不良反应，采取停药和对症处理。

（八）禁忌

一般包括禁止应用该药品的人群或者疾病情况。

（九）注意事项

注意事项一般用来表示使用时必须注意的问题，包括需要慎用的情况（如肝、肾功能的问题），影响药物疗效的因素（如食物、烟、酒），用药过程中需观察的情况（如过敏反应，定期检查血象、肝功、肾功）及用药对于临床检验的影响等。

（十）孕妇及哺乳期妇女用药

着重说明该药品对妊娠、分娩及哺乳期母婴的影响，并写明可否应用本品及用药注意事项。未进行该项实验且无可靠参考文献的，应当在该项下予以说明。

（十一）儿童用药

儿童用药主要包括儿童由于生长发育的关系而对于该药品在药理、毒理或药代动力学方面与成人的差异，并写明可否应用本品及用药注意事项。未进行该项实验且无可靠参考文献的，应当在该项下予以说明。

（十二）老年用药

老年用药主要包括老年人由于机体各种功能衰退的关系而对于该药品在药理、毒理或药代动力学方面与成人的差异，并写明可否应用本品及用药注意事项。未进行该项实验且无可靠参考文献的，应当在该项下予以说明。

（十三）药物相互作用

很多患者存在合并用药的情况，有必要了解药物之间的相互作用，以避免联合用药带来的不良反应。一般药品说明书会列出会与该药产生作用的药品或者药品类别，并说明相互作用的结果及合并用药的注意事项。

（十四）药物过量

详细列出过量的剂量范围以及过量应用该药品可能发生的毒性反应、处理方法。

（十五）药理毒理和药代动力学

有些药品的说明书中会详细列出该药品进行临床试验、药理毒理及药代动力学实验的方法、研究对象及实验结果，没有相关实验数据的药品也可不列这几项。

（十六）贮藏

具体贮藏条件的表示方法按《中国药典》要求书写，并注明具体温度，如阴凉处（不超过 20 ℃）保存。生物制品应当同时注明制品保存和运输的环境条件，特别应明确具体温度。

（十七）包装

包装应包括直接接触药品的包装材料和容器及包装规格，并按该顺序表述。

（十八）有效期

药品有效期是指该药品被批准的使用期限，表示该药品在规定的储存条件下能够保证质量的期限。药品的有效期应以药品包装说明上标明的有效期为准。对规定有效期的药品，应严格按照规定的储藏条件加以保管，尽可能在有效期内使用完毕。已过有效期的药品，一律不能再用。药品的有效期是按照年、月、日的顺序标注，年份用四位数字表示，月、日用两位数表示，如“有效期至：2024 年 02 月 02 日”。

（十九）执行标准

执行标准的名称、版本，如《中国药典》。

（二十）批准文号

该药品的药品批准文号，进口药品注册证号或者医药产品注册证号。麻醉药品、精神药品、蛋白同化制剂和肽类激素还包括药品准许证号。

（二十一）药品上市许可持有人

药品上市许可持有人是指药品批准文号的持有人，包括生产企业、研发机构和科研人员。药品上市许可与生产许可分离，也就是上市药品的所有权和生产权可以分离，即使生产企业和药品上市许可持有人相同，说明书中也应同时列出两项。

（二十二）生产企业

一般包括生产企业名称、生产地址、邮政编码、电话和传真号码等。

任务实施

一、活动准备

1. 场地准备：模拟药房。

2. 物品准备：柜台、带有进销存系统的计算机、凳子等。

3. 人员准备：将同学分成若干小组，每组 4 ~ 6 人，一人担任组长，负责分配组内成员任务，共同完成小组任务。

二、活动实施

1. 接待顾客

按照规范礼仪及医药商品购销员的职业标准接待顾客。

2. 询问诉求

（1）询问顾客基本信息：顾客是否为患者本人，患者的年龄、职业等。

（2）询问疾病症状：是否有餐后饱胀、早饱感、上腹痛、上腹烧灼感等症状。

（3）询问就医史：最近是否就医。

（4）询问用药史：是否在同时使用其他药物，使用药物的名称、用药剂量等。

（5）询问过敏史：有无过敏史，过敏药物名称及成分等。

3. 确认需求和关注点

“根据您的症状，您这是……（根据症状作出判断）”

根据第一步顾客回答中获得的信息，对顾客的病情进行初步判断。

4. 用药指导

“根据您的自述，多潘立酮属于胃动力药，能增加胃肠蠕动，促进胃排空，改善消化不良，在饭前服用效果最佳，而您是在饭后服用，所以达不到很好的治疗效果。”在提出用药建议时，可结合顾客情况向其推荐不同类型的中成药，如健胃消食片、大山楂丸等，给予其充分的选择余地；同时，提出用药建议前应充分评估顾客健康状况、用药禁忌及用药情况。

5. 健康指导

根据不同人群的情况，提出合适的用药指导建议。

6. 任务评价

评价细则

评价指标	评价要素
基本素养	待客接物落落大方，顾客进门必须主动招呼，使用礼貌用语，面带微笑、语调平和，举止端庄大方、不卑不亢
	仪容仪表规范，着装得体，不戴首饰、不染发，指甲干净整洁
	在整个问病荐药过程中仪态端庄，使用礼貌用语，沟通表达逻辑清晰
问病	能了解顾客的基本信息，注意沟通礼仪
	能有效获取顾客的症状、疾病史、用药史、家族疾病史、过敏史及既往健康状况等
用药	能根据顾客的需求准确、快速提供用药咨询服务
用药指导	能恰当表达对顾客的关心，主动询问顾客需求
	能依据药品说明书准确介绍药品信息，包括药品名称、使用方法和疗效等内容
	能依据药品说明书向顾客告知药品的不良反应、用药注意事项、禁忌证以及联合用药的相互作用等
健康指导	能根据药品说明书，对顾客安全用药做出准确的指导
	服务真诚专业，秉承以人为本的理念，有培养长期顾客的意识

7. 清场

按照6S企业管理标准清理实训场地。

【知识拓展】

假冒伪劣药品的识别方法

一、看药品有效期和生产批号

一般正常药品的外包装上都会印有有效期、生产日期和批号三项，缺一不可。如果缺少任何一项或被更改或超过有效期，都是假冒伪劣药品。

二、看药品批准文号

我国药品批准文号有三种格式：境内生产的药品为国药准字H（Z、S）+8位数字，中国香港、中国澳门和中国台湾生产的药品为国药准字H（Z、S）C+8位数字，境外生产的药品为国药准字H（Z、S）J+8位数字。如果药品外包装没有批准文号或批准文号格式不符，一般就是假冒伪劣药品。

三、看药品外包装

合格药品的包装一般外观颜色纯正，字迹清晰。而假冒伪劣药品外包装质地较差，外观颜色不纯正，字体和图案印刷粗糙，防伪标志模糊。

四、看药品说明书

一般合格药品说明书内容准确齐全，而假冒伪劣药品说明书内容不全，印刷质量差，字迹模糊。

思考与练习

一、单项选择题

1. 药品说明书中列入国家药品标准的中文名称是（　　）。

A. 通用名　　B. 商品名　　C. 拉丁名　　D. 别名

2. 非处方药一般在说明书（　　）标有 OTC 的专有标志。

A. 左上角　　B. 右上角　　C. 正中间　　D. 右下角

3. 药品说明书中标有“请仔细阅读说明书并在医生指导下使用”字样的是（　　）。

A. 处方药　　B. 非处方药　　C. 西药　　D. 中成药

二、多项选择题

1. 下列药品说明书中应标有“运动员慎用”警示用语的是（　　）。

A. 蛋白同化类制剂　　B. 兴奋剂　　C. 精神药品　　D. 非处方药

2. 单方药品的说明书中成分项应列出活性成分的（　　）。

A. 化学名称　　B. 化学结构式　　C. 分子式　　D. 分子量

三、判断题

1. 药品有效期是指该药品被批准的使用期限，表示该药品在规定的储存条件下能够保证质量的期限。（　　）

2. 通用名相同的药品，可以有多个商品名。（　　）

3. 注射剂和非处方药的说明书应当列出全部辅料名称。（　　）

4. 进口药一般可以仅附有英文说明书。（　　）

四、简答题

1. 药品说明书需要列明药品的哪些内容？

2. 药品说明书对药品成分的书写有何要求？

任务二十五

用药错误防范

用药错误是指药品在临床使用及管理全过程中出现的，任何可以防范的用药疏失，这些疏失可导致患者发生潜在的或直接的损害。在日常诊疗活动当中，不论是医生还是患者，关注的重点往往是确诊后该选择什么药物，如何正确使用“千挑万选”出的药物却是容易被忽视的问题。在药店，有些常用药品的注意事项很容易被忽略，用药错误不但影响疗效，严重时可能会危及患者生命。

学习目标

知识目标

1. 能明确用药错误的原因及类型。
2. 能梳理出用药错误的防范方法及处理方法。

技能目标

1. 能发现并预防用药错误。
2. 能针对不同环节用药错误采取正确的防范措施。

任务引入

李大爷患有冠心病，在药店购买了阿司匹林肠溶片，回到家后，李大爷将药片掰开后用温水送服，一段时间后胃部出现不适，现来药店询问缘由。

请你作为药店医药商品购销员，完成顾客接待，并为其提供用药指导。

相关知识

一、用药错误的基本知识

（一）用药错误的原因

用药错误是指任何可以预防的可能对患者造成伤害的处方、配药和给药错误事件，无论这些错误最终是否导致了不同程度的不良后果，都属于用药错误。用药错误是由于在药物治疗过程中，医疗专业人员或患者不恰当地使用药物造成的。具体原因如下：

1. 管理缺失

医药工作者工作流程和环境的缺陷、培训缺失、患者教育欠缺等。

2. 认知缺失或障碍

医生非主观意愿的诊断错误造成的误诊误治。患者记忆力缺失或有精神障碍导致用药错误。

3. 操作失误

如沟通失误，剂量计算错误，给药时间、途径或剂型错误等。

4. 其他因素

如产品缺陷，患者自行中断用药、自行选购药品、误用假药或劣药。

（二）用药错误的类型

由于用药错误涉及的项目过于繁杂，目前世界上还没有一个统一的对用药错误的分类标准。用药错误可以进行以下分类。

1. 处方差错

错误的药物选择，包括适应证、禁忌证、已知的变态反应、现有的药物治疗等；药物与患者正在使用的药物不相容，包括药物的剂型、剂量、给药数量、途径、给药速率、药物含量、用药次数、用药顺序、用药指示不正确或书写不清楚。

2. 遗漏给药

遗漏给药是指医务人员未按规定的频率、剂量和时间给予患者药物。

3. 错误的给药时间

未按规定的时间给药或间隔给药。

4. 未被授权给药

未经合法授权即开具处方，包括药物给错患者、非医嘱给药等。

5. 剂量不当

包括 1 次用量大于或小于规定的允许范围、1 次或多次重复给药。

6. 剂型错误

给予的药物与医嘱不一致。

7. 药物调配错误

给药前未能正确调配药品。

8. 给药技术错误

包括给药程序、途径、部位等不正确。

9. 使用过期或变质的药品

给予患者超过有效期或在有效期内因保存不当（或其他原因）导致其性质或药效发生变化的药品。

10. 监测错误

未按药物治疗方案监测或评估用药的适宜性，如对患者未做必要的实验室检查以评价患者对药物的反应等。

11. 依从性错误

患者不遵从医嘱用药。

12. 其他

除上述错误用药外的任何用药错误。

二、用药错误的防范

（一）发现用药错误的方法

1. 用药差错和药物不良事件（ADEs）报告系统

用药差错和药物不良事件报告系统即自愿报告系统。此系统数据充分，可识别用药错误和药物不良事件趋势；可根据事件描述帮助工作人员找到错误原因。对于识别错误来源，如特定药品、剂量、剂型和用药途径有重要价值。

2. 计算机检测方法

医疗机构的临床软件涵盖药物不良事件的电子监测项目，能够早期发现患者伤害，并尽快采取干预措施治疗患者。

3. 病历审查

可以发现可能已经发生的用药错误，如精神状态的改变、新发生的过敏或腹泻等。

4. 直接观察

能监测用药过程错误的实际发生率，需要有经验的护士等医务工作者，记录配药和给药过程，并与医嘱信息比对。

（二）用药错误的防范方法

为确保药物使用的安全、有效、合理，防范用药错误可从以下几个环节入手。

1. 开处方环节

（1）学习与沟通，掌握选择正确药物的知识与信息。

（2）观察与思考，实现个体化治疗。

（3）修订医嘱后及时沟通，提醒护士和其他相关人员。

（4）医嘱完整、不漏项。

（5）医嘱清晰准确。

1）不使用不规范、不明确的缩写。

2）不使用不清楚的用法说明。

3）使用精确的药物剂量单位而不写剂型单位。

4）按照标准命名法开药方。

5）“units”应拼写出全名。如 10 单位胰岛素，不缩写成“10 U”，后者可能被误看为“100”。

6）医嘱或处方字迹应清晰易读。

7）口授药物处方和医嘱只在特定条件下允许。

8）尽可能开口服药，而不开注射剂。

9）开方医师尽可能地直接与患者、看护交流。

2. 药品调配环节

（1）保持清新、整齐干净和安静的环境。合理设计调配区域：要有充足的光线、适宜的室温，减少药品调配人员的疲劳感；设置电话、来访和咨询接待岗位，减少闲杂人员对药品调配人员的打扰，保证药品调配人员不做与调配药品无关的事；药品摆放整齐有序，对于形似或声似的药品要加用醒目的标识，设置高危药品、外用药品和新药等的存放专柜，培训药品调配人员调配这些药品时须加强核对。

（2）坚持核对，规范操作。审核处方时，如果发现问题不能假设或推测医嘱，而应该立刻与医生联络沟通，确认无误后再调配；每个处方最好能一次性完成调配，尽可能地使工作不被中断；按处方顺序调配药品；配药后要核对药名、标签、包装、数量、剂量等内容，确保药品的正确性。

（3）保证足够的人力配备，减少因人员不足、忙乱无序而带来的调配差错。

3. 药师发药环节

（1）管理层面的防范措施：保证足够的人力配备，减少因人员不足而带来的发药差错；加强培训，不断提高每个药师的知识与技能水平；建立符合工作实际的管理制度，加强检查与督导，通过绩效考核等管理措施减少差错发生。

（2）发药环节的防范措施。

1）良好的服务态度和服务语言标准化。药师对患者要热情、耐心，把用药过程中需要引起患者注意的用药知识，用通俗易懂的语言介绍给患者，避免语气生、冷、硬，禁止使用服务忌语。良好的沟通是确保患者正确使用药品的前提。

2）交代药物的用量。药师在交代患者药品用量时，应使用清晰易懂的计数单位，如片、粒、袋、支等，避免使用专业的计量单位如 g、mg、μg、U（单位）、IU（国际单位）等。对某些内服液体制剂应教会患者正确使用量具量取后服用；告知患者外用滴耳剂、滴眼剂（眼膏剂）、滴鼻剂（喷鼻剂）、局部用软膏和霜剂等的正确用量和使用方法。

3）交代用药时间。药师需要向顾客交代清楚药品的具体用药时间和用药频次，使得药物能够发挥最佳疗效。

4）多药合用，交代服药间隔时间。有些药物不能和其他药物同时服用，需要间隔一定时间。如活菌制剂不能和抗菌药物同服，因为抗菌药物能降低活菌制剂的活性；含金属离子药物，如铝、铁、铋等能与四环素、喹诺酮类药物螯合，影响药物的吸收，因此应间隔服用。其他类似的注意事项均需要向患者交代清楚，避免用药错误。

5）交代用药途径及用药方法。用药途径及用药方法对药效的发挥具有重要影响。药师发药时需向患者交代清楚是口服或含化，是肌注或静滴，是直肠给药或阴道给药，是滴眼、滴鼻或滴耳，是外擦、外洗或外敷等。

6）交代用药注意事项。明确用药注意事项可以尽最大可能避免或减轻不良反应。药师发药时需要向患者交代清楚用药注意事项，以防范用药错误。如服用大多数药物期间不应该饮酒，尤其服用对中枢神经系统有抑制作用的药物；服用特拉唑嗪、多沙唑嗪等 α_1 受体阻断剂时应警惕直立性低血压，服用后，患者由卧而坐起，或由坐而站起等进行从低位向高位的转换动作时均应缓慢，动作不能突然，否则会发生血压异常下降；提醒患者服用某些药物后的一些正常生理现象，避免患者恐慌，如服用铁剂的患者大便会呈褐色，服用维生素 B_2 的患者小便呈黄色等；此外，还需要提示患者药物的不良反应，并告诉患者假如不良反应严重，需要及时停药就医。

7）指导患者正确应用特殊包装或特殊装置药品。必要时可由咨询药师给予演示。

8）交代药品储存条件与方法。正确的储存方式是保证药品质量的关键。药师要向患者交代清楚药品储存的条件和方法，提醒患者用药前查看药品有效期，发现药品过期应该立即停止使用。

三、用药错误的处理方式

1. 联系医生，在医生指导下采取补救措施。

2. 给药剂量不足时，补足药量；给药过量时，密切观察患者有无不良反应，若有，应立即对症处理。

3. 给药途径错误时，在可允许范围内，经医生同意，可不做更正；若给药途径不在允许范围内，出现危及生命的症状时，应联系医生立即采取抢救措施。

4. 药物给错患者时，对未给药的患者应补充给药，对给错药并已服用的患者应密切观察其用药后的反应。

5. 对于药品调配出现差错的，应立即通知患者停止用药，及时纠正调配错误。

任务实施

一、活动准备

1. 场地准备：模拟药房。

2. 物品准备：柜台、带有进销存系统的计算机、凳子等。

3. 人员准备：将同学分成若干小组，每组 4～6 人，一人担任组长，负责分配组内成员任务，共同完成小组任务。

二、活动实施

1. 接待顾客

按照规范礼仪及医药商品购销员的职业标准接待顾客。

2. 询问诉求

（1）询问顾客基本信息：顾客是否为患者本人，患者的年龄、职业等。

（2）询问疾病症状：顾客有哪些症状、症状的持续时间、有无发热情况等。

（3）询问就医史：最近是否就医。

（4）询问用药史：是否在同时使用其他药物，使用其他药物的名称、用药剂量等。

（5）询问过敏史：有无过敏史，过敏药物名称及成分等。

3. 确认需求和关注点

“根据您的症状，您这是……（根据症状作出判断）”

根据第一步顾客回答中获得的信息，对顾客的病情进行初步判断。

4. 用药指导

“综合考虑您是得了冠心病，阿司匹林可以通过抑制血小板聚集，预防血栓的形成进而治疗冠心病，但阿司匹林服用后会有胃肠道反应，而制成肠溶片可以避免此不良反应。您把阿司匹林肠溶片掰开后用温水送服，破坏了药品的外衣，因而出现了胃部不适，建议您整粒吞服。”在提出用药建议时，可结合顾客情况向其推荐不同类型的中药搭配使用，如三七粉、黄芪粉，给予其充分的选择余地；同时，提出用药建议前应充分评估顾客健康状况、用药禁忌及用药情况。

5. 健康指导

根据不同人群的用药情况，提出合适的用药指导建议。

6. 任务评价

评价细则

评价指标	评价要素
基本素养	待客接物落落大方，顾客进门必须主动招呼，使用礼貌用语，面带微笑、语调平和，举止端庄大方、不卑不亢
	仪容仪表规范，着装得体，不戴首饰、不染发，指甲干净整洁
	在整个问病荐药过程中仪态端庄，使用礼貌用语，沟通表达逻辑清晰
问病	能了解顾客的基本信息，注意沟通礼仪
	能有效获取顾客的症状、疾病史、用药史、家族疾病史、过敏史及既往健康状况等
用药	能根据顾客的疾病或疾病的症状推荐药品，药品选择合理
用药指导	能恰当表达对顾客的关心，主动询问顾客需求
	能准确介绍药品信息，包括药品名称、有效成分、主治功能、规格、有效期等
	能说明药品的不良反应、禁忌证、联合用药的相互作用
	能用简洁、流畅的语言概括药品调配环节防范用药错误的要点
健康指导	能从药物特点及使用方式、服用时间等方面对顾客进行安全用药教育
	服务真诚专业，秉承以人为本的理念，有培养长期顾客的意识

7. 清场

按照6S企业管理标准清理实训场地。

【知识拓展】

特殊剂型的用药注意事项

一、肠溶制剂

整片吞服，不可掰开、嚼碎、研磨等；餐前空腹服用；不宜与抗酸药及抑酸药同时服用。

某些肠溶制剂有特殊用法：阿司匹林肠溶片，急性心肌梗死的患者第一时间嚼碎服用，能够快速吸收起效。

二、缓（控）释制剂

整片或整丸吞服，严禁嚼碎或击碎分次服用；每日仅可服用 1～2 次。有的缓（控）释制剂经过特殊工艺制造，有刻度线的药片可以沿药片的刻度线掰开使用，不会破坏结构的完整性。

三、泡腾片

100～150 mL 凉开水或温水浸泡，待气泡消失后再饮用，严禁直接服用或口含。

药液中有不溶物、沉淀、絮状物时不宜服用。

思考与练习

一、单项选择题

1. 用药错误的原因不包括（　　）。

A. 管理缺失　　B. 认知缺失或障碍

C. 操作失误　　D. 依从性差

2. 用药后可能出现大便褐色的是（　　）。

A. 铁剂　　B. 维生素 C　　C. 钙剂　　D. 多元维生素

3. 下列药物不宜与铁、钙等金属离子制剂合用的是（　　）。

A. 四环素　　B. 磺胺类　　C. 青霉素类　　D. 头孢类

二、多项选择题

1. 在防范用药错误工作中，需药师“提供药学服务”的工作有（　　）。

A. 开展药物使用评价工作

B. 查阅文献，参与患者治疗计划的制订

C. 为医师和护士提供正确使用药物的信息及建议

D. 重复检查可能的相互作用和评价相关临床与实验数据

2. 用药错误的类型包括（　　）。

A. 处方差错　　B. 遗漏给药　　C. 剂量不当　　D. 剂型错误

三、判断题

1. 药师在交代患者药品用量时，应使用专业的计量单位如 g、mg、μg、U（单位）、IU（国际单位）等。（　　）

2. 药师发药时需要向患者交代清楚用药注意事项，以防范用药错误。（　　）

3. 给药途径错误时，在可允许范围内，经医生同意，可不做更正。（　　）

4. 自愿报告系统可识别用药错误和药物不良事件趋势，可根据事件描述帮助工作人员找到错误原因。（　　）

四、简答题

1. 简述用药错误的类型。

2. 简述处理用药错误的措施。

任务二十六

特殊人群用药指导

据统计，中国每年大约250万人因吃错药而导致健康受损，20万人因此死亡，用药安全日益受到重视。尤其是对于老年人、孕妇及哺乳期妇女、儿童、肝肾功能不全人群和特殊职业人群来说，因其生理、生化和病理等机制与普通人群存在较大差异，或因职业要求有特殊的用药限制，用药时就要更加注意，避免因使用不当而给身体造成危害或带来不利影响。

学习目标

知识目标

1. 能明确各类特殊人群的类型及疾病特点。
2. 能总结不同人群的用药特点及注意事项。
3. 能明确各类特殊人群使用药物对人体的影响。

技能目标

1. 能使用社交礼仪接待顾客，通过有效沟通，获取特殊人群顾客的信息。
2. 能对各类特殊人群进行正确的用药指导。

任务引入

顾客王某，男，30岁，职业运动员，正在备赛省运会。因其身患感冒，便自行前往门店购买感冒胶囊。

请你作为药店医药商品购销员，完成顾客接待，并为其提供用药指导。

相关知识

一、老年人用药安全

（一）老年人疾病特点及处理原则

人进入老年期后，身体各系统与组织、器官呈进行性衰退，易产生疾病。但老年人因生理功能的减退，对药物的反应较成年人更为敏感，容易出现不良反应。并且老年人往往患有多种疾病，合并用药的现象比较常见；老年人患病多为慢性病，用药时间长；老年人对药物反应个体差异大；老年人的记忆力下降，易出现药物漏服而导致用药失误，也使药物不良反应的发生率增加。有资料表明超过 60 岁的老年人因药物治疗而发生不良反应的危险性是一般成年人的 2.5 倍。

老年人用药时尽量选择疗效确切且毒副作用小的药物，联合用药尽量不超过 5 种，重视非药物治疗。按照疾病确定最佳用药时间，药物应从小剂量开始服用。出现新症状时，应考虑药物不良反应可能，一旦确诊，立刻停药。服药超过 5 种时，建议到老年多学科联合门诊就诊，降低联合用药风险。

（二）老年人合理用药

1. 全面了解既往病史、用药史和身体状况，据此选择药物。

2. 不过分依赖药物，避免盲目用药，用药要少而精，尽量“一药二用”，如 β - 受体阻滞剂或钙通道阻滞剂治疗高血压和心绞痛。有些药物之间存在协同作用，有些存在对抗作用。老年人用药品种越多，发生药物不良反应的概率也越大，如阿司匹林与激素类药品同用可诱发溃疡并大出血。老年人用药应突出重点，兼顾其他，用药品种最好不超过 5 种。

3. 选用易于服用的剂型和长效剂型，提高服药的依从性。

4. 选择最合适的用药时间，如变异型心绞痛多在 0 点到 6 点发作，可睡前服用长效钙通道阻滞剂。

5. 剂量要根据年龄减少。一般从 50 岁以后，每增加一岁，用药量比常规用量减少 1%；60 岁以后，用药量根据患者体质和年龄情况决定，通常为成年人剂量的 1/4 ~ 1/2。确定剂量时应从小剂量开始，逐渐增加至最佳剂量。

6. 不滥用药物，包括维生素、抗菌药、滋补性中药等。

7. 老年人的记忆力下降，易出现漏服药物的情况，为防止出现意外，应对老年人的用药进行监督。

8. 注意观察药物疗效和不良反应，出现不良反应时及时停药或就诊。

二、妊娠期、哺乳期妇女用药安全

（一）妊娠期妇女用药

妊娠是一个复杂的生理过程，在此期间，受精卵发育成长，经历了一系列的变化后形成成熟的胎儿。妊娠期妇女服用药物大部分被机体吸收后，可随血液流动通过胎盘经脐带到达胎儿体内，也可经羊水被胎儿吞饮或从胎儿皮肤吸收进入胎儿体内，从而影响胎儿的发育成长。经常用药可导致孕妇流产、胎儿死亡，或影响胎儿组织和器官的正常发育和功能，造成胎儿畸形或在出生后的发育过程中产生畸形。尤其是在妊娠的前三个月内，药物更容易影响胎儿的发育成长，易导致胎儿畸形，如糖皮质激素、抗癫痫药物、抗肿瘤药等。所以妊娠期妇女用药要特别谨慎，应最大限度地避免药物对胎儿的发育生长产生影响。

为避免母体用药对胎儿的生长发育产生的不良影响，妊娠期妇女用药应遵循以下基本原则。

1. 用药必须有明确的指征，避免不必要的用药。

2. 应在医生指导下用药，不要擅自用药。

3. 早孕期若仅为一般性临床症状或病情很轻允许推迟治疗，可推迟至妊娠中、晚期再治疗。

4. 参照孕妇用药的危害等级分类，在不影响疗效的情况下，选择对胎儿影响最小的药物。药物的妊娠分级为 A、B、C、D、X，一般 A 级和 B 级药物是比较安全的药物，早孕期间不用 C、D 级药物，X 级的药物需严格禁用。

5. 有些药物虽可能对胎儿有影响，但可治疗危及孕妇健康或生命的疾病，应充分权衡后使用，并根据病情随时调整用量，及时停药，必要时进行血药浓度监测。

6. 使用前阅读说明书，仔细阅读【孕妇及哺乳期妇女用药】项，对孕妇禁用的药物坚决不用，对孕妇慎用的药物要谨慎使用，对写明“尚不明确”的药物最好不用。

（二）哺乳期妇女用药

哺乳期妇女服药后，药物会从母体血液经乳腺分泌进入乳汁，当乳汁被新生儿吸吮后药物会随乳汁通过胃肠道吸收进入新生儿体内，所以哺乳期妇女用药要特别谨慎，不可自己随意乱服药，需要用药时应向医生说明自己正处于哺乳期，在医生的指导下用药。

为防止药物对新生儿产生不良影响，哺乳期妇女用药应遵循以下原则。

1. 在不影响疗效的情况下，选用进入乳汁最少、对新生儿影响最小的药物。

2. 除了少数在哺乳期禁用的药物外，其他药物在乳汁中的排泄量很少超过哺乳期妇女用药量的 1% ~2%，这个剂量一般不会损害新生儿的身体。对于服用安全的药，不应该中断哺乳，但可适当调整哺乳时间。哺乳期妇女用药时间可选在哺乳刚结束后，并尽可能将下次哺乳时间控制在 4 小时以后。为使哺乳时间能够避开母体药物分泌的高峰期，还可根据药物的半衰期来调整用药与哺乳的最佳间隔时间。

3. 哺乳期妇女应用的药物剂量较大或疗程较长时，有可能对新生儿产生不良影响，此时应检查新生儿的血药浓度。

4. 若哺乳期妇女必须用药，又不能证实该药对新生儿是否安全时，可暂停哺乳。

5. 若哺乳期妇女应用的药物也能用于治疗新生儿疾病时，一般不影响哺乳。

6. 使用前应仔细阅读药品说明书，重点阅读【孕妇及哺乳期妇女用药】项。

7. 使用激素、阿托品、利尿药、多巴胺、含雌激素的口服避孕药、维生素 B_6、溴隐亭等药物能抑制乳汁分泌，应慎用。

8. 有些中药会进入乳汁中，使乳汁变黄或有回奶作用，如大黄、炒麦芽、逍遥散、薄荷等，不宜滥用。

三、儿童及其他特殊人群用药安全

（一）儿童用药

儿童的体重、身高、体表面积以及各脏器的重量与功能等均处于不停的生长、发育和成熟阶段。所以，儿童用药必须谨慎，尤其是新生儿。儿童用药时，要严格掌握用药指征，做到合理用药，选择适宜的给药剂量、给药途径与间隔时间。

1. 儿童用药的原则

（1）明确诊断：儿童（尤其是婴幼儿）产生疾病时，因其无法正确、完整地表述自身症状，增加了对疾病的诊断难度。为防止用药失误，应去医院诊治，家长切不可盲目用药。

（2）明确目标：选择药品时不要轻信广告产品，不要盲目崇拜新药和贵药。

（3）明确用法和用量：按照药品的使用说明规范用药，不可随意改变给药方式或为服用方便将药物磨碎。一般来说，能吃奶或耐受经鼻饲给药的婴幼儿，应尽量采用口服给药；新生儿一般不用皮下注射药物；静脉给药时，要严格控制滴注速度，不可过快，同时应防止药物渗出引起组织坏死；使用外用药时，时间不宜太长，因儿童皮肤角化层薄，药物易透皮吸收，引起中毒。同时，不可图疗效快而随意增加剂量，也不可因害怕不良反应而减少剂量。

（4）注意观察：儿童用药后要严密观察病情变化及药物不良反应，并据此决定继续用药或调整剂量或调换药品。出现不良反应时要立即停药，并去医院就诊。

2. 儿童用药的注意事项

（1）不宜捏鼻灌药：许多儿童因害怕药的苦味而依从性差，家长为使孩子服下药常采取捏鼻子灌药的方式，但这种喂药方式容易引起气管痉挛，严重者甚至会造成窒息。给儿童服药时，最好选用液体类药物，将生病的儿童仰卧或抱于怀中，头歪向一侧固定，轻捏下巴，然后用小勺前部紧贴孩子口角轻轻灌入，等咽下后再松开下巴；若为片剂，应嘱咐儿童将药片放到舌根并立即喝水吞服。

（2）不宜加糖服药：中药气味苦涩，儿童往往抗拒服药，部分家长会采取加糖水以矫正苦味的方法促使孩子服用。但糖会抑制某些退热药、苦味健胃药的作用，也干扰矿物质和维生素在人体的吸收，因此不宜加糖服用。

（3）不宜将成人的药给小儿服用：避免用成人药治疗儿童疾病，如将成人药分成多次给儿童服用，这样不但会降低服药的依从性，也可能因剂量不准确造成中毒。

（4）用药种类不宜过多：能用一种药尽量不用多种药，尤其是新生儿，以防发生药物不良反应或药物蓄积过量中毒。

（5）不擅自给儿童用药：尤其是抗生素、维生素、退烧药、免疫球蛋白和滋补性中药。牢记“是药三分毒”，即使是维生素也不例外。

（二）肝功能不全患者用药

肝脏是人体重要的排毒器官，能够促进废物的代谢，如果肝脏出现损伤，会引发肝功能不全的情况。肝功能不全患者需要格外重视用药的注意事项，如果错误地使用药物，就有可能加大肝脏的负担，导致肝病出现。

肝功能不全患者的用药原则包括以下 6 个。

1. 明确诊断，合理用药。

2. 避免或减少使用对肝脏毒性大的药物。

3. 联合用药时，注意药物间的相互作用，特别应避免与肝毒性的药物合用。

4. 肝功能不全而肾功能正常的患者可选用对肝毒性小并且从肾脏排泄的药物。

5. 初始剂量宜小，必要时进行血药浓度监测，做到给药方案个体化。

6. 定期监测肝功能，及时调整治疗方案。

（三）肾功能不全患者用药

肾脏是药物排泄的主要器官，也是药物代谢的器官之一。肾功能受损时，药物吸收、分布、代谢、排泄以及机体对药物的敏感性均可能发生改变。对于相同剂量的同一药物，肾功能正常患者使用可能是安全的，但对肾功能不全患者则可能会引起药物蓄积而加重肾脏损害。由于药物的有限性（品种、疗效有限）和疾病的无限性（疾病种类、严重程度无限），对肾功能不全患者进行药物治疗时，要特别注意药物品种和剂量上的选择，不能简单地以疾病是否治愈作为判断用药是否合理的标准，还应考虑所用药物对肾脏有无损害。

肾功能不全患者的用药原则包括以下 5 点。

1. 明确诊断，合理选药。

2. 避免或减少使用肾毒性大的药物。

3. 联合用药时，注意药物间的相互作用，特别应避免与有肾毒性的药物合用。

4. 肾功能不全而肝功能正常者可选用双通道（肝肾）排泄的药物。

5. 根据肾功能的情况调整用药剂量和给药间隔时间，必要时进行血药浓度监测，设计个体化给药方案。

（四）驾驶员用药

驾驶员所从事的是一项需要精力高度集中的工作，服药不当易导致交通事故。所以，驾驶员要注意对所用药品的选择。需慎用的药物有以下几种。

1. 镇静催眠药

如安定与鲁米那（苯巴比妥）、水合氯醛等，常有头晕目眩、乏力、嗜睡、反应迟钝等不良反应。

2. 抗抑郁药

如多虑平（多塞平）、阿米替林与百忧解（氟西汀）等，会有眩晕、困倦、嗜睡、视物模糊与肌肉震颤等不良反应。

3. 消炎镇痛药

如芬必得（布洛芬）、扶他林（双氯芬酸钠）等，会有头痛、眩晕、困倦、视物模糊与耳鸣等不良反应。

4. 抗感冒药

如感冒通、泰诺感冒片、速效伤风胶囊、海王银得菲等，均含氯苯那敏，可产生头晕、困倦、嗜睡等不良反应。

5. 镇咳药

如咳必清（喷托维林）、咳快好（苯丙哌林）、右美沙芬等，会引起头痛、头晕与乏力、嗜睡等不良反应。

6. 抗过敏药

如非那根（异丙嗪）、扑尔敏（氯苯那敏）、酮替芬、曲尼司特等，会引起眩晕、头痛、倦怠、嗜睡等不良反应。

7. 抗消化性溃疡药

如洛赛克（奥美拉唑）可导致头晕、头痛、耳鸣、视物模糊、嗜睡及下肢麻木、感觉异常等不良反应。又如泰胃美（西咪替丁）、雷尼替丁、法莫替丁等，有时会产生头晕、头痛或疲乏、嗜睡等不良反应。

8. 解痉止痛药

如颠茄、山莨菪碱（654－2）等，可产生头痛、眩晕、嗜睡、视物模糊等不良反应。

9. 抗心绞痛药

如耐较咛（硝酸甘油）、消心痛（硝酸异山梨酯）、心痛定（硝苯地平）等，会有头痛、眩晕、视物模糊等不良反应。

10. 抗心律失常药

如奎尼丁、心得安（普萘洛尔）、慢心律（美西律）、安搏律定等，常有眩晕、头痛、失眠、嗜睡、低血压，或有耳鸣、视觉障碍、手颤、感觉异常甚或有抽搐等不良反应。心律平（普罗帕酮）、莫雷西嗪（乙吗噻嗪）也有头晕和头痛等不良反应。

11. 降血压药

如络活喜（苯磺酸氨氯地平）、波依定（非洛地平）与尼莫地平、尼群地平等，可引起眩晕、头痛、困倦等不良反应；开博通（卡托普利）、悦宁定（依那普利）、洛丁新（贝那普利）等，可引起头晕、头痛、干咳等不良反应。可乐定（氯压定）、胍乙啶、硝普钠、哌唑嗪、甲基多巴等，有眩晕、头痛、乏力、嗜睡、肌肉抽动、体位性低血压等不良反应。倍他乐克（美托洛尔）等，能产生乏力、失眠、眩晕、头痛等不良反应。

12. 调血脂药

如诺衡（吉非罗齐、吉非贝尔）、丙丁酚（普罗布考）等，可有头晕、头痛等不良反应。

13. 妇科用药

如安宫黄体酮、克罗米芬（氯米芬）及口服避孕药等，会导致头晕、乏力、嗜睡等不良反应。

凡驾驶汽车、火车、轮船、飞机者，于用药前应详细阅读药品说明书，避免使用上述影响人体中枢神经、眼神经、听神经等部位的药物。若必须应用时，开车前4小时慎用上述药物，或服用后休息6小时再开车或暂停驾驶，以防事故发生。对机械与精密仪器操作人员、高空作业人员及杂技演员等，上述用药注意事项也同样不容忽视。

（五）运动员用药

比赛期间，职业运动员用药要慎重，因为很多日常应用的药物都含有一些禁用的成分，会为运动员带来服用兴奋剂的嫌疑。

运动员违禁药（通常也称为兴奋剂），是指运动员参赛时禁用的药物，具体是指能起到增强或辅助增强自身体能或控制能力，以帮助提高比赛成绩的某些药物或生理物质。运动员禁用的药物会在其标签或者说明书上有详细的标注，在购买使用时应予以关注。目前国际奥委会公布的禁用药物已达100余种，一般包括七大类：精神刺激剂，如可卡因类、麻黄素、苯丙胺等；合成类固醇类，如糖皮质激素、达那唑、甲睾酮、己烯雌酚等；麻醉止痛剂，如可待因、吗啡等；β－受体阻滞剂，如阿普洛尔、美托洛尔等；利尿剂，如氢氯噻嗪等；生长激素及其类似物，如生长激素等；自血回输，又称“血液兴奋剂”。

关于中成药中所含兴奋剂的问题，《世界反兴奋剂条例国际标准禁用清单》中无详细说明，但我国早在2008年3月14日就发布了相关文件，禁用的成分包括麻黄碱、吗啡等。运动员感冒应慎服含麻黄碱的药物，如鼻炎片、感冒胶囊、感冒糖浆等；哮喘、气管炎慎服含克仑特罗的药物，如喘舒片、肺气肿片等；咳嗽慎服含吗啡的药物，如宣肺止嗽合剂、止咳宝片、橘红化痰片等；高血压慎服含氢氯噻嗪的药物，如降压避风片、溃疡宁片、珍菊降压片等；摔伤、痔疮慎服含去氢表雄酮的药物，如安宫牛黄、跌打胶囊、救心丸、牛黄解毒片、流感胶囊、麝香痔疮膏等。

赛事期间运动员用药必须经专业医生或药师严格把关，以免误服含兴奋剂药品，影响运动员兴奋剂检测结果。

任务实施

一、活动准备

1. 场地准备：模拟药房。

2. 物品准备：柜台、带有进销存系统的计算机、凳子等。

3. 人员准备：将同学分成若干小组，每组4～6人，一人担任组长，负责分配组内成员任务，共同完成特殊人群的用药指导。

二、活动实施

1. 接待顾客

按照规范礼仪及医药商品购销员的职业标准接待顾客。

2. 询问诉求

（1）询问顾客基本信息：顾客是否为患者本人，患者的年龄、职业等。

（2）询问疾病症状：顾客有哪些症状，症状的持续时间，有无发热情况等。

（3）询问就医史：最近是否就医。

（4）询问用药史：是否在同时使用其他药物，使用药物的名称、用药剂量等。

（5）询问过敏史：有无过敏史，过敏药物名称及成分等。

3. 确认需求和关注点

“根据您的症状，您这是……（根据症状作出判断）”

根据第一步顾客回答中获得的信息，对顾客的病情进行初步判断。

4. 用药指导

“综合考虑您是职业运动员最近要参加省赛，严禁服用含有兴奋剂类感冒药，建议服用安全性高的且不含兴奋剂类中成药类感冒药，如感冒清热颗粒。”在提出用药建议时，可结合顾客情况向其推荐不同类型的中成药，如板蓝根，给予其充分的选择余地；同时，提出用药建议前应充分评估顾客健康状况、用药禁忌及用药情况。

5. 健康指导

根据不同人群的情况，提出合适的用药指导建议。

6. 任务评价

评价细则

评价指标	评价要素
基本素养	待客接物落落大方，顾客进门必须主动招呼，使用礼貌用语，面带微笑、语调平和，举止端庄大方、不卑不亢
	仪容仪表规范，着装得体，不戴首饰、不染发，指甲干净整洁
	在整个问病荐药过程中仪态端庄，使用礼貌用语，沟通表达逻辑清晰
问病	能了解顾客的基本信息，注意沟通礼仪
	能有效获取顾客的症状、疾病史、用药史、家族史、过敏史及既往健康状况等
用药	能根据顾客的疾病或疾病的症状推荐药品，药品选择合理
用药指导	能恰当表达对顾客的关心，主动询问顾客需求
	能准确介绍药品信息，包括药品名称、有效成分、主治功能、规格、有效期等
	能说明药品的不良反应、禁忌证、联合用药的相互作用
	能清楚告知顾客药品服用剂量、服用时间及服用顺序，并教会顾客做好用药记录
健康指导	能从人群的特点及用药要点方面对顾客进行健康教育
	服务真诚专业，秉承以人为本的理念，有培养长期顾客的意识

7. 清场

按照6S企业管理标准清理实训场地。

思考与练习

一、单项选择题

1. 老年人联合用药尽量不超过（　　）种。

A. 2　　B. 3　　C. 4　　D. 5

2. 老年人一般从50岁以后，每增加一岁，用药量比常规用量减少（　　）。

A. 1%　　B. 2%　　C. 3%　　D. 4%

3. 哺乳期妇女用药时间可选在哺乳刚结束后，并尽可能将下次哺乳时间控制在（　　）以后。

A. 1小时　　B. 2小时　　C. 3小时　　D. 4小时

4. 驾驶员服用（　　）时可能产生嗜睡与视物模糊。

A. 安定　　B. 感冒通　　C. 泰诺　　D. 百忧解

5. 下列不属于运动员禁用成分的是（　　）。

A. 麻黄碱　　B. 克仑特罗　　C. 氢氯噻嗪　　D. 非甾体抗炎药

二、多项选择题

1. 下列关于老年人患病特点描述正确的是（　　）。

A. 并发症多　　B. 起病急骤，症状明显

C. 病情进展迅速　　D. 多种疾病，集于一身

2. 药物的妊娠分级为A、B、C、D、X，一般（　　）药物是比较安全的药物。

A. A级　　B. B级　　C. C级　　D. X级

3. 下列药物，哺乳期妇女应慎用的是（　　）。

A. 激素　　B. 阿托品　　C. 利尿药　　D. 多巴胺

4. 肝功能不全患者的用药原则包括（　　）。

A. 明确诊断，合理用药　　B. 避免或减少使用对肝脏毒性大的药物

C. 避免与肝毒性的药物合用　　D. 初始剂量宜大

三、案例分析

患者，男，45岁，司机，自诉感冒发热伴全身酸痛2天。患者无疾病既往史，无药物过敏史。

请根据患者的情况正确地进行问病荐药与用药指导。

任务二十七

药物不良反应监测

药品不良反应监测是指药品不良反应的发现、报告、评价和控制的过程。药品不良反应监测工作能弥补药品上市前研究的局限性，可以最大限度地降低药品不良反应的重复发生，提高合理用药水平，同时也为监管、遴选、调整基本药物提供了数据支持。

学习目标

知识目标

1. 能陈述药物不良反应的类型及临床表现。
2. 能总结药物不良反应的影响因素及预防措施。

技能目标

1. 能使用社交礼仪接待顾客，通过有效沟通，获取顾客的信息。
2. 能根据顾客信息，分析顾客可能产生的药物不良反应类型及发生的原因。
3. 能运用自己所学的知识进行药品不良反应分析评价，并向顾客介绍如何预防药品的不良反应。

任务引入

顾客王某，女，38 岁，因过敏性皮炎来药店买了苯海拉明，自述吃完之后出现头晕、头昏、嗜睡现象，影响白天上班，想换一种药物。

请你作为药店医药商品购销员，完成顾客接待，并从药物不良反应方面向其提供用药指导。

相关知识

一、药物不良反应分类

药物不良反应是指合格药品在正常用法用量下出现的与用药目的无关的或意外的有害反应。

（一）副作用

副作用是指药物在正常用法用量下，伴随其治疗作用而出现的其他预期的有害作用，如当阿托品用于治疗胃肠道痉挛时，引起的口干、心悸等症状就属于副作用。

（二）毒性反应

毒性反应是指药物在治疗剂量下，由患者的个体差异、病理状态、合并用药等原因引起个体对药物敏感性增加而引发的损害。有些毒性反应是不可逆的，一旦出现症状，应立即停药，如氨基糖苷类药物会导致儿童耳聋。

（三）过敏反应

过敏反应是少数患者对某种药物的特殊反应，与剂量无关，常不可预测，表现为皮肤潮红、发痒、心悸、皮疹、呼吸困难，严重者可出现休克或死亡。如果遇到此类症状，应当立即停止用药，常见的容易发生过敏反应的药物有青霉素类抗菌药物、破伤风抗毒素等，使用这些药物前必须按规定进行皮肤过敏试验。

（四）继发反应

由药物的治疗作用引起的不良后果，又称为治疗矛盾，如广谱抗生素引起菌群失调或导致某些维生素的缺乏和二重感染。

（五）后遗效应

后遗效应是指停药后体内血液中的药物浓度已降至最小有效浓度以下时残存的药物效应。如服用苯巴比妥、异戊巴比妥等巴比妥类催眠药后，次晨还会出现乏力、困倦等现象。

（六）特异质反应

少数特异体质患者对某些药物反应特别敏感，反应性质也可能与常人不同，但与药物固有的药理作用基本一致，反应严重程度与剂量成比例。对于特异质反应，使用药理性拮抗药进行治疗可能有效。如先天性红细胞葡萄糖-6-磷酸脱氢酶缺乏症患者，服用磺胺类药物、阿司匹林、伯氨喹等药物后容易出现溶血反应（蚕豆病）。

（七）停药反应

停药反应又称为撤药反应、反跳反应，是指一些药物在长期应用后，机体对这些药物已产生了适应，若突然停药或减量过快，易使机体的调节功能失调而发生功能紊乱。如长期服用可乐定降血压，停药次日血压将明显回升。

（八）依赖性

连续使用一些作用于中枢神经系统的药物后，用药者为追求欣快感而要求定期连续使用该药（精神依赖性），一旦停药会产生严重的戒断症状（生理依赖性）。如长期服用安眠药会对药物产生依赖。

（九）“三致”作用

“三致”作用是指药品的致癌、致畸、致突变作用，是药物和遗传物质相互作用或影响遗传物质在细胞中表达的结果。如母亲孕期服用沙利度胺造成新生儿的“海豚肢畸形”，母亲孕期服用己烯雌酚造成女儿的阴道癌。

二、药物不良反应的影响因素及预防原则

（一）影响因素

1. 药物因素

药物本身的药理作用对机体的组织器官可能造成伤害，某些药物缺乏高度的“选择性”，可产生与治疗目的无关的药理作用，导致不良反应的发生。如抗肿瘤药物在杀死肿瘤细胞的同时，也可杀伤宿主的正常细胞。

联合用药过程中由于药物相互作用带来的不良反应常有发生，甚至造成严重后果，如抗血小板药阿司匹林与抗凝血药华法林合用可增加出血倾向。

药物在生产和储存过程中产生的药物中间体和分解产物可能引起不良反应的发生。如青霉素中引起过敏性休克的物质就是青霉烯酸等。药物生产过程中加入的稳定剂、增溶剂、着色剂等也可能成为诱发不良反应的因素，如药物中添加二甘醇作为助溶剂时可能导致肾皮质损伤和肾衰竭。

在药物说明书规定的用法用量范围内，药物的剂量越大，连续使用时间越长，发生不良反应的可能性也越大。

2. 患者因素

不同年龄的患者对药物作用的反应可能存在较大差异，婴幼儿、儿童及老年人较易发生不良反应。部分药品不良反应存在性别差异，如氯霉素和保泰松引起的粒细胞缺乏症，女性的发生率较男性高出 3 倍，而药物性皮炎的发生率男女之比约为 3∶2。

同种药物相同剂量在不同个体之间会有较大差异，称为个体差异，如某些过敏体质的人服用磺胺类药物可能会出现发热、皮疹、局部水肿，严重者会出现剥脱性皮炎。

患者的病理状况会影响药物不良反应的发生，如一般人对阿司匹林的过敏反应的概率较小，但患有慢性支气管炎的患者过敏率却超过 20% 。

患者的生活环境、生活习惯也可能会导致药物不良反应的发生，如习惯饮茶、喝酒的患者服用某些药物时可能会产生药物不良反应。

3. 不合理用药因素

患者滥用药物、误用药物、不按说明书用药会导致药品不良反应的发生。

（二）预防原则

1. 详细了解患者的病史，对症用药。

2. 严格掌握药物的用法用量，区分个体用药。药物治疗中严格遵循说明书的用法、剂量、适应证和禁忌证，并根据患者的生理与病理学特点实行个体化给药。不同人群根据需要调整药物用法和剂量。

3. 合理选择联合用药种类，避免不必要的联合用药。联合用药要注意药物相互作用，可用可不用的药物尽量不用；在必须联合用药时，要兼顾增加疗效与减少药物不良反应。

4. 密切观察患者用药反应，必要时监测血药浓度。对于长期服用头孢类、氨基糖苷等抗生素以及利尿剂的患者，应定期监测肝功能、肾功能、电解质及酸碱平衡；长期使用地高辛、氨茶碱的患者，尽可能到有条件的医院做血药浓度监测，一旦发现异常反应，应尽快查明原因，及时调整剂量或更换治疗药物。

5. 增强患者安全防范意识，及时报告异常反应。

6. 加强对执业者的专业水平训练和职业道德教育，避免用药错误。

任务实施

一、活动准备

1. 场地准备：模拟药房。

2. 物品准备：柜台、带有进销存系统的计算机、凳子等。

3. 人员准备：将同学分成若干小组，每组 4 ~6 人，一人担任组长，负责分配组内成员任务，共同完成感冒的用药指导。

二、活动实施

1. 接待顾客

按照规范礼仪及医药商品购销员的职业标准接待顾客。

2. 询问诉求

（1）询问顾客基本信息：顾客是否为患者本人，顾客的年龄、职业等。

（2）询问疾病症状：是否有头晕、头昏、嗜睡情况等。

（3）询问就医史：是否已就医、有无慢性病等。

（4）询问用药史：是否已经服用过其他药物，服用药物的名称、用药剂量等。

（5）询问过敏史：有无过敏史，过敏药物名称及成分等。

3. 确认需求和关注点

“根据您的症状，您这是……（根据症状作出判断）”

根据第一步顾客回答中获得的信息，对顾客的病情进行初步判断。

4. 用药指导

“根据您的自述，用苯海拉明治疗过敏性皮炎后出现了头晕、头昏、嗜睡现象。苯海拉明常见的副作用主要是头晕、头昏、恶心、呕吐、食欲缺乏、嗜睡等，因此建议服用相同功效的药物西替利嗪片。”在提出用药建议时，可结合顾客情况向其推荐不同类型的保健品（如维生素 D），给予其充分的选择余地；同时，提出用药建议前应充分评估顾客健康状况、用药禁忌及用药情况。

5. 健康指导

结合顾客实际情况，科学合理介绍药品，避免药品不良反应的出现。

6. 任务评价

评价细则

评价指标	评价要素
基本素养	待客接物落落大方，顾客进门必须主动招呼，使用礼貌用语，面带微笑、语调平和，举止端庄大方、不卑不亢
	仪容仪表规范，着装得体，不戴首饰、不染发，指甲干净整洁
	在整个问病荐药过程中仪态端庄，使用礼貌用语，沟通表达逻辑清晰
问病	能了解顾客的基本信息，注意沟通礼仪
	能有效获取顾客的症状、疾病史、用药史、家族疾病史、过敏史及既往健康状况等
用药	能根据顾客的疾病或疾病的症状推荐药品，药品选择合理
用药指导	能恰当表达对顾客的关心，主动询问顾客需求
	能准确介绍药品信息，包括药品名称、有效成分、主治功能、规格、有效期等
	能说明药品的不良反应、禁忌证、联合用药的相互作用
健康指导	能从药物不良反应的预防方面提出建议
	服务真诚专业，秉承以人为本的理念，有培养长期顾客的意识

7. 清场

按照6S企业管理标准清理实训场地。

思考与练习

一、单项选择题

1. 当阿托品用于治疗胃肠道痉挛时，引起的口干、心悸等症状属于（　　）。

A. 副作用　　B. 毒性反应　　C. 过敏反应　　D. 继发反应

2. 氨基糖苷类药物导致儿童耳聋属于（　　）。

A. 副作用　　B. 毒性反应　　C. 过敏反应　　D. 继发反应

3. 服用苯巴比妥、异戊巴比妥等巴比妥类催眠药后，次晨出现的乏力、困倦等现象属于（　　）。

A. 副作用　　B. 毒性反应　　C. 后遗效应　　D. 继发反应

4. 长期服用可乐定降血压，停药次日血压将明显回升的现象属于（　　）。

A. 特异质反应　　B. 停药效应　　C. 后遗效应　　D. 继发反应

5. 下列关于药品不良反应描述正确的是（　　）。

A. 过量长时间用药出现的有害反应

B. 合格药品在过量长时间用药下出现的与用药目的无关的有害反应

C. 合格药品在正常用法用量下出现的与用药目的无关的有害反应

D. 由于药品的质量问题引起的有害反应

6. 由遗传因素产生的不良反应属于（　　）。

A. 特异质反应　B. 停药反应　C. 后遗效应　D. 继发反应

7. 应用广谱抗生素诱发二重感染是一种（　　）。

A. 特异质反应　B. 停药反应　C. 后遗效应　D. 继发反应

8. 特异质反应与过敏反应的区别在于，特异质反应（　　）。

A. 反应强度大　B. 反应时间长

C. 停药后反应继续发展　D. 无免疫机制参与

二、多项选择题

1. 下列属于药品不良反应报告和监测过程的有（　　）。

A. 控制　B. 发现　C. 报告　D. 评价

2. 药物不良反应的影响因素包括（　　）。

A. 药物本身的药理作用　B. 药物相互作用

C. 患者的年龄　D. 患者的个体差异

三、案例分析

患者，女，50 岁。患有慢性支气管炎，在常规应用阿司匹林治疗风湿性疾病疼痛的情况下发生了过敏反应。

请根据顾客的情况向其分析这个情况属于哪种类型的不良反应，后续应如何避免。

模块五

医疗器械推荐及使用

本模块学习内容包括常用医疗器械的理论知识及操作技能。通过本模块的学习，学生能够掌握常用医疗器械的操作方法，能使用正确的社交礼仪进行顾客接待，根据顾客的需求合理地推荐常见医疗器械并指导其正确使用，在工作中能养成“安全第一、健康至上”的职业理念，培养与人合作、解决问题、创新工作的能力，严谨认真、科学规范的工作态度，以及成本意识、市场意识、服务意识，切实做到诚实守信、关爱顾客，提升药学服务质量。

任务二十八

常用医疗器械推荐及使用

近年来，随着生活水平和生活质量的提高，人们的健康意识越来越强。而随着城市人口的增长和生活节奏的加快，处于亚健康状态的人群在不断增加。与此同时，人口老龄化进程加快，老年人常见病、慢性病的日常护理和治疗以社区和家庭为主。我国的医疗模式正朝着以综合医院和专科医院为主流，社区医院为分支，家庭医疗、康复、预防为补充的方向快速发展，越来越多的病人群体需要在出院后使用各种家用医疗用品进行持续性治疗。以保健、调理等为主要功能的家用医疗器械和以辅助治疗慢性病痛为主要功能的家庭医疗用品的市场前景越来越好。

学习目标

知识目标

1. 能明确医疗器械的分类原则和主要品种。
2. 能明确常见医疗器械的分类、功能及适用范围。
3. 能描述常见医疗器械的使用方法、注意事项。

技能目标

1. 能使用社交礼仪接待顾客。
2. 能根据顾客具体情况，推荐适合的常用医疗器械。
3. 能参照设备使用说明书、安全规范和设备要求对常见医疗器械进行正确操作使用。

任务引入

王女士的父亲75岁，患高血压1年，由于经常忘记服药，导致血压不稳。近日，大夫为其父新换了降压药，嘱咐规律服药并且每天至少三次测血压并记录，为了能及时掌握父亲血压情况，今日特到店购买血压计。

作为药店医药工作人员，你应如何进行顾客接待并推荐合适的血压计？

相关知识

一、医疗器械的概念

医疗器械是指直接或者间接用于人体的仪器、设备、器具、体外诊断试剂及校准物、材料以及其他类似或者相关的物品，包括所需要的计算机软件。

（一）目的

1. 疾病的预防、诊断、治疗、监护或者缓解。
2. 损伤或者残疾的诊断、治疗、监护、缓解或者补偿。
3. 解剖或生理过程的研究、替代或者调节。
4. 妊娠控制。
5. 生理结构或生理过程的检验、替代、调节或支持。
6. 通过对来自人体的样本进行检查，为医疗或者诊断目的提供信息。

（二）分类

根据《医疗器械监督管理条例》规定，国家对医疗器械按照风险程度实行分类管理。

第一类是风险程度低，实行常规管理便可以保证其安全、有效的医疗器械。该类医疗器械实行产品备案管理。由备案人向所在地设区的市级人民政府负责药品监督管理的部门提交备案资料。向我国境内出口第一类医疗器械的境外备案人，由其指定的我国境内企业法人向国务院药品监督管理部门提交备案资料和备案人所在国（地区）主管部门准许该医疗器械上市销售的证明文件。未在境外上市的创新医疗器械，可以不提交备案人所在国（地区）主管部门准许该医疗器械上市销售的证明文件。

备案人向负责药品监督管理的部门提交符合本条例规定的备案资料后即完成备案。负责药品监督管理的部门应当自收到备案资料之日起5个工作日内，通过国务院药品监督管理部门在线政务服务平台向社会公布备案有关信息。

第二类是具有中度风险，需要严格控制管理以保证其安全、有效的医疗器械。该类医疗器械实行产品注册管理，注册申请人应当向所在地省、自治区、直辖市人民政府药品监督管理部门提交注册申请资料。

第三类是具有较高风险，需要采取特别措施严格控制管理以保证其安全、有效的医疗器械。该类医疗器械实行产品注册管理，注册申请人应当向国务院药品监督管理部门提交注册申请资料。

向我国境内出口第二类、第三类医疗器械的境外注册申请人，由其指定的我国境内企业法人向国务院药品监督管理部门提交注册申请资料和注册申请人所在国（地区）主管部门准许该医疗器械上市销售的证明文件。未在境外上市的创新医疗器械，可以不提交注册申请人所在国（地区）主管部门准许该医疗器械上市销售的证明文件。评价医疗器械风险程度，应当考虑医疗器械的预期目的、结构特征、使用方法等因素。

二、常用医疗器械

常用医疗器械，顾名思义，就是日常主要使用的医疗器械，它区别于医院使用的医疗器械，操作简单、体积小巧、携带方便是其主要特征，特别是对于一些有慢性病患者的家庭就更为实用，可随时监测患者的情况，及时就医。近年来，随着生活水平的日益提高，人们越来越关注自己和家人的健康情况，老式的医疗器械已经不能满足一些家庭的需要，各种简单实用、功能齐全的新型家庭用医疗器械应运而生，走入家庭，成为人们生活中必不可少的用品。随着电子技术的发展，自动、半自动的电子家用医疗器械，如电子血压计、血糖测试仪、电子体温计、卧床大小便护理仪等相继面市。

（一）血压计

1. 血压计的定义

血压计主要有听诊法血压计和示波法血压计。听诊法又分为人工听诊法和自动听诊法。听诊法血压计主要包括早期人工听诊法血压计（水银血压计、弹簧表式血压计）和现在的人工听诊法血压计（数字血压计、光柱血压计、光显式血压计、液晶血压计等）。

听诊法自动化的难度系数较大，柯氏音法自动化将会是血压计发展的主要方向。现阶段，绝大多数的电子血压计是采用示波原理来设计的。

2. 血压计的分类

市场上销售的血压计主要分为水银血压计和电子（无液）血压计两大类。水银血压计体积较大，携带不方便。

电子（无液）血压计有上臂式、手腕式、指式之分。根据使用场所分两大类，即医用电子血压计和家用电子血压计。

不同的血压计可见图 5－28－1 至图 5－28－3。

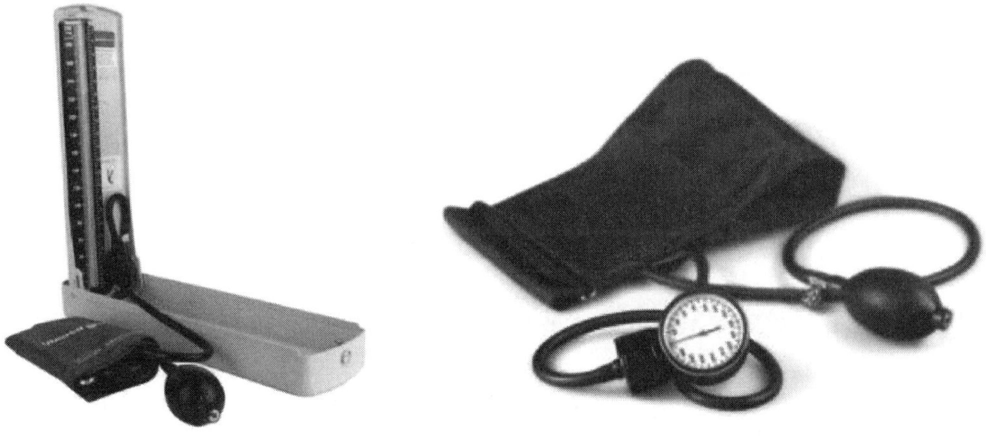

图 5－28－1　水银血压计

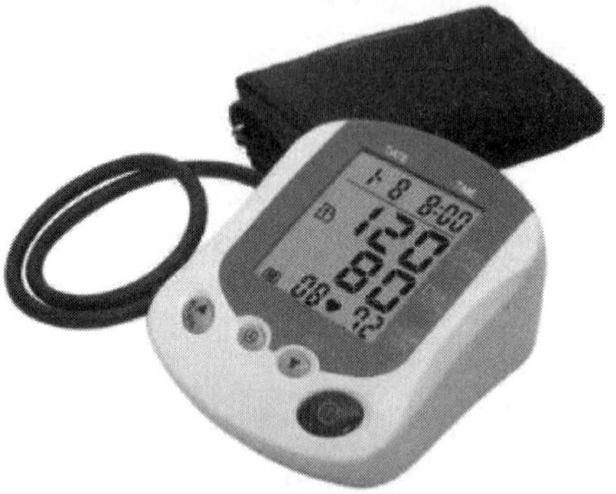

图 5-28-2　上臂式电子血压计

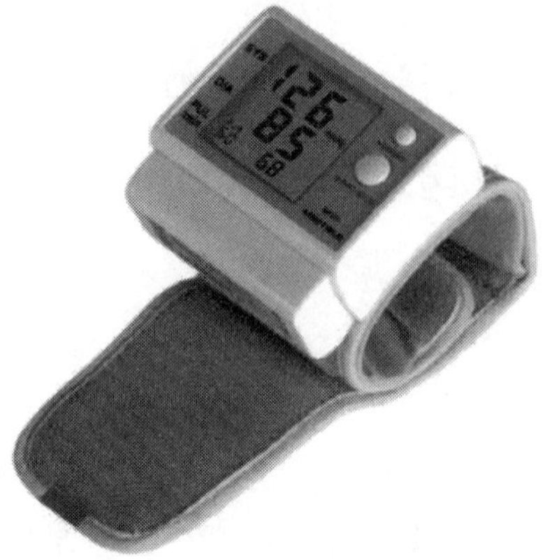

图 5-28-3　手腕式电子血压计

3. 血压计的使用方法

（1）水银血压计

1）为减少测血压时受检者的生理变化，应在安静温暖的房间测血压，确保受检者短时间内没有进食、吸烟、饮用咖啡或膀胱充盈，并向受检者解释测血压的方法以减少受检者的焦虑。

2）受检者取坐位时背部应靠在椅背上，双腿不要交叉，足要放平。无论受检者是坐位还是仰卧位，上肢的中点都应位于心脏水平的位置，摆好姿势后静息 5 分钟。

3）尽可能使用水银血压计，如果使用无液血压计，应在测血压开始和结束后检查指针是否位于 0 位，避免一些小杂物将指针卡在 0 位，并且每 6 个月对无液血压计校准一次。

4）袖带的气囊应能环绕上臂的 80% 和小孩上臂的 100%，宽度应覆盖上臂的 40%。

5）袖带应舒适地缚在受检者裸露的上臂，袖带下缘应在肘弯上 2～3 cm 处，将气囊置于肱动脉上方，当充气时可通过触摸肱动脉的搏动获取收缩压的估计值，在测到收缩压时搏动将消失。

6）将听诊头置于袖带下缘的动脉上，迅速充气使袖带达到按脉搏所估计的血压值上 2.67～4.00 kPa，然后打开放气阀，使气囊以每秒钟 0.267～0.400 kPa 的速度放气。

7）注意第一个声音的出现（korotkoff Ⅰ期），何时出现变音（Ⅳ期）以及何时声音消失，当听到 korotkoff 声音时，应以每秒钟 0.267 kPa 的速度放气。

8）当听到最后一声 korotkoff 声音时，应继续缓慢放气达到 1.33 kPa 以查明是否存在听诊间隙，然后以适当的速度放气。

（2）上臂式电子血压计

1）室内要保持安静，室温最好保持在 20 ℃左右。

2）在测量前，受检者要精神放松，最好休息 20～30 分钟，排空膀胱，不饮酒、咖啡和浓茶，并要停止吸烟。

3）受检者取坐位或仰卧位均可，受测的手臂应放在与右心房同一水平（坐时手臂应与第四肋软骨位于同一水平上，卧时则与腋中线水平），并外展 45°。将衣袖上卷至腋窝，或脱掉一侧衣袖，以便于测量。

4）测量血压前，应先将血压计袖带内的气体排空，再将袖带平整地缚于上臂，不可过松或过紧，以免影响测量值的准确性。气袋中部对准肘窝的肱动脉（大部分的电子血压计都在袖带上用箭头标出了这个位置），袖带下缘距肘窝 2 ~ 3 cm。

5）开启电子血压计，并在测量完毕后记录血压测量结果。

6）第一次测量完成后应完全放气，至少等 1 分钟后，再重复测量 1 次，取 2 次的平均值为所得到的血压值。此外，如果要确定是否患高血压，最好还要在不同的时间里进行测量，一般认为，在非同日进行的 3 次血压测量值均异常，才可以确诊为高血压。

7）如果需要每天观察血压变化，应在同一时间，采用相同体位，用同一血压计测量同一侧手臂的血压，这样测得的结果才更为可靠。

（3）手腕式电子血压计

1）检查前的准备工作：在测量血压前必须在安静环境下休息 5 ~ 10 分钟，使身心放松，呼吸、心率平稳，然后再开始测量。

2）体位、姿势和操作：受检者取端坐姿势。一般测量左腕，使腕式血压计与心脏保持同一水平，袖带气囊紧贴皮肤，袖带下缘距手掌弯横纹 1 cm，不要过紧或过松。测量开始后，不要说话，不能有体动。

3）数值：人类血压是一个变化的参数，每次测量结果会有少许差异，可在松袖带后 30 ~ 60 秒钟再次测量一到两次，取平均值。

（二）血糖仪

1. 血糖仪概述

血糖仪又称为血糖计，是一种测量血糖水平的电子仪器。血糖仪从工作原理上分为光电型和电极型两种。电极型血糖仪的测试原理更科学，电极可内藏，见图 5 – 28 – 4。

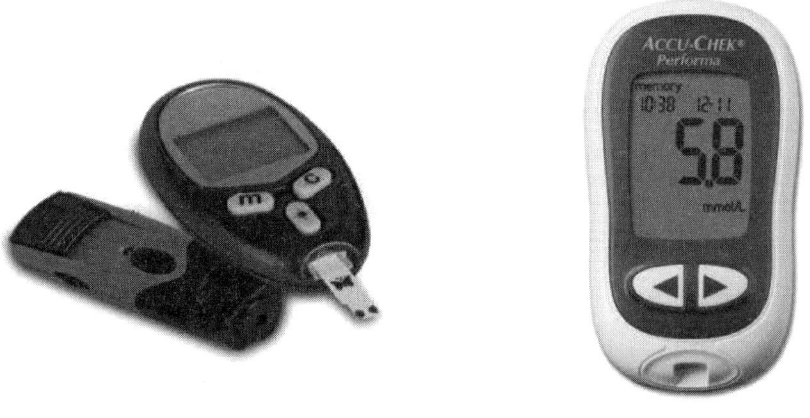

图 5 – 28 – 4　电极型血糖仪

2. 血糖仪类型

目前血糖仪有毛细血糖仪和动态血糖仪两大类。临床上毛细血糖仪的种类非常多，大部分都是测量指尖毛细血糖。而动态血糖仪，目前有越来越流行的趋势，可以不间断地检测血糖的水平，并且绘制血糖变化曲线。血糖仪主要是用于已经确诊为糖尿病的患者，用来观察血糖控制水平。

3. 操作方法

血糖仪的操作基本上分以下五个步骤。

第一步：打开电源，一部分是直接按电源开关，一部分直接插试纸自动开机的。

第二步：编码调节。血糖仪的编码调节方式分为以下三种。

（1）手动输入试纸校正码，如利舒坦血糖仪。

（2）用密码芯片插入机器自动记录试纸校正码，如罗氏活力型血糖仪、艾因坦血糖仪。

（3）免调码，无须手动或插入芯片，仪器自动识别，如拜耳拜安捷 2 血糖仪、艾科乐舒型血糖仪。

第三步：采血、吸血。用随血糖仪配好的采血笔直接采血就可以，然后将采到的血滴进试纸，试纸大部分都是虹吸的，血滴放到试纸吸血区就会被直接吸进。

第四步：显示结果。吸血之后，就会呈现倒计时（5 秒至 30 秒），显示测试结果。

第五步：完成测试，关机。大部分的血糖仪拔出试纸会自动关机，一部分早期产品还需要关闭电源键。关机可减少电池消耗和机器损耗。

（三）体温计

1. 体温计概述

体温计是一种最高温度计，又称医用温度计，用于测量人体的温度，见图 5－28－5。

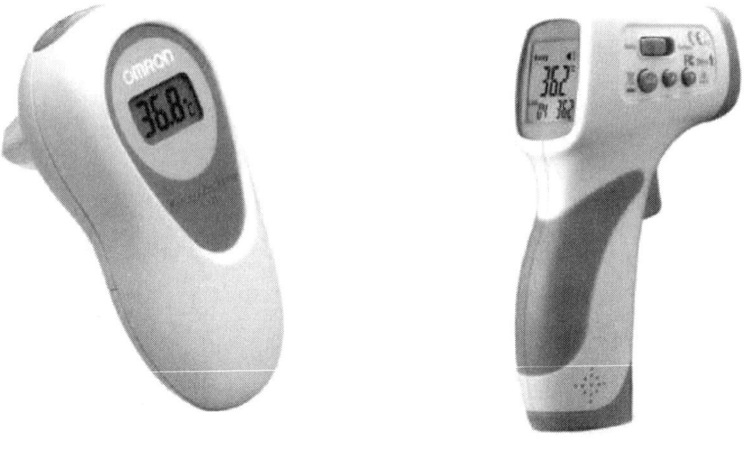

图 5－28－5　体温计

2. 体温计类型

（1）玻璃体温计是最常见的体温计，由于玻璃的结构比较致密，且水银具有示值准确、稳定性高的特点，同时玻璃体温计还具有价格低廉、不用外接电源的优点；缺点为易破碎，存在水银污染的可能，测量时间比较长，对急重病患者、老人、婴幼儿等使用不方便。

（2）电子式体温计。随着科学技术的发展，目前已经出现很多类型的新式体温计。电子式体温计利用某些物质的物理参数（如电阻、电压、电流等）与环境温度之间存在的确定关系，将体温以数字的形式显示出来，读数清晰、携带方便。其不足之处在于示值准确度受电子元件及电池供电状况等因素影响，不如玻璃体温计准确。

（3）耳式体温计。耳式体温计是通过测量耳朵鼓膜的辐射亮度，非接触地实现对人体温度的测量。只需将探头对准内耳道，按下测量钮，仅用几秒钟就可得到测量数据，非常适合急重症患者、老人、婴幼儿等使用。但在使用初期，使用者由于不太熟悉这种操作方式，可能会得到几个不同的测量数据，一般来讲实测最大值即所要数据。

（4）多功能红外体温计。多功能红外体温计既可以测量耳温，也可以测量额温，为双功能模式，可根据不同情况测量使用。其特点有：测量快速，只需一秒钟，就能从耳朵测得准确体温，可以随时测量，快速得知体温变化；准确，通过探测鼓膜及周围组织发射的红外线热量，再通过内置微电脑晶片快速计算出准确的体温，并且显示到小数点后一位，解决了传统体温计刻度难以辨认的困扰。全新一秒体温计能在一秒钟内扫描八次体温，并显示出最高的一个温度读数，更加确保了测量的准确。

（四）拐杖

1. 拐杖定义及分类

拐杖是一种辅助行走的简单器械，通常是一根木制或金属棍子，见图 5－28－6。

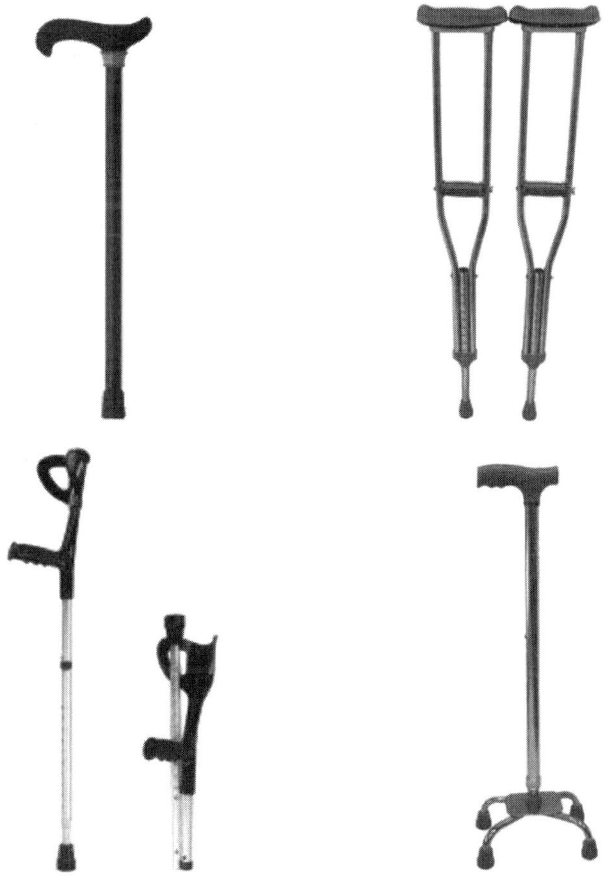

图 5－28－6　拐杖

拐杖是一种重要的医疗康复辅助用具，分手杖、肘杖、腋杖，其中手杖主要用于下肢功能轻度障碍者，如老年人，手杖不属于残疾人用品；肘杖属于中度下肢残疾者用品；腋拐杖是重度下肢残疾者（病残、伤残等）的必需品。

2. 拐杖使用方法及注意事项

（1）使用方法

1）两点步方法：先出拐杖和患腿，再迈健腿。此种方法行走速度稍慢，但稳定性好，近似于自然步态，熟练后一侧拐杖与对侧腿可同时交替前行，适用于腿部无法支撑重量，但肌肉协调、平衡性好、臂力强的人。

2）三点步方法：患腿和两侧拐杖同时伸出，然后健腿再迈出。此种方法步行速度快、稳定性好，适用于一侧下肢障碍，患腿只能部分负重或完全不能负重的人。

3）四点步方法：先出健侧拐杖，出患腿，后出患侧拐杖，健腿跟上。此种方法适用于无法以任何一腿支撑身体全部重量的人。

（2）注意事项

选择合适的拐杖对于患者行走时的安全性与稳定性至关重要。

拐杖长度的选择：患者自然站立时，身高减去 41 cm 即为理想的拐杖长度，股骨大转子的位置即为手把持的位置；或以患者自然站立，小趾前外侧 15 cm 处到腋窝的距离即为拐杖的长度，屈肘 30°，腕关节背伸时掌面的位置即为手把持的位置。在使用拐杖前，应检查拐杖各连接部位是否牢固，并告知患者使用拐杖时，拐杖距腋下约 2 指宽，用力点在手部，不可依靠腋窝用力，以免造成神经损伤。

扶拐上下台阶：上楼梯时，扶双拐立于楼梯前，健腿先上台阶，将身体重量集中于手部，双拐与患腿跟上，保持身体平衡。下楼梯时，双拐与患侧腿先下，再将健侧腿迈至下一台阶，患足与双拐应始终在同一台阶上。

无论是单侧还是双侧患病，患者均应坚持患肢不负重行走。单侧患病可扶拐不负重行走，但扶拐行走时需有人陪伴，并穿防滑鞋，防止跌倒。双侧患病的患者，为了避免股骨头塌陷，则需坐轮椅。患者需定期复查，并在医师指导下逐渐增加患部负重或减少扶拐时间。

（五）助行器

助行器，可以通过器械的支撑，让老人、病人等腿脚不灵活甚至失去行走能力的人能够和正常人一样外出散步。助行器分为普通和轮式两种，适用于下肢肌力相对较差的病人。助行器高度应约为身高/2 +3 cm（或约齐臀部顶端），见图 5 -28 -7。

（六）防褥疮气垫

1. 防褥疮气垫概述

防褥疮气垫又称为防褥疮气垫、防褥疮床垫、医用防褥疮气垫床等，见图 5 -28 -8。防褥疮气垫是采用国际上先进的生理和动力学原理，由进口材料锻压而成的高科技医用产品，质地柔软、手感优异、厚度足，且在各种温度下其性能都不会发生变化。防褥疮气垫已通过国家食品药品监督管理部门的严格审核，达到生产和临床应用标准。

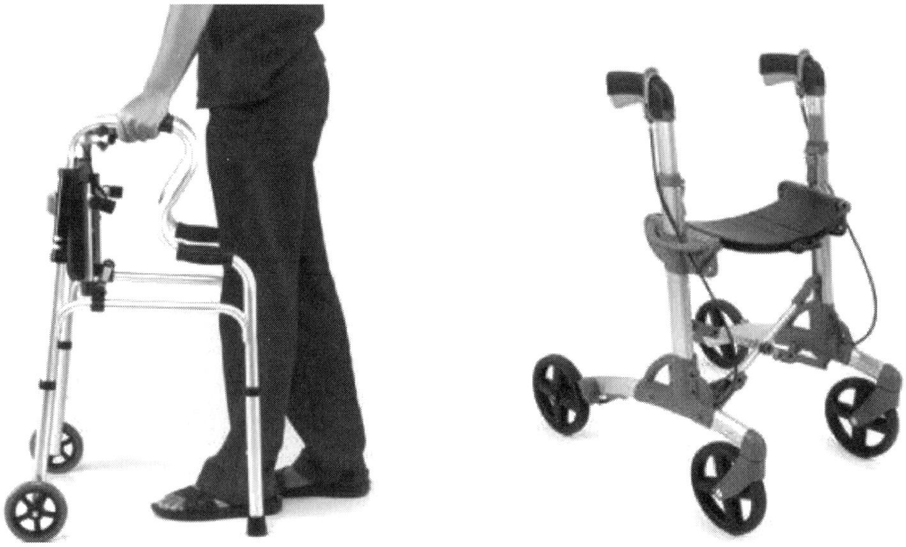

图 5-28-7　助行器

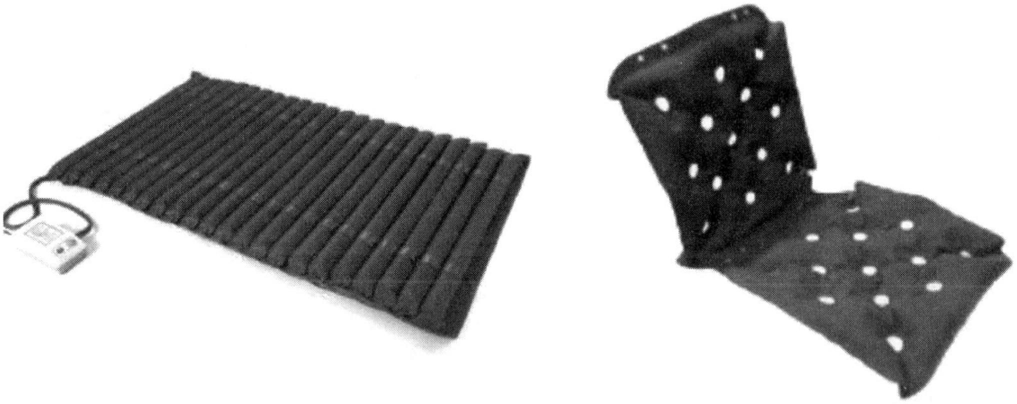

图 5-28-8　防褥疮气垫

2. 适用人群

（1）因年长而长期卧床的老人。

（2）因意外事故或疾病而卧床的病人。

（3）其他活动少、卧床时间长的人。

3. 功能

（1）定期对两个气囊轮换充气和放气，从而使卧床人身体的着床部位不断变化。

（2）模拟人工按摩，具有促进血液流通、防止肌肉萎缩的作用。

（3）能够自动持续工作，不需人工干预。

4. 使用方法

（1）将气垫平放在床上，在表面覆盖一张床单，将气垫上的两根充气导管分别与主机充气导管连接。

（2）接通电源，打开电源开关，主机便开始工作。

（3）首次使用时，将充气强弱转换开关顺时针旋转至最强位置。

（4）夜间或病人感觉气压变化强时，可将转换开关逆时针旋转至弱充气状态。

5. 注意事项

（1）气垫应避免与尖锐物体接触，以防划破气囊。

（2）清洗气垫时应采用温和的洗涤剂和软毛刷轻轻擦洗。可在气垫上铺一层薄布，需要清洗时，只需将薄布撤下单独清洗即可。这样既可以保护气垫免受直接污染和磨损，又方便清洗。

（3）气垫平放于硬质板床使用效果更加明显。

（4）安装使用时，应检查各连接软管，避免折弯，以保持气路畅通。

（5）首次使用时，需对气垫充气 10～15 分钟后再使用。

（6）用户请勿自行拆卸主机气泵。

（7）将气垫存放在相对湿度不大于 80%，无阳光直射、无腐蚀性气体和通风良好的室内，注意防潮。

（七）智能药盒

1. 智能药盒概述

智能药盒是一种结合智能手机 App 的高科技产品，旨在实时监控服药时间，同步用药数据，并自动生成服药健康管理档案。产品集智能、简易、实用于一体，能够调控用药时间与频率，有效地帮助中老年人养成良好的服药习惯，见图 5－28－9。

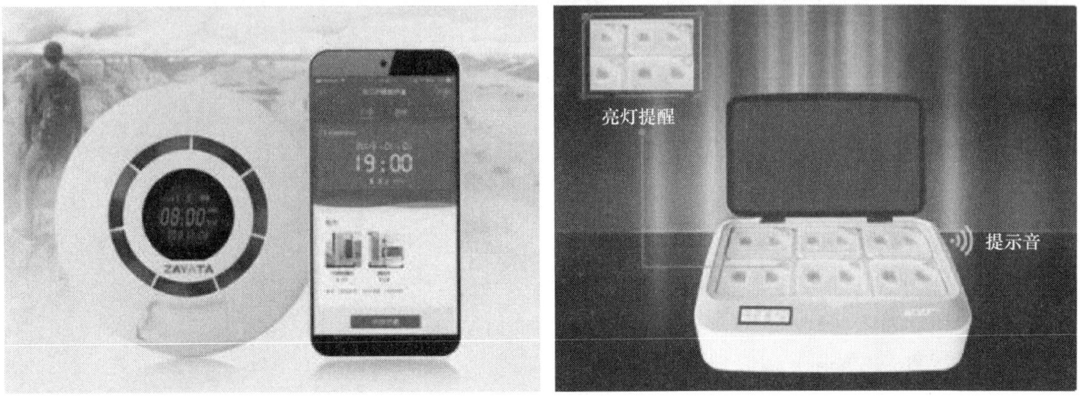

图 5－28－9　智能药盒

2. 功能

（1）按时提醒吃药，干预与培养健康的服药习惯。

（2）通过 LED 灯指示填药与服药。

（3）药盒中所剩药物不多时提醒填药。

（4）忘记携带药盒（或手机）出门时，药盒（或手机）会发出提示声音。

（5）自动记录服药记录，可随时通过手机 App 查看。

（6）可在服药过程中将用药情况、身体状况等信息随时记录到 App 中，以便未来能够进一步完善治疗方案。

（7）数据云备份，存储方便，数据不易丢失。

（八）雾化器

1. 雾化器的基本概述

呼吸系统疾病是儿童常见疾病之一，雾化吸入疗法是用于治疗哮喘、支气管炎或肺炎等呼吸系统疾病的常用手段。雾化吸入疗法的工作原理是将药物转变为微小的气雾微粒，通过口、鼻吸入呼吸道及肺部，见图 5－28－10。常见的雾化器有喷射雾化器、超声雾化器及振动筛孔雾化器，其中最常用的是喷射雾化器如氧气驱动雾化器，在吸入药物的同时还可以吸入氧气，缓解缺氧症状。

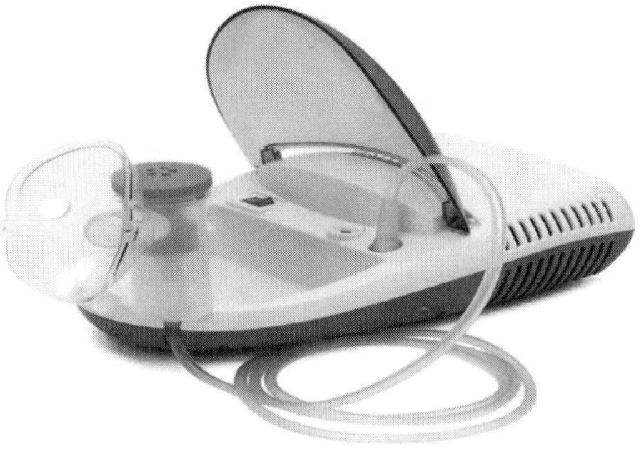

图 5－28－10　雾化器

2. 使用方法及注意事项

（1）对 3 岁以下儿童可使用面罩雾化吸入器，不需要患儿刻意配合治疗，可以在患儿清醒或睡眠的安静状态下完成雾化治疗，雾化前半小时不再进食。

（2）对于年龄较大的儿童，可使用口含式雾化器，或成人专用雾化器，雾化前 1 小时不再进食。

（3）使用面罩雾化吸入器时，面部不要涂抹油性面膏，以免药物黏附在面部皮肤；使用口含式雾化器前应漱口，尽量清除口腔内分泌物及食物残渣。

（4）尽量采取坐位半坐位，雾化器应与水平面垂直，以达到更好的喷雾效果，也避免药液洒出。

（5）采用正确的吸入方法，做深呼吸，使药液充分达到支气管和肺内。吸入药物的浓度不宜过大，吸入速度应由慢到快，雾化量由小到大，使患者逐渐适应。

（6）雾化时，要避免药物进入眼睛；若患者咳嗽剧烈，可暂停雾化吸入，待咳嗽症状缓解后再行雾化吸入。

（7）雾化吸入过程中气雾可能会刺激鼻咽和胃肠道，产生恶心、呕吐和呃逆等症状，此时可采用间歇雾化吸入或停止雾化吸入治疗。

（8）雾化吸入糖皮质激素等药物后，应漱口避免药物在咽部聚集，减少真菌感染等不良反应；面罩雾化吸入后应洗脸，避免残留药物被皮肤吸收。若患者痰液过多，可在雾化后予以拍背协助排痰。

（9）应严格按照操作规程进行雾化，遵医嘱用药。在雾化过程中密切观察患者的反应，一般氧气驱动雾化器的氧气流量应调节为6～8 L/min，患者一旦出现急剧咳嗽、喘息加重等症状时应暂停雾化吸入。

（10）使用雾化器前后要洗手。雾化器使用后，面罩或咬嘴内壁可附着细菌，为避免交叉感染，应选择使用一次性雾化器，做到专人专用；或每次使用后对储药池、面罩彻底清洗，晾干后存放，避免雾化器成为新的感染源。

三、家用医疗器械的注意事项

家用医疗器械具有体积小巧、易于携带、操作简便的特点，其专业程度并不亚于大型的医用医疗设备。但是在购买家用医疗器械时需要注意以下事项。

1. “听”

家用医疗器械要在医生指导下购买使用。消费者在购买家用医疗器械前要仔细阅读产品说明书，弄清产品的作用机理、适用范围、使用方法、注意事项、禁忌证等，再结合医生的建议和自身情况选择产品。要定期由医生评价使用效果，检查有无不良反应，防止误用损害健康。

2. “看”

要学会看产品证照。所有的医疗器械，包括进口医疗器械在内，都必须取得医疗器械注册（备案）证后方可上市销售，包装、说明书上必须印有生产企业的生产许可（备案）证号、产品注册（备案）证号。

没有生产许可（备案）证号和产品注册（备案）证号的产品，要么是假冒产品，要么不属于医疗器械。消费者可以登录国家市场监督管理总局网站查询证号的真伪。

3. “查”

要学会查看产品分类。我国实行医疗器械分类的管理制度，根据产品的安全风险程度将其划分为第一、第二、第三类医疗器械。在购买医疗器械时，消费者可以看产品注册文号中“第”字后的第一位数字，是1为第一类，为常规管理类；是2为第二类，为需要加以控制类；是3为第三类，为严格管理类。医疗器械只有这三个类别，类别越高风险程度越高。如果需要辨别真伪，可以登录国家药品监督管理局网站查询。在数据查询栏目中点击医疗器械，输入注册证号或产品名称，全国各地的产品都可以查到。市场上有一些普通商品，商家在宣传时声称其具有治疗功效，从而混淆消费者视听，如日常健身的健身器材以及一些含保健功能的衣服、帽子、鞋、袜、手镯、耳环等，然而这些商品并不属于医疗器械。

4. “问”

在购买家用医疗器械前，要仔细阅读产品说明书，并咨询专业的销售人员或医生，使自己对产品的关键信息有更深入的了解和评估，以确保选择的家用医疗器械更符合个人的健康需求。

5. “取”

消费者在购买家用医疗器械时一定要索取购物发票。正式发票是购买凭证，在产品保修、质量投诉中用处很大。一些搞非法销售的商户往往没有正式票据，所以千万不能图省事贪便宜，购买没有正式票据的家用医疗器械。

任务实施

一、活动准备

1. 场地准备：模拟药房。

2. 物品准备：柜台、不同种类的血压计、带有进销存系统的计算机、凳子等。

3. 人员准备：将同学分成若干小组，每组 4 ~ 6 人，一人担任组长，负责分配组内成员任务，共同完成顾客接待。

二、活动实施

1. 接待顾客

按照规范礼仪及医药商品购销员的职业标准接待顾客。

2. 询问诉求

（1）询问顾客基本信息：顾客是否为患者本人，患者的年龄、职业等。

（2）询问疾病情况：患高血压的时间，血压最高水平，是否接受过降压治疗。

（3）询问就医史：最近是否就医，是否定期测血压等。

3. 确认需求和关注点

根据顾客自述，因最近新换了降压药，需要一台血压计能随时方便给父亲测量血压，以此来检验新降压药的效果。

4. 血压计推荐及使用

“结合您当前的需求，推荐您购买电子血压计。”

另外，也可以选用中药、中成药辅助降压，如丹参、三七、山楂、决明子、黄芪等，日常服用山楂葛根丹参茶、决明子罗布麻菊花茶、绞股蓝三七花灵芝茶等；也可以选择保健品，如深海鱼油、天然维生素 E、西洋参、银杏、蛋白粉等，保健品的种类很多，一定要选择适合顾客的。同时，提出用药指导前应充分评估顾客的健康状况、用药禁忌及用药情况。

5. 健康指导

可从用药指导、健康教育、饮食指导、运动指导、不良反应监测等方面对顾客进行健康指导。

6. 任务评价

评价细则

评价指标	评价要素
基本素养	待客接物落落大方，顾客进门必须主动招呼，使用礼貌用语，面带微笑、语调平和，举止端庄大方、不卑不亢
	仪容仪表规范，着装得体，不戴首饰、不染发，指甲干净整洁
	在整个问病荐药过程中仪态端庄，使用礼貌用语，沟通表达逻辑清晰
问病	能了解顾客的基本信息，注意沟通礼仪
	能有效获取顾客的症状、疾病史、用药史、家族疾病史、过敏史及既往健康状况等
血压计推荐及使用	能恰当表达对顾客的关心，主动询问顾客需求
	能准确介绍血压计的分类、功效、使用方法等
	能说明血压计使用时的注意事项
	能告知顾客药品服用剂量、服用时间及服用顺序，教会顾客定期监测血压并做好血压监测记录
	能推荐中药、中成药、保健品进行关联销售
健康指导	能从饮食、运动、减压减重等方面对顾客进行健康教育
	能从烟酒、睡眠等生活习惯方面对顾客进行健康指导
	服务真诚专业，秉承以人为本的理念，有培养长期顾客的意识

7. 清场

按照6S企业管理标准清理实训场地。

思考与练习

一、单项选择题

1. 医疗器械是指（　　）。

A. 能治病的设备

B. 可以诊断疾病的仪器

C. 用于治疗、预防和诊断人类疾病的物质

D. 单独或组合使用于人体的仪器、设备、器具、材料或其他物品，包括所需要的软件

2. 下列不是血糖仪常规操作方法的是（　　）。

A. 编码调节　　B. 采血　　C. 数值校准　　D. 显示结果

3. 雾化器属于（　　）医疗器械。

A. 第一类　　B. 第二类

C. 第三类　　D. 以上都不是

4. 医疗器械可以分为三类，其中对第（　　）类的管理要求最高。

A. 一　　B. 二　　C. 三　　D. 三类一样高

二、多项选择题

1. 下列关于医疗器械标准的叙述正确的是（　　）。

A. 医疗器械应当符合国家药品监督管理部门复核的注册产品标准

B. 注册产品标准可以直接采用医疗器械产品国家标准

C. 对于没有国家标准、行业标准的，企业应自行制定医疗器械的注册产品标准

D. 企业也可制定效力高于国家标准、行业标准的医疗器械注册产品标准

2. 医疗器械的使用旨在达到的目的包括（　　）。

A. 对疾病的预防、诊断

B. 对疾病的治疗、监护、缓解

C. 对损伤或残疾的诊断、治疗、监护、缓解、补偿

D. 对解剖或生理过程的研究、替代、调节

模块六

药学综合服务

本模块学习内容包括社区用药咨询服务、健康教育与健康促进、药膳与合理进补咨询等。该模块内容贴近生活实际，与我们日常生活息息相关。通过本模块的学习，学生能使用合适的社交礼仪进行顾客接待，能够根据顾客的身体、心理、体质、社会属性等为顾客提供正确的用药咨询、膳食指导及健康教育，在工作上能养成“以人为本”“上医治未病”的职业理念，培养统筹规划、组织协调、解决问题能力，以及服务意识、效率意识、成本意识和市场意识，切实做到诚实守信、关爱顾客，提升药学服务质量。

任务二十九

社区用药咨询服务

随着医药知识的普及，社会公众的自我保健和自我药疗意识也在不断加强，人们更加注重日常保健和疾病预防。药学服务人员通过对社会公众的用药咨询服务，普及药品不良反应、用药注意事项、药品禁忌证、合理用药等基本知识，提升社会公众安全用药的意识，实现社会公众的用药安全目标。

学习目标

知识目标

1. 能明确社区用药咨询服务的流程。
2. 能明确社区用药咨询服务的注意事项。
3. 能了解社区用药咨询服务的人文关怀相关知识。

技能目标

1. 能使用社交礼仪接待顾客。
2. 能解决用药过程中常见的用药问题。
3. 能运用所学的相关专业知识纠正错误的用药方式。
4. 能将人文关怀充分运用在用药咨询服务中。
5. 能为社区居民开展健康教育。

任务引入

某大药房近期药店接受的购药咨询主要是关于抗生素的合理使用、家庭用药安全、保健品的正确服用等方面。为了更好地服务社区居民，该大药房计划与某社区服务中心联合开展“服务进社区，用药更放心”活动，针对社区居民常见的用药问题开展专题讲座及用药咨询。

作为药店工作人员，你将如何开展此次用药咨询进社区活动？

相关知识

一、社区用药咨询服务的流程

药学服务人员每天都会回答患者或医务人员提出的许多问题，因此，药学服务人员必须掌握一套药学信息服务的系统方法以便于工作的开展，具体工作流程如下。

（一）了解患者信息

通过询问、查阅患者病历等方式，了解患者用药相关信息，包括患者基本信息（年龄、性别、职业、住址、文化程度、医保等）、健康信息（个人疾病史、家族疾病史、生育史、现病史、生活习惯等）、用药信息（用药史、药品不良反应史、免疫接种史等）、需求信息（药物治疗、健康状况、药学服务等）。

（二）评估患者用药情况

根据患者用药后的反应等，可从药物治疗适应证，药物治疗有效性、安全性、经济性、依从性等方面进行评估，基于循证证据及患者具体情况进行综合分析。重点关注患者的治疗需求，解决个体化用药及其他合理用药相关问题。

（三）对问题进行确定并归类常见的问题

1. 药品不良反应。
2. 剂量。
3. 适应证与禁忌证。
4. 药物相互作用。
5. 特殊人群用药，如哺乳及妊娠妇女用药。
6. 药物与食物之间的配伍。
7. 药物的疗效。

（四）确定检索方法，查阅文献

药学服务人员应该建立一套有效的检索方法，既可以节省查询时间，又能够提高查询到答案的准确性。

（五）文献的评价、分析和整理

对文献进行评价、分析和整理工作对药学服务人员的文献评价能力和技能提出了要求。如果缺少这一步工作，药学服务人员对问题的解答只能算是对药物信息的简单转抄。

（六）形成答案并以文字或口头形式提供给问询者

这一步是药物信息服务的重点。

（七）开展用药教育

采取口头沟通、发放书面材料、实物演示等方式为患者提供教育指导，指导内容包括药品的适应证、禁忌证、用法用量、用药时间、用药疗程、注意事项、药品不良反应，以及生活方式指导等。通过询问或请其复述等方式，确认患者或其照护人已理解相关内容，并接受所提建议。

（八）提出用药方案调整建议

经评估后发现患者存在用药不适宜问题的，药学服务人员应当提出用药方案调整建议，最终用药方案由医师确定。

（九）定期进行随访并建立档案

通过定期随访，药学服务人员可以了解自己的工作效果；而建立档案则是为完善今后的工作提供有力支持。

二、社区用药咨询服务的注意事项

（一）用药咨询服务人员应具备的素质

1. 具有良好的药学专业知识

药学服务人员应对药剂学、药动学、药效学及药理学有深入了解；能熟练掌握包括特殊人群（老年人、孕妇、婴幼儿等）的药物用量的计算；了解药物的配伍禁忌、药物相互作用及药物的不良反应，特别是危及生命的药品不良反应。

2. 具有一定的医药学专业知识

药学服务人员应对人体解剖学、生理学、常见病用药指导等医药学专业知识有一定的了解，否则就无法为患者提供用药咨询、用药教育、药物不良反应防范等一系列个体化、专业化药学服务。

3. 具有边缘学科知识

有时药学服务人员在接受咨询时要回答一些边缘学科知识，如食物对药物的影响等。

4. 具有良好的职业道德

药学服务人员在接受咨询时，要注重仪表形象和语言的使用，说话和气、文雅亲切，语言富有人情味、同情心和感染力是药学服务人员咨询语言的基本要求，它直接反映了药学服务人员的道德修养、药学知识储备量及服务水平。对于患者提出的问题，药学服务人员应切实做到认真而礼貌地倾听，机智而果断地应答。

5. 具有较强的沟通能力

药学服务人员应具有较强的工作协调能力及语言表达能力，同时能对患者药物治疗结果负责，对药物反馈的信息能及时收集和整理。

6. 具有一定的心理整合能力

药学服务人员通过最优化的心理整合，提升患者内心感受，从而充分发挥药物心理效应的作用。一般情况下，患者用药心理可分为以下几种：求治心切型、谨小慎微型、一知半解型、用药随意型。因此，药学服务人员要根据不同类型患者的用药心理，有的放矢地做好咨询工作。

（二）用药咨询常见问题

1. 药品名称及外观问题

（1）药品名称。正规的药品说明书都有药品通用名、商品名、英文名、化学名等，使用者一般只要弄清楚药品的正名（即通用名），就能避免重复用药。药品的名称通常可分为商品名和通用名，通用名是国家标准规定的名称，是世界通用的，从任何教科书或文章上看到的应该是同一个名称，一般以英文和译文表示；商品名则是生产厂家为它的产品取的名称。因此，通用名相同的药品，可有很多个商品名，不同的商品名，意味着不同厂家的产品。如头孢噻肟钠粉针剂的商品名有凯福隆、泰可欣、新亚雅太、赛福隆等。目前，《医疗机构处方审核规范》规定处方只能用通用名，或国家规定的商品名。

（2）药品外观。当患者对药品外观变化产生疑虑时，药学服务人员需要耐心解释，并帮助患者区分哪些变化是正常的，哪些变化可能意味着药品已经变质且不宜继续使用。对于正常的药品外观差异，如安定针的无色和微黄色变体，或甲硝唑片有大片和小片的规格，并不影响药品的质量和疗效，可以放心使用。而对于潮解、风化、霉变、氧化等原因导致外观发生变化的药品，如甲氧氯普胺在风、光、热的作用下容易变质，颜色变为黄色或黄棕色，毒性增高，药学服务人员应明确告知患者这种药品已经变质，不宜继续使用。

2. 用法用量问题

在药物咨询中，患者都普遍关注药物的用量和用法，不盲从用药，他们希望了解自己所用药物的具体情况，并得到药学服务人员更多的用药指导。药学服务人员应耐心解答患者提出的各种疑问，使患者充分了解药物并积极有效地配合治疗。如有患者在优妥胶囊的说明书中了解到该药的用量为每天 1 片，而医生则要求每天 2 次，每次 1 片。这引起了患者的疑虑，担心医生的用法是否过量。在这种情况下，药学服务人员通过与医生沟通，了解了医生的用药意图，并向患者进行了详细的解释。医生的解释为，根据患者急性神经痛的病理特点，前 3 天是急性发作期，疼痛会加剧，为使药物血药浓度达到峰值并维持药效，所以处方将起始 3 天的药量定为每天 2 次，每次 1 片；3 天后，药量减为每天 1 片。患者只有在了解了具体情况后，才会自愿配合治疗。

医嘱或药品说明书中如果没有具体说明用药时间，患者不清楚饭前还是饭后服用、几种药品能否同时服用、饮食注意事项时，药学服务人员应根据具体药品的特性来指导患者用药：对于抗酸药质子泵抑制剂，如奥美拉唑胶囊，可指导患者早晨空腹服用一粒；治疗胃炎的药物，如氢氧化铝、胶体果胶铋需要在饭前 30 分钟服用，睡前加服，可增强疗效；一清胶囊药性苦寒，建议患者餐后服用，以减少对胃肠道的刺激。有些药品应充分考虑时辰药理学因素，如抗过敏药赛庚啶治疗慢性荨麻疹需早晨 7 时服药，泼尼松治疗带状疱疹需早晨 5 时服用，补钙制剂钙尔奇 D 和调血脂药辛伐他汀于晚间服用为宜。

3. 联合用药问题

不少老年患者常常患有两种以上慢性疾病，不同科室的医生会从各自的诊治角度开出药物。这样患者就需要同时服用多种药物，而多种药物配伍使用，可能表现为药理作用的协同或拮抗、不良反应的加重或减轻。而老年患者同时服用多种抗生素药品、止痛药品、心血管药品的情况屡见不鲜。如某位患者同时服用盐酸维拉帕米缓释片 240 mg，每日 1 次；卡托普利片 12.5 mg，每日 2 次；地高辛片 0.25 mg，每日 1 次。该患者自诉服用地高辛片半年并已出现黄视，原因在于卡托普利片和盐酸维拉帕米缓释片与地高辛片配伍使用时，前两者均能显著降低地高辛片的肾清除率及非肾清除率，使地高辛片的生物半衰期明显延长，血药浓度显著升高，故出现了中毒症状，建议患者监测地高辛血药浓度，而后调整其用量。

4. 用药安全性咨询

现在越来越多的患者开始重视用药安全，并会根据药品说明书与药学服务人员探讨药物相互作用、用药禁忌、用药注意事项和药品不良反应等。有的患者取药后会仔细阅读说明书，如果发现说明书上不良反应提示较多，或者不良反应中的某一条正是自己已经患有的某种疾病，就会非常紧张。当药物的不良反应给患者造成焦虑时，药学服务人员应该解答患者的疑问，缓解他们的焦虑，不要夸大药品的其他不良反应而引起患者不必要的担忧。如有患者反映服用贝那普利后常常干咳，药学服务人员应告知这是普利类药物的不良反应，如果不能耐受，可以到心内科找医生更换药品；若患者静脉滴注阿奇霉素引起腹泻稀便等，药学服务人员应解释这是少数人的不良反应，此时除建议暂停使用外，同时建议到相关科室咨询医生，更换用其他药品；患者在服用左氧氟沙星片的过程中，要嘱咐其避免过度暴露于阳光下，以免发生光敏反应，并宜多饮水，以免结晶尿的产生等。多药联合服用也要遵守将大小药片、胶囊、药丸分开服用的原则。

5. 错误的服药方法

（1）躺着吃药。躺在床上，口腔与胃肠道处于同一水平面，药物在重力的作用下更容易贴附于食道壁，不仅不能顺利到达最佳吸收部位而发挥疗效，而且可能刺激食道，造成呛咳或局部炎症甚至灼伤。正确的服药姿势应该是取坐位或站立位吃药，吞下药物后继续保持此体位至少 2 分钟。

（2）干吞药物。多数药物对食道黏膜有刺激作用，干吞药物会延长药物附着于食道黏膜的时间。

（3）随意增加用药剂量。超量用药会对健康造成损害，如四环素和扑热息痛，过量使用会严重损害肝脏；链霉素用量过大，将导致头晕耳聋；庆大霉素过量使用可引起血尿和蛋白尿。

（4）饮料送药。牛奶、豆浆、茶叶水、咖啡等饮料不可以用来送服药物，因为这些饮料中常含有不少化学物质，易与药物发生反应而削弱疗效，服药的理想用水是白开水。

（5）用水过多。白开水虽然是服药的理想用水，但也不可喝得过多，否则不利于药物的吸收。过量摄入水会稀释胃酸，影响药物的溶解与吸收，而且可能使药物在胃内停留时间缩短，迅速进入肠道的碱性环境中，同样会给药物的溶解与吸收带来障碍。一般来说，吃固体药物时以 1 小杯温开水送服足矣，服用液体药物时还可少些，送服水量绝非“多多益善”。

（6）违时服药。不少人误将“一日三次”同于“一日三餐”，将药物放在三餐饭前或饭后服用。实际上“一日三次”是将一天 24 小时分为三个等长的时段，即每 8 小时 1 次，而不是简单地与三餐时间相对应。

6. 药品存放问题

药品是特殊商品，对温度和湿度有严格的要求，如果没有在规定温湿度下储存，药品的药性很可能发生改变，特别是需要冷藏储存的生物制品，如胰岛素、促红细胞生成素、菌苗、疫苗、免疫血清、血液制品等，若不在规定温度下储存，药品可能完全失效，不仅起不到预防、治疗作用，还会延误患者病情。

一般家庭的冰箱，分为冷藏室和冷冻室。在购买到需要冷藏的药品时，一定注意阅读药品说明书，如胰岛素要求 2 ~ 8 ℃储藏，就应该放进冷藏室；少数药品，说明书中注明需要冷冻保存的，就应放入冷冻室。

药品放入冰箱时也应注意，药品与冰箱壁之间至少要留有 1～2 cm 的距离，放在冷藏室中的药品，应该严防药品冻结。平时注意监测冰箱内的温度，可以在冰箱内放置温度计，以便及时发现冰箱的温度异常。由于冰箱内湿度较大，可以先将药物，特别是开封后的药物放入密封的塑料盒或瓶中，再放入冰箱，防止药品受潮。

在使用药品前，要观察药品的外观，如果发现药品外观发生变化，即使在有效期之内也应停止使用。如果需要冷藏保存的药物，因储存不当发生冻结，解冻后即使外观没有发生变化，该药物也不能再使用，因为冷冻之后会破坏药物的活性成分，造成药物变质，而这种变质有些时候是肉眼无法观察到的。

（三）用药咨询服务技巧

药学服务人员在接受药物咨询时，要仔细倾听患者的问题，记录下每一个要点及相关点，从询问中获得患者信息，如患者的姓名、咨询药品名称、用药咨询目的和用药数量等。

同时对不同类型患者的药物咨询服务应有所不同。如初次诊疗的患者大多有恐惧心理，应从心理学的角度加以引导，消除紧张情绪，以达到治疗效果；患有慢性病或长期服药（久治不愈）的患者，往往不能坚持服药，得不到全程、足量、正规的治疗，药学服务人员应告诫患者治愈疾病需要有耐心和恒心，使患者树立克服困难战胜疾病的信心；对待老年人、孕妇、伤残人士、文盲等特殊患者，应给予情感和心理支持，除注重药物咨询服务外，在生活和行动上给予必要的帮助。药学服务人员要做好周密细致的思想工作，引导患者认清药物的两重性，辩证地看待药物作用与不良反应，提高患者用药的依从性和药物治愈率。

（四）用药咨询服务禁忌

1. 首问不负责

“首问不负责”通常是指在服务行业中，当顾客或用户第一次提出问题或请求时，没有得到及时、有效或满意的回应。在医疗领域，特别是在药学服务中，首问不负责可能会导致患者感到困惑、无助甚至失望，进而影响到他们的治疗体验和效果。因此，门诊窗口药学服务人员在遇到患者询问简单问题，如药品价格、药品厂家、有无药品等，应该尽量给予回答，以减轻咨询窗口的压力，并让患者感受到被关注和尊重。如果咨询窗口拒绝回答患者问题，往往会使患者不愉快，滋生不满情绪。

2. 推销药品

在药学服务工作过程中，药学服务人员不能在专业服务的性质、费用和价值方面欺骗患者，不得以牟取自身利益或所在单位的利益为目的，向公众进行误导性或欺骗性的药学服务活动。

3. 使用绝对语言或词汇

咨询的本质是征求意见。药学服务人员给患者的是建议，应避免使用“最好”“绝症”等词汇。即使发现医师处方中有不合理甚至是错误的地方，也最好不要说“医师写错了”等类似的话语。这样会增加患者的不信任感，减少患者依从性。正确的说法是：“对于处方中的这个问题，我与医师认识有差异，可能需要与医师再沟通确认一下。”

4. 不懂装懂

在药学服务中，面对知识日新月异的挑战和患者提出的各种问题，药学服务人员确实不可能总是能够提供完美的答案。然而，这并不意味着药学服务人员可以回避或忽视患者的疑虑。相反，药学服务人员应当以一种科学、负责任的态度来应对这种情况，确保患者得到及时、准确的答复。

三、社区用药咨询服务的人文关怀

（一）实施人文关怀的重要意义

1. 人文关怀充分体现了药学服务的社会价值

人文关怀和人文服务，就是要求药学服务人员能够排除患者各种顾虑，帮助患者充分理解药品使用方法和要求，使他们不仅知道自己服用的是什么药，为什么要服用这些药，还要明白这些药有什么特殊的用法和不良反应。只有这样，药学服务才能达到应有目标，充分实现药学服务的价值。

2. 实施人文关怀有利于患者早日康复

和谐的药患关系将有助于患者顺利康复，因为治疗过程中患者心理因素对药物的疗效影响是非常大的，如果患者有一个良好的心态和情绪，对于疾病的治疗将起着积极的作用。在工作当中，药学服务人员应避免使用冷漠的语言，多使用一些像对待亲人般的关怀语言，患者就会有亲切感，就能提高患者药物治疗的依从性，有利于患者早日康复。

3. 实施人文关怀有助于提高药学服务人员的自身素质

做好人文关怀和人文服务，不仅需要药学服务人员具有丰富的药学知识，同时还应具有丰富的心理学及人文科学的知识。这就要求药学服务人员在实际的工作中，不断学习相关法律法规和医学知识，与顾客沟通时使用礼貌用语，不断提高专业素养，并且拓宽了解相关领域的知识。

（二）人文关怀在用药咨询服务中的体现

1. 实时进行动态监测、报告药物的不良反应

药学服务人员在监测、分析药物不良反应方面的作用非常重要，他们利用其专业的药学知识分析评估药物与所发生不良反应之间的相关性。当使用某种药物可能出现不良反应时，药学服务人员会提前和医师沟通，在必要时采取加服其他药物、停药或者其他处理措施，以减少、减轻患者不良反应的发生。

2. 为患者建立个性化的个人电子药历

我国药学服务模式正在逐步优化，并已建立比较先进的电子信息管理系统，药学服务人员可充分利用这些信息管理系统为患者建立用药档案：一是患者的自然信息，包括姓名、性别、年龄、联系方式、既往用药史、病程基本情况、既往体检史；二是药物治疗情况，包括用药情况、用药效果、分析讨论、疑问解答、电话回访信息等，这些内容有非常重要的价值。

3. 为需要帮助的患者提供咨询服务

药学服务的目的就是让患者得到正确的药物治疗，让机体早日恢复健康状态。药物的使用方法和使用组合决定了使用效果，每一位患者的知识和文化层次并不相同，有些患者性格

比较急躁，有些患者对疾病的治疗比较悲观，有些患者对于医疗保健知识完全空白。药学服务人员在服务中应提供相应的人文关怀和人文服务，打消患者的顾虑，帮助患者掌握药品正确的使用方法和程序，使他们不仅知道自己服用的是什么药，还能准确知道这些药品的服用方法。

任务实施

一、活动准备

1. 场地准备：模拟社区服务中心。

2. 物品准备：桌子、凳子、常见药品、PPT、合理用药宣传单等。

3. 人员准备：将同学分成若干小组，每组4~6人，一人担任组长，负责分配组内成员任务，共同完成用药咨询服务。

4. 方案策划：明确社区用药咨询服务活动策划与组织的原则、方法、要素、流程、突发情况管理办法，撰写活动方案。

二、活动实施

1. 征集意见

收集社区居民用药咨询常见问题，并进行分类。

2. 用药咨询

结合社区居民提出的用药问题，进行一对一解答。

3. 专题讲座

结合社区居民提出的用药问题，进行归类整理，并对社区居民特别关注或存在用药风险问题进行专题讲解，普及家庭用药安全常识、保健品的正确服用方法等，并对咨询内容做详细记录。

4. 总结工作

（1）撰写活动总结，评价社区用药咨询服务活动完成情况并提出整改意见。

（2）总结工作过程，向指导教师汇报用药咨询服务活动开展情况。

（3）完成活动资料整理归档。

5. 任务评价

评价细则

评价指标	评价要素
基本素养	能有效接收任务信息
	站在社区居民正前方或侧前方，距离社区居民1~1.5米；说话时眼睛直视社区居民，目光柔和，神态自信
	在整个社区健康教育宣传过程中仪态端庄，使用礼貌用语，沟通表达逻辑清晰

续表

评价指标	评价要素
准备工作	能了解该社区基本情况及居民健康状况，注意沟通礼仪
	能撰写活动方案
	能准备该活动所需物品
实施活动	能恰当表达对社区居民的关心，主动询问居民需求
	能有效获取社区居民的症状、疾病史、用药史、家族疾病史、过敏史及既往健康状况等
	能为社区居民进行用药知识普及，如能准确介绍药品信息，包括药品名称、有效成分、主治功能、规格、有效期；能说明药品的不良反应、禁忌证，联合用药的相互作用等
	能为社区居民进行海报宣传展示等健康服务工作
活动总结	能总结本次活动的开展情况
	能撰写活动总结
	服务真诚专业，秉承以人为本的理念和吃苦耐劳、精益求精的职业精神

6. 清场

按照6S企业管理标准清理实训场地。

【知识拓展】

药物与食物的相互作用

药物在机体内的作用是一个复杂的过程，受到各种因素的影响。其中，食物是一个不可忽视的影响因素，随着人类食物品种的增加和饮食结构的丰富，食物对药物作用的影响越发显著，特别是口服药物进入机体后，可能首先在消化道与食物发生各种物理、化学反应，并影响药物在体内的生物转化和利用，即通过药物药动学和药效学的变化，改变药物治疗结局。药学服务人员应了解和掌握食物与药物相互作用的基本知识和常见实例，对患者进行合理的用药宣教，避免在用药时服用已知的可发生相互作用的食物，减少由于饮食不当引起的药源性损害或治疗失败，以达到治疗效果的最优化。表6－29－1介绍了药物与食物的相互作用。

表6－29－1　　药物与常见食物禁忌表

药物名称	须注意的食物
四环素类药物	忌吃牛奶、豆制品、黄酱、油条、卤肉、蚌、蟹、咸鱼等食物。因这些食物含有较多的铝钙、镁等金属离子，与四环素类药物同吃，会合成络合物，不易被胃肠道吸收，从而降低药效
痢特灵、优降宁、苯乙肼等单胺氧化酶抑制剂	忌吃含酪胺较高的食物，如扁豆、蚕豆、黄酱、香蕉、奶酪、啤酒、咸鱼等。因为酪胺最终可形成去甲肾上腺激素，如果缺少单胺氧化酶的抑制作用，去甲肾上腺激素蓄积过多，将导致血压突然异常升高，并能引起恶心、呕吐、腹痛、腹泻、呼吸困难、头晕、头痛等不良症状
降糖类药物	严禁饮酒。酒精进入人体后，将被氧化成乙醛，进而继续氧化成乙酸，而降糖类药物在人体内具有妨碍乙醛氧化的作用，使体内乙醛蓄积，可引起恶心、呕吐、头痛、呼吸困难等中毒症状

续表

药物名称	须注意的食物
水杨酸钠	伴有心脏疾病的风湿病患者使用水杨酸钠期间，应限制盐的食用量，以免加重充血性心力衰竭，导致病重，危及生命
红霉素、乙酰螺旋霉素等糖衣片剂抗感染药物	抗生素类的糖衣片剂不宜用果汁送服，糖衣在酸性环境中会加速溶解，不但会降低药效，还会刺激胃部，甚至生成有害物质
乳酶生、胰酶等	不宜食用果汁、醋等酸性食物，因为这些药物在酸性条件下会失去药效，从而达不到治疗目的
磺胺类药物，如复方新诺明片	不宜食用醋、果汁等酸性食物。在酸性条件下，磺胺类药物的溶解度下降，可在尿路中形成磺胺结晶析出，引起尿闭或血尿
费乐地平、心痛定等钙离子阻滞性药物	不能和西柚汁一并使用，因为柚皮素可以影响酶的作用，从而降低体内药物的代谢，使血液中药物浓度升高，造成头痛、头晕甚至意识模糊
钙补充剂	勿食用富含草酸的食物，如菠菜、甘蓝、甜菜叶、茶、杏仁、可可、大豆等，草酸在小肠中会与钙结合，产生无法吸收的不可溶物质，因而阻碍钙质的吸收
治疗贫血等疾病时使用的铁剂，如硫酸亚铁、碳酸亚铁、人造补血药	不宜食用过多动物、植物油脂。因为油脂能抑制胃酸的分泌，影响 F^{3+} 到 F^{2+} 的转变，从而减少铁离子在胃肠道的吸收，降低了补铁补血效果
驱虫药	油脂可增加某些驱虫药的溶解度，使部分药物在胃内被吸收，导致肠道中药物浓度下降，影响了驱虫的治疗效果甚至还会引起毒性反应。故服用驱虫药时，不宜食用油脂性食物
清内热类药物	不宜食用辣椒、葱、蒜、胡椒、羊肉、狗肉等热性的食物，以免影响药物的疗效，甚至可能会加重病情
温中类药物	在服用温中类药物治疗寒证时，不可食用苦瓜、柚子等凉性食物以及冷饮、生鱼等生冷食物，以免降低疗效，加重病情
人参等滋补类药物	不能同萝卜一块食用。萝卜有消食、化痰、通气的作用，人参是具有滋补性的药物。若二者同食，这样一补一消，作用抵消。凡具有滋补作用的中药都同样不宜与萝卜同食

思考与练习

一、单项选择题

1. 关于用药咨询描述正确的是（　　）。

A. 用药咨询的服务对象仅限于患者

B. 为患者提供用药咨询服务时，不需要提供书面材料

C. 对于大多数患者，可采用柜台式开放性面对面咨询的方式

D. 医师和护士不需要用药咨询

2. 关于患者用药咨询，描述正确的是（　　）。
A. 药品的商品名不属于咨询的内容
B. 药品是否进入医疗保险报销目录属于咨询的内容
C. 药品的价格不属于咨询的内容
D. 咨询方式采用被动式
3. 下列有关体现药学服务的效果的叙述中，最正确的是（　　）。
A. 可协助规范医师的处方行为
B. 可预测潜在的药品不良反应
C. 可确认患者存在的或潜在的病症
D. 提高药物治疗的安全性、有效性和经济性
4. 下列有关“药学服务的最基本要素”的描述中，最正确的是（　　）。
A. “服务”
B. 行为上“服务”
C. 为使用药物“服务”
D. “与药物使用有关的”的“服务”
5. 下列不是联合用药基本原则的是（　　）。
A. 正确诊断，明确用药目的
B. 根据药理学特点合理选药
C. 用药应少而精，减少不良反应
D. 经济适用

二、多项选择题

1. 患者用药咨询的内容包括（　　）。
A. 药品的商品名　　B. 药物的相互作用
C. 药品的用法用量　　D. 药品的不良反应
2. 患者不依从性的后果是（　　）。
A. 延误病情　　B. 造成误诊
C. 治疗失败　　D. 减少医疗机构的收入

三、简答题

1. 药学服务人员应该具备哪些素质？
2. 完成社区服务中心药学服务情况调查报告。

任务三十

健康教育与健康促进

健康是人类永恒的话题。保持健康是每个人的义务和权利，也是最基本的人权。人类自从有了最基本的医疗活动，就产生了最原始的健康教育，到目前为止，健康教育与健康促进仍是促进人类健康最有效、最经济的手段。世界卫生组织（WHO）已把健康教育与健康促进列为当前预防和控制疾病的三大措施之一。

学习目标

知识目标

1. 能明确健康的定义、影响健康的因素以及健康教育宣传的特点。
2. 能明确健康教育的概念及健康促进的概念。
3. 能明确健康教育的目的和工作步骤。
4. 能列举健康促进的策略。
5. 能明确社区健康教育宣传的特点及其基本形式。

技能目标

1. 能根据社区居民情况分析影响健康的因素、制定健康促进策略。
2. 能灵活运用宣传技巧，完成社区健康教育宣传工作。
3. 能为服务对象提供正确的健康教育。

任务引入

某社区想要邀请附近药店进本社区开展慢性病患者健康教育的专题公益活动，活动形式可以为专题讲座、健康知识海报宣传展示、免费测量血糖血压等。

你作为药店医药工作人员，在接到此任务后，应如何进行准备工作，圆满完成这项任务呢？

相关知识

一、健康的概念

1990 年，世界卫生组织（WHO）重新颁布了健康的概念：一个人只有在躯体、心理、社会适应和道德四个方面都健康，才算是完全健康。

躯体健康即传统意义上的“无病、无伤、无残”，能精力充沛地生活和劳动，满足基本的卫生要求，具有基本的预防和急救知识。躯体健康是初级（第一级）健康。心理健康就是人格完整、情绪稳定，积极情绪多于消极情绪，自我感觉良好，有较好的自控能力；能够保持心理上的稳定，能自尊、自爱、自信，有自知之明；在自己所处的环境中有充分的安全感，能保持正常的人际关系，能受到他人的欢迎和信任；对未来有明确的生活目标，能切合实际地不断进取，有理想和事业上的追求。社会适应健康就是心理活动和行为能适应复杂的环境变化，为他人所理解和接受。道德健康就是不损人利己，有辨别真伪、善恶、美丑、荣辱、是非的能力，能够按照社会公认的准则约束、支配自己的言行，愿为人们的幸福做贡献。

二、影响健康的因素

在工作、生活中，影响健康的因素有很多，但归纳起来主要有以下四类。

（一）医药卫生服务因素

医药卫生服务是指由医药卫生服务部门提供的预防、医疗、保健、康复等服务。我国医药卫生体制改革中的社区卫生服务中心，不仅体现了以群众为基础、以健康为中心的服务理念，更是实现公平、平等和人人享有卫生保健宏伟目标的重要举措。

（二）环境因素

健康不应仅仅立足于个人生理和心理的健康，更应强调人类与环境的统一，强调健康、环境与人类发展问题的整体性与协调性。影响健康的环境因素包括自然环境和社会环境。

1. 自然环境

自然环境包括阳光、空气、水、气候、地理等，它们是人类赖以生存和发展的物质基础，是人类健康的根本。保持自然环境与人类社会和谐发展对维护、促进健康的意义众所皆知，健康有益的居住环境比有效的医疗服务更能促进健康，如空气污染导致哮喘、肺炎，地表水污染导致骨痛病、水俣病等都是恶劣的居住环境会损害健康的有力证明。

2. 社会环境

社会环境又称为文化社会环境，包括社会制度、法律、职业、经济、文化、教育、人口、民族、人际关系和社会状态等因素。它们都与健康息息相关：社会制度为健康提供相关的政策和资源保障，法律、法规是人们的行为准则，职业决定着人们的劳动方式、强度和环境等，经济条件决定着衣、食、住、行等物质文明的程度，民族、文化决定着人的风俗、习惯、道德、饮食结构、生活方式等精神文明的程度，贫穷、人口拥挤等都会给健康带来负面的影响。

环境因素对健康的影响越来越被人们所重视，这需要全社会共同承担起这份责任。

（三）行为和生活方式因素

无论是环境中的有害因素，还是医疗卫生保健因素，都常以人的自身行为作为中介作用于人体。个体的不良行为和生活方式，都直接或间接影响健康，如高血压、糖尿病、冠心病、结肠癌、乳腺癌、前列腺癌、精神性疾病、自杀、性传播疾病等。

1. 行为

有些行为和特定的疾病之间关系密切。例如，吸烟与肺癌、慢性阻塞性肺病、缺血性心肌病及其他心血管疾病均有密切关系，婚外性行为、吸毒等与艾滋病有密切关系，这些不良行为严重危害着人类的健康。

2. 生活方式

生活方式包括饮食习惯、社会生活习惯等，受到社会关系和个体特征的制约，是建立在文化继承、社会关系、个性特征、遗传等综合因素基础上的稳定的生活特征。不良生活方式所导致的疾病常因进展缓慢而易被忽视，危害更加严重。行为和生活方式因素是影响健康四大因素中最活跃，也相对易改变的因素。研究表明，只要有效地控制行为危险因素，合理饮食、增加体育锻炼、戒烟限酒、合理用药等，可减少疾病发生，促进疾病康复，延长寿命。

（四）生物学因素

生物学因素包括病原微生物、遗传、生物个体差异及心理等因素。对生物学因素的控制是20世纪人类医学快速发展的主要表现。

1. 病原微生物

20世纪中期以前，病原微生物引起的感染性疾病一直都是人类死亡的主要原因。青霉素的发现、疫苗的发明、新型药物的合成和医学技术的进步使大部分感染性疾病逐渐被人类控制。但是，人类免疫缺陷病毒、耐药结核分枝杆菌等新型病原微生物的不断出现，给人类健康提出了新的挑战。

2. 遗传

人类明确的遗传缺陷和遗传性疾病近3 000种，占人类各种疾病的20%左右；目前我国新生儿缺陷总发生率为13.7%，其中严重智力低下者每年有200万人。高血压、糖尿病、肿瘤等慢性疾病的发生也与遗传密切相关。

3. 生物个体差异

生物个体差异包括年龄、性别和健康状况等方面的差异。不同个体之间存在较大的生物学差异，对某种疾病的易感状态也有很大不同。例如，不同的人处于相同的结核危险因素下，其感染结核的可能性及患结核病的严重程度是不同的。

4. 心理

在现今充满竞争的社会，心理承受力和心理稳定性与健康的关系尤为明显。自杀率、抑郁症发病率的上升是心理因素影响健康的佐证。

三、健康教育

（一）健康教育的概念

健康教育是通过信息传播和行为干预，帮助个人和群体掌握卫生保健知识，树立健康观念，使人们自愿采纳有利的健康行为和生活方式的教育活动与过程，其目的是消除或减轻影响健康的危险因素，预防疾病，促进健康和提高生活质量。健康教育的着眼点是促进个人或群体改变不良的行为与生活方式。行为的改变以知识、信念、健康观的改变为基础，因此首先要使个体或群体掌握卫生保健知识，提高认知水平和技能，建立起追求健康的理念，并为此自觉自愿地，而不是勉强地来改善自己的行为与生活方式。

（二）健康教育的目的和工作步骤

1. 健康教育的目的

健康教育的目的是通过传播健康信息、提供卫生服务、建设组织和社会网络等，使个体和群体获得最高健康水平和生活质量，由被动的治疗模式向主动的健康促进模式转变。

2. 健康教育的工作步骤

健康教育特定目标是改善人群的健康相关行为，常以项目形式展开工作，其过程一般分为三个步骤：行为危险因素评估（健康教育诊断）、行为危险因素干预（健康教育干预）和干预效果评价（健康干预评价）。

行为危险因素评估以调查研究为前提，通过收集、分析信息得出诊断。行为危险因素干预是健康教育的核心。干预活动主要包括取得领导和决策层的认可和支持，使各部门参与进来，共同制定健康促进和健康教育活动的政策，加强社会支持网络的建设，创造有益于健康的外部环境（硬件设施和人文环境）；以社区为依托，以健康为中心，加强社区职能，促使社会公众与医药卫生专业人员共同参与活动、参与决策；推动和完善队伍建设，将以“医疗服务”为中心的观念转为以“促进健康”为中心的观念；提倡文明、健康、科学的生活方式，促进社会主义精神文明建设。干预效果评价就是评价干预对象的行为是否发生了改变。通常的做法是通过问卷了解干预对象的行为改变情况的有关信息，同时，找出一些客观的、评估行为改变情况的测量指标。

健康教育是一项投入少、产出高、效益大的事业，它可使人们利用有限的卫生资源产生最大的经济和社会效益，并具有持久性、多重性和潜效性的特征。然而，健康教育并非万能的，它也存在自身的局限性。从影响健康的四大因素来看，环境因素（包括自然环境、社会环境）难以通过健康教育来改变；而且，许多不良行为或生活方式受经济条件、文化背景、社会习俗和卫生服务等影响，并与工作条件、居住条件、饮食习惯、市场供应、环境状况、社会规范等因素密切相关。不良行为的改变，受到多因素的影响，难以通过单纯健康教育达成，还需要家庭和社会的大力支持。

四、健康促进

（一）健康促进的概念

健康促进是在健康教育的基础上发展而来的。健康促进是个人与家庭、社会和国家一起采取措施鼓励促进健康的行为，目的在于增强人们改进和处理自身健康问题的能力。其基本内容包含了个人行为改变和政府行为（社会环境）改变两个方面，并重视发挥个人、家庭、社区、社会的健康潜能。

（二）健康促进的活动领域

健康促进的活动领域主要涉及以下五个方面。

1. 发展个人的技能

通过提供健康信息，帮助人们提高健康选择的技能，使人们能够有准备地应对人生各个阶段可能出现的健康问题，并能够应对慢性非传染性疾病和意外伤害。发展个人技能是家庭、社区、学校和工作单位共同的责任。

2. 加强社区的行动

社区作为人们生活的基本单位，是进行健康促进的重要活动领域。挖掘社区资源是健康促进的关键步骤，通过充分利用这些资源，可以为社区居民提供丰富多彩的健康促进活动和服务，帮助社区人群认识自己的健康问题，并提出解决问题的办法。社区群众的参与是社区行动的核心，只有让居民积极参与到健康促进活动中来，才能确保活动的有效性和可持续性。

3. 营造健康支持环境

健康促进需要综合考虑个人生活的各个方面，包括家庭、工作、休闲地、社区、健康资源的获取途径以及政策法规等。通过全面的健康促进策略，可以为人们创造安全、满意的生活和工作环境，并保护人们免受疾病的威胁。随着社会的快速发展，新的健康挑战和问题不断涌现。通过定期评估环境变化对健康的影响，可以及时调整健康促进策略，保证社会环境和自然环境都有利于人们的身体健康。

4. 制定健康促进的公共政策

健康促进的含义已超过了卫生保健的范畴，它把健康问题提到各个部门、各级政府和组织的议事日程上。健康促进明确要求非卫生部门（如财政等部门）实行健康促进政策，其目的就是要促使人们作出更有利于健康的选择。

5. 调整医药卫生服务的方向

卫生服务的责任由个人、社区团体、专业卫生人员、医疗保健部门、工商机构和政府共同分担，须多方共同努力，建立一个有助于健康的卫生保健系统。医疗部门的作用不应仅限于提供治疗服务，而应更多地提供健康促进服务。

（三）健康促进的策略

1986 年第一届国际健康大会上，明确提出了三个促进健康发展的主要策略。

1. 政策倡导

政策倡导在推动健康促进方面发挥着至关重要的作用。为了确保健康措施得到有效实施并激发社会和群众对健康的关注，需要得到各级政府的政策支持、社会各界的广泛认同以及卫生部门调整服务方向，从而创造有利于健康的社会、经济、文化、环境和条件。

2. 多方协调

争取个人、社区、卫生机构、政府和非政府组织等在健康促进方面的利益和合作，建立强大的健康促进联盟和支持系统，从而形成有效的社会氛围，使健康的生活方式成为被人们普遍接受的社会规范，共同实现健康目标。

3. 赋权参与

个人或群体有权获得足够的、正确的健康观念、知识、技能，以有效地解决健康问题。

通过各种渠道，激发个人和群体的健康潜能，并积极参与社区卫生规划，参与决策和管理，参加到健康促进的各项活动中。

五、健康教育宣传

（一）健康教育宣传的概念

健康教育宣传是指为维护和促进人类健康，运用各种传播媒介和方法，收集、制作、传递、分享健康信息的过程。健康教育宣传是一般传播行为在卫生保健领域的具体和深化，是应用传播策略去影响公众，让人们获得健康信息，并促使相关个人及组织在态度、行为的改变，降低疾病的患病率和死亡率，有效提高个人、社区和国家生活质量和健康水准的行为。健康教育宣传的重点是要了解当信息传到目标人群后产生的效果。

（二）健康教育宣传的特点

1. 宣传者具有专业素质

健康教育宣传不同于一般信息的传播，它要求教育宣传者是专业卫生技术人才。

2. 信息正面

实际生活中的信息有正、负两方面的影响，健康教育宣传有明确的目的，即“以健康为中心”。要控制和抵抗色情、暴力、酗酒等有害于身心健康的污染信息，力图让公众知晓健康信息，认同健康信念，形成健康态度，采纳健康行为。

3. 传播过程

健康信息的传播经历了一个多级、多途径并且包含多次反馈的过程。这个过程开始于信息源，通过不同的传播渠道，最终到达目标人群。同时，这个传播过程并不是单向的，而是伴随着多次反馈，不断地进行调整和优化。

六、社区健康教育宣传的特点及其基本形式

社区健康教育宣传是指社区居委会和卫生服务中心利用各种媒体，将各种健康知识、观念、行为资讯等有计划地与居民进行交流和分享的过程。它是以“人人健康”为出发点，目的是维护和促进社区居民健康。

（一）社区健康教育宣传的特点

社区健康教育宣传因其在内容、方式上与一般的商业宣传具有不同的侧重点，并且社区居民的构成具有多层次性和复杂性，所以社区健康教育宣传除具有科学性、针对性的特点外，还包括以下一些特点。

1. 宣传形式的多样性

在社区，居民的构成具有多层次性和复杂性，不同文化、职业、年龄的人，对健康信息的兴趣、接受能力也是有差别的。因此，在进行健康教育宣传时，必须针对不同的对象、目的而采取不同的传播形式。

2. 宣传对象的广泛性

社区健康教育宣传的对象应包括该社区的所有居民。社区居民根据职业、年龄、文化等

特征分为不同的群体。从居民的职业角度看，社区居民有机关工作者、学校工作者、企业员工、个体经营者等。从年龄的角度看，居民可被分为婴幼儿、青少年、中年、老年。因此，社区健康教育宣传的对象具有广泛性。

3. 宣传内容的趣味性

文化水平不高的社区居民，其健康信息的接受程度不仅取决于其内容的科学性，同时还取决于内容的趣味性。具有趣味性的健康信息更能引起他们的注意。因此，在社区健康信息的传播中要注意内容的趣味性、丰富性和多样性。

4. 宣传时间的不定性

因社区居民年龄、职业、生活习惯的不同，很难找到一个固定的时间，让大部分的社区居民集中在一起接受健康教育。因此，必须根据社区居民的实际情况，灵活多样地安排时间，让更多的人有机会接受健康教育。

（二）社区健康教育宣传的基本形式

根据宣传规模，社区健康教育宣传一般有 6 种形式：自我传播、组织传播、人际传播、群体传播、大众传播和网络传播。社区健康教育宣传中常用的为后面 4 种。

1. 人际传播

人际传播又称人际交流或人际沟通，是指个体之间直接的信息交流过程，是最基本、最常用的社会传播形式。健康教育中常用的人际传播形式有：咨询、交谈或个别访谈，劝服指导等。按其表现形式可分为：面对面传播，一般通过语言、动作和表情等媒介进行交流；非面对面传播，则通过电话、书信等媒介进行交流。

人际传播具有以下特点。

（1）及时性：人际传播简便易行，不受机构、媒介、时空等条件的限制，可较随意进行。交流中，传、受双方不断交换着自己的传、受角色，接受和发出信息，信息反馈及时，交流充分，双方可以随时了解对方对信息的接受程度和传播效果。例如，有人对你喊一声“小心”，你就会跳起来，望着对方，或皱起眉头或睁大眼睛，这几个动作就是即时反馈；反之，在看电视时，你就无法对节目主持人作出即时反馈。

（2）针对性：传播者可以根据传播对象和传播的信息内容以及传播者自己的意图、目的来选择传播的方式、内容、地点。在进行传播的同时，传播者还可根据受众的接受情况、反映情况等随时调整传播策略，充分运用和发挥传播技巧。这种针对性是大众传播所做不到的。

（3）双向性：人际沟通是一个双向互动的过程，传、受双方相互依赖，共同参与传播行为，共同构成了一个有机整体。

（4）速度慢：与大众传播相比，人际传播的信息量相对较少，在一定时限内信息覆盖的人群数量和信息传播速度远不如前者。

人际传播在将健康信息转化为具体、正确的健康行为方面起到了至关重要的作用。如果人际传播能够配合其他传播媒介综合使用，则可以形成更为全面和有效的健康信息传播网络，提高健康信息的传播效果和行为转化率。

2. 群体传播

群体传播是组织以外的小群体的传播活动，指在一定的规章下，对临时聚合于某一场所、具有一定人数的公众进行传播，适用于不同目的的健康教育与健康促进活动，如收集和传递健康信息、新婚夫妇学习班、糖尿病小组讨论、用药安全知识讲座等。

群体传播具有以下特点。

（1）广泛性：群体传播的场合是相对公开的，信息可以同时覆盖几十人、几百人甚至更多。

（2）综合性：在群体传播中，可以利用人际传播，也可以利用实物，还可以利用电视等媒体进行传播。

（3）及时性：在面对面的交流中，受众能及时反馈自己的意见，使传播者及时调整传播内容，以达到更好的传播效果。

（4）双向性：在群体传播中，传、受双方可以面对面地交流，实现信息交流的双向性。

3. 大众传播

大众传播是指职业性信息传播机构和人员通过广播、电视、电影、报纸、期刊、书籍、传单等大众媒介和特定传播技术手段，向范围广泛、数量众多的社会人群传递信息的过程。

大众传播具有以下特点。

（1）即时性：大众传播一旦发出，立即会产生社会影响。大众传播中某条真实或虚假的消息，可能使很多人受益或上当受骗。

（2）公开性：大众传播内容是公开的、公共的，是一种“公开的说话”，不具有保密性。因而，公开性也是普遍分享性，广大群众可以分享大众传播媒体中的任何信息。

（3）单向性：大众传播属于单向性很强的传播活动，它的传播者特定，传播者与受众通过媒体发生间接联系，很难互换转换角色，信息流动基本上是单向的。受众一般无法要求当面解释与直接提问，信息反馈不及时、反馈速度缓慢而缺乏自发性。

（4）广泛性：受众广泛、分散。受众的多少取决于媒体的传播范围。

（5）超越性：大众传播摆脱了时空的限制，信息传递量大、传播速度快。

4. 网络传播

网络传播是指通过计算机网络进行的信息传播活动。具体来说，就是以现代计算机网络技术和光纤技术为基础，融合计算机网络、电话、有线电视及无线电通信系统的所有功能，对文字、声音、图像或三者结合进行的信息传播。它以全球海量信息为背景、以海量参与者为对象，参与者同时也是信息接收者和发布者，并随时可以对信息做出反馈。网络传播使人类信息传播活动出现了新的飞跃。它的出现不仅使信息传播方式实现了质的改变，而且使地球发生了巨大的变化。网络传播是对以往各种传播的一种全新延伸、全面超越和彻底整合，具有强烈的人性化、时尚化、生活化等特征和大容量性、交互性、多样性等特点。网络传播在健康教育中的应用如下。

（1）健康咨询或网上医院：人们可以通过各种网络聊天工具、电子邮件等进行文字交流、语音交流、视频对话交流。这使得医师、药学服务人员与居民之间能够建立一种直接的、即时的、互动式的沟通渠道。这种新型的健康咨询模式不仅突破了地域和时间的限制，还为人们解决了因为隐私、尴尬或其他原因而不愿意直面医师的问题，同时也节省了一定的就诊时间。

（2）检索健康信息：网络中信息资源丰富，医学药学、健康等方面的信息也很丰富，它们分布在世界各国的服务器、数据库中。人们可以根据自己的需要，检索到感兴趣的信息。

任务实施

一、活动准备

1. 场地准备：模拟社区服务中心。

2. 物品准备：血压计、血糖仪、健康知识海报、PPT、宣传页等。

3. 人员准备：将同学分成若干小组，每组 4 ~ 6 人，一人担任组长，负责分配组内成员任务，共同完成社区健康教育公益宣传活动。

4. 活动准备：了解该社区基本情况、社区居民身体状况及患病情况。

5. 方案策划：明确社区健康教育公益宣传活动策划与组织的原则、方法、要素、流程、突发情况管理办法，并撰写活动方案。

二、活动实施

1. 组织社区居民进场。

2. 按照活动方案，组织实施专题讲座、健康知识海报宣传展示、免费测量血糖血压等活动。

3. 参与活动对象的满意度情况的记录，完成满意度情况调查分析。

4. 活动结束后，恢复活动开展场地，填写活动记录单。

5. 总结工作

（1）撰写活动总结，评价社区健康教育公益宣传活动完成情况并提出整改意见。

（2）总结工作过程，向药店主管汇报活动开展情况。

（3）完成活动资料整理归档。

6. 任务评价

评价细则

评价指标	评价要素
基本素养	能有效接收任务信息
	站在社区居民正前方或侧前方，距离社区居民 1 ~ 1.5 米，说话时眼睛直视社区居民，目光柔和，神态自信
	在整个社区健康教育宣传过程中仪态端庄、注意礼貌用语，沟通表达逻辑清晰

续表

评价指标	评价要素
准备工作	能了解该社区基本情况及居民健康状况，注意沟通礼仪
	能撰写活动方案
	能对开展活动人员进行合理分工，正确准备该活动所需场地、物品
实施活动	能恰当表达对社区居民的关心，主动询问居民需求
	能为社区居民进行正确的血压、血糖测量
	能为社区居民进行健康知识宣讲
	能为社区居民进行健康知识海报宣传展示等健康服务工作
活动总结	能总结本次活动的开展情况
	能撰写活动总结
	服务真诚专业，秉承以人为本的理念和吃苦耐劳、精益求精的职业精神

7. 按照6S企业管理标准清理实训场地。

【知识拓展】

人际沟通技巧

人际沟通技巧是指在人际沟通活动中为有效地达到预期目的而采用的语言和非语言的方式方法。在人际交流活动中，人际沟通技巧都与人的“传播器官”有关，包括语言器官（口）、听觉器官（耳）、视觉器官（眼）。说、听、面部表情、做动作等是人际沟通的基本方式，每一种方式的运用都有一定的技巧，它直接影响交流的效果。

一、说话技巧

1. 使用听者熟悉、易懂的语言。

2. 语气和蔼亲切。

3. 讲话速度适中，避免过快和过慢。

4. 语调应该有高低起伏，不要没有起伏变化。

5. 发音吐词清晰，要让听者能够听清楚。

6. 讲话的语气要生动。

7. 适当重复重要的和不易被理解的话。

8. 在与对方交谈时说话要有停顿与互动，避免长时间自己一个人说话。

9. 尽量避免使用专业词汇，尽量用通俗语言代替专业术语。

10. 恰当地运用举例引证、示范与演示的技巧。

二、倾听技巧

1. 认真倾听，以深入了解对方的观点和认知。

2. 不轻易打断对方的讲话，耐心地等对方讲完。

3. 倾听的过程中，始终保持友好和礼貌的态度，利用各种语言和非语言的方式表示自己在认真听对方讲话，使对方感到被尊重和理解。如用注视对方的眼睛，进行眼神交流；或点头，或作出简单应答，鼓励对方说话。

4. 不急于表达自己的观点，不轻易对对方的言论作出评论。

5. 不应在听他人讲话时做其他事情，如接电话、看文件、看表等。

6. 对敏感的问题更要善于听出话外音，以捕捉真实的信息。

三、提问技巧

1. 提问题时要注意对方的表情和感受，应创造轻松愉快的交流气氛，不要一个问题接一个问题地问。

2. 要设法使对方感到所提问题与自己利益相关，才能吸引对方的注意并促使其回答问题。

3. 对敏感问题的提问形式尤要注意，可以先问一般性问题，再逐步深入询问，不要单刀直入。还要注意选择适宜的交谈环境、时间和地点。也可以采用试探性提问方式。

4. 要了解对方的态度、观点等方面的信息，应该使用开放性问题，避免使用封闭型问题。

5. 与对方探究问题时应特别注意要语气缓和、态度轻松，不可用质问的语气。

6. 要想收集到真实信息，不能进行诱导性提问。

7. 问题尽量简练、明确，不提复合型问题。

四、观察技巧

观察是人际沟通中不可或缺的一部分，它要求我们在交流中细心、全面和敏锐地捕捉对方的言行举止。在交流中，我们需要密切关注对方的面部表情、肢体语言以及语音语调等细微变化。这些非语言信号往往能够透露出对方的真实情感和意图，比单纯的言语更加真实可信。

反馈是人际交流中不可或缺的一环，它对于促进交流和增强沟通效果具有关键作用。恰当的反馈能够让对方感受到我们的关注和理解，从而增强彼此的信任和亲近感；而缺乏或不当的反馈则可能导致交流中断或误解产生。

1. 在倾听对方的陈述时，要集中注意力，并随时用表情、肢体语言来表示自己对对方谈话感兴趣，如微笑、点头等，以鼓励对方继续进行交流（运用积极性反馈技巧）。

2. 恰当运用肢体语言，如点头、摇头、伸大拇指等（运用积极性、消极性反馈技巧）。

3. 支持对方的正确观点和行为要态度鲜明（运用积极性反馈技巧）。

4. 纠正对方错误观点和行为时，要采取和缓、婉转、耐心的态度（运用消极性反馈技巧）。

5. 对有些敏感问题和难以回答的问题可以暂时回避，不做正面解答（运用模糊性反馈技巧）。

6. 对于知识性问题或决策性问题，不要给对方似是而非、含混不清的回答；搞清对方问题的核心，不要答非所问；了解对方的意图，针对问题的实质给予解答。

7. 对于不同人提出的同样的问题，回答可以因人而异。根据当事人的背景、性别年龄、文化程度、宗教信仰、性格等情况给予恰当的回答。

五、非语言沟通技巧

1. 动态肢体语言：以点头表示肯定，以摇头表示否定；微笑、握手表示友好；用亲切的目光注视对方表示尊重。

2. 静态肢体语言：服饰整洁，仪表端庄。

3. 类语言：改变声调节奏，合理运用笑声，可以起到调节气氛的效果。

4. 时间语：如提前到达会场或约会地点，准时赴约，可以给人以信赖感。

5. 空间语：如安静整洁的环境，给人以安全和轻松感。

思考与练习

一、单项选择题

1. 吸烟、酗酒对人体健康的危害属于（　　）。

A. 环境因素　　B. 行为与生活方式因素

C. 生物学因素　　D. 卫生保健服务因素

2. 健康促进的基本内涵为（　　）。

A. 改变人们的个人行为

B. 包含了个人行为改变，政府行为改变两个方面

C. 主要着眼点是个体健康问题

D. 主要着眼点是群体健康问题

3. 健康教育的重点在于（　　）。

A. 个体健康　　B. 群体健康

C. 个体与群体的结合　　D. 解决危险因素

4. 下列属于人际传播的是（　　）。

A. 医师对患者的咨询　　B. 出版书籍

C. 在公共汽车上做广告　　D. 在电视上做广告

二、多项选择题

1. 社区健康教育宣传的特点是（　　）。

A. 形式多样　　B. 对象广泛　　C. 内容有趣　　D. 时间不定

2. 社区健康教育宣传的基本形式主要为（　　）。

A. 组织传播　　B. 人际传播　　C. 群体传播　　D. 大众传播

三、简答题

1. 影响健康的因素有哪些？
2. 请列举健康教育的工作步骤。
3. 健康促进的活动领域有哪些？

四、技能练兵

请为社区居民编制一份健康教育计划书。

任务三十一

药膳与合理进补咨询

药膳是在中医学、烹饪学和营养学理论的指导下，严格按药膳配方，将中药与某些具有药用价值的食物相配，采用我国独特的饮食烹调技术和现代科学方法制作而成的，具有一定色、香、味、形的特殊食品。药膳既不同于一般的中药方剂，又有别于普通的饮食，是一种兼有药物功效和食品美味的特殊膳食。它是中国传统的医学知识与烹调经验相结合的产物，它"寓医于食"，既将药物作为食物，又将食物赋以药用，药借食力、食助药威，二者相辅相成，相得益彰，因而药膳既具有较高的营养价值，又可防病治病、保健强身、延年益寿。因而，中国传统药膳的制作和应用，不但是一门科学，更可以说是一门艺术。

学习目标

知识目标

1. 能阐述中医食材五色跟五脏的对应关系，理解饮食偏盛对人体的影响。
2. 能列举常见合理进补膳食方案。
3. 能明确亚健康人群健康指导目标及内容。

技能目标

1. 能使用社交礼仪接待顾客。
2. 能通过询问顾客的身体情况、饮食偏好等搜集相关信息并给予膳食指导。
3. 能为顾客提供正确的健康教育。

任务引入

顾客王某，女，汉族，58 岁，教师，平时较怕冷。糖尿病病史五年，血糖经药物控制在正常范围。身体虚易感风寒、舌苔淡白，面色黄，活动后稍气喘。无其他服药史，无用药及食物过敏史。请你作为药店医药商品购销员，完成顾客接待，并为其提供药膳饮食建议指导。

相关知识

一、中医药膳的特点

（一）历史悠久

中医药膳起源于数千年前，历史悠久，在历史的长河中一直未被湮灭与淘汰，而中国古代对于药膳的记载，最早可追溯到《周礼》中最早的医官——食医。在现存医药文献及药膳的专科文献中，可以看到药膳原料在不断增多，临床适应证在不断扩大，药膳理论在不断完善，药膳疗效在不断增强。伴随中医学的不断发展兴盛，这种饮食文化不但未被淘汰，反而在中医理论指导下愈加完善和系统，成为一门具有独特体系的学科。也正是由于历史的验证和科学的检验，中医药膳至今仍能展示出它对人类健康的卓越功绩，反映出其独特的本质和价值。

（二）隐药于食

膳食是人体营养物质的主要来源，用以保证人体生长发育及生命活动；药物的重要作用，在于药品的不同性能和功效，能用于调节生命体的各种生理功能、防病治病，促进机体健康。一般来说，用药是治疗疾病的手段，是在疾病状态下使用的方法；而中医药膳是将药物的保健、治疗、预防及增强体质等作用融入日常膳食，使膳食起到补充食物营养和药物防治调节两方面的作用。中华民族的先人们很早就认识到了“药食同源”“食养”“食治”的道理，把膳食与药治有效结合在一起，形成独具特色的“药膳”。这一方法的显著特点是融药物的治疗特性于日常膳食中，使膳食既具有提供机体营养的基本功能，也具有一般食物的色、香、味、形特征，其独特之处在于同时拥有防治疾病、保持健康、改善体质的重要作用。

（三）辨证配伍

辨证论治一直是中医学的重要特点之一。它强调治疗的目的是调节机体整体的阴阳气血，改善机体整体的功能状态，而不是仅仅针对个别的病证。这一原则毫无疑问地更符合21世纪人们关于健康与疾病的新观念。药膳的配伍，始终遵循中医学辨证论治、辨证组方的理论原则与方法，在辨证的基础上配伍组方；始终注重机体阴阳气血、脏腑经脉的偏盛偏衰、用药膳以补偏救弊，使其达到平衡协调的目的。中医药膳有别于现代营养学，它不仅提供机体所需的营养物质，同时融入了治疗手段，可单独治疗或辅助药物治疗疾病。它也有别于单纯药物疗法，创造了以调节饮食为主要治疗手段的新途径，缓解了人们对药物治疗的紧张心理。这种双效作用在理论上的依托就是辨证配伍。

（四）注重调理

药物治疗，一般是在机体具有疾病表现，存在不健康状态时所采取的应对措施，具有很强的针对性。药品的应用虽有补养滋润的目的，但还是以保养正气、祛除病邪为主要目的。从总的原则上说，以治疗疾病为主、调节阴阳气血为辅，一旦正复邪除，原则上即不再施药，而代之以饮食调理。《黄帝内经》中已确立了这一原则。药膳固然对某些疾病具有治疗作用，而其基本立足点，则是通过药物与食物的结合，对机体进行缓渐调理，尤其适用于药物治疗后的康复调理、某些慢性病的缓渐治疗、机体衰弱时的逐步改善、平常状态下的滋补强壮；它不以急功近利为务，而以持久的、日常的调理实现康复疾病、强身健体的目的。因而药膳既可以是药治的补充，同时更是慢性病患者、体弱之人，或机体阴阳气血偏颇者适宜的调理方法。

（五）影响广泛

随着饮食形式的变化，药膳衍变出许多新的形式，成为一类养生防病的特殊食品。它具有普通食物所不能达到的疗效，又具有一般治疗性药物所不具备的膳饮方式，成为适用于各种年龄、性别、疾病状态、生活习惯人群的养生防病方法，适应证极其广泛，广泛流传于我国各民族中。即使在国外亦颇具影响，如今意大利仍盛行的“大黄酒”“杜松子酒”，就是由马可·波罗从我国带回的药膳方改良和发展而来。药膳目前在亚洲其他国家如日本、韩国，乃至欧美等国家和地区，也越来越受到青睐。

二、中医药膳的分类

由于人体有脏腑气血之别，药食有四性五味之异，制膳有煎炒浸炸之殊，药膳也根据人体的不同需要、原料的不同性质、药膳的不同功效，区分为不同类别。

药膳的分类方法很多，古代有关药膳的文献中有多种不同的分类方法。如《食医心鉴》根据疾病将药膳分为15类，每病类又各分粥、菜、酒等不同膳型。《太平圣惠方·食治类》按病将其分为28类，各类亦含粥羹、饼、酒各种膳型。《遵生八笺》根据药膳加工工艺将其分为10余类，如花泉类、汤品类、熟水类、果实面粉类等。《饮食辨录》按膳食原料属性将其分类，如谷类、茶类等。

三、中医药膳的应用原则

中医药膳包含传统中药的成分，且具有药物的性能与功效，因而具有治疗作用。这种疗效类食品，一般必须具有较明确的适应证方能施用，这与药物治疗是一致的。因此药膳不同于一般膳食，施用必须遵循一定的原则。

（一）平衡阴阳

阴阳是概括人体生理、病理的基础理论，代表相互对立统一的因素。阴阳在正常状态下处于平衡状态，即所谓“阴平阳秘”。一旦发生偏盛或偏衰的变化，出现了不平衡，就成为病理状态，表现为不同程度的病症。如阴盛则阳衰、阳盛则阴虚、阴虚则阳亢、阳虚则阴盛，分别表现为实寒证、实热证、虚热证、虚寒证等。调治的原则，须遵循《黄帝内经》中“谨察阴阳所在而调之，以平为期”，即审清阴阳的虚实盛衰所在，恰当地施用药食，以恢复阴阳的平衡。具体做法为“有余者损之”，如阴盛的实寒证必须驱寒以泻阴，阳盛的实热证必须泄热以救阴；“不足者补之”，如阴虚的虚热证当补阴以除虚热，阳虚的虚寒证当温补阳气以祛内外之寒等。当阴阳恢复到平衡状态时，机体即表现为康复。寒热反映阴阳的基本特性，能正确审别寒热，也就能在相应的程度上辨明阴阳。因此，平衡阴阳是施膳的重要原则。

（二）调理脏腑

人体各组织器官的功能，表现为五脏为中心的功能系统，通过相合、开窍、在体、其华等联系，把全部人体功能概括为五大系统，每一脏都代表一个功能系统。临床的多种病症，均以脏腑功能失调为其主要机理，表现为各脏的或虚或实，或此虚彼实，或虚实兼见。五脏之间又存在相互滋生、相互制约的关系，其病理变化，也能够互相影响。而药膳对脏腑功能的调治，就是针对这些病理状态进行的，以达到消除病理状态、恢复人体生理功能的目的。这种调治按照辨证论治理论，对某一脏或补或泻，或对多个相关脏腑进行调理，以恢复正常生理机能。药膳中常用以脏补脏的方法进行调治，如肝病夜盲用羊肝、鸡肝等治疗，肾虚腰痛用杜仲炒腰花治疗，肝阳上亢头晕头痛用天麻蒸鱼头治疗等。

（三）扶正祛邪

中医学认为，当病邪侵袭人体时，会制约或损伤正气，扰乱人体的脏腑气血阴阳。而药膳治疗的目的就是祛除邪气、扶助正气，以正胜邪却，恢复健康。正邪的相争可能出现多种情况，表现出不同病证，如“正气内存，邪不可干”“邪之所凑，其气必虚”等。施膳前必须明确是以正虚为主还是以祛邪为主，是内生病邪还是外侵病邪，然后再决定施膳方法。其基本原则是，邪气盛必须先祛邪，使邪去正复；正气虚甚者宜以扶正为主，使正气复而邪自却。如果邪盛而补正，或正虚而攻邪，都会使病症进一步发展，甚至恶化。

（四）三因制宜

三因制宜是指“因人、因时、因地”制宜。人有男妇、老幼、壮衰之别，对病邪的抵抗力、病后恢复的能力等均存在明显差异。时序有四时寒暑的变更，在时序的更迭中，人体的阴阳气血也在变化，对病邪的抵御能力亦不同。地理的南北高低、环境的燥湿温凉，也会对人体正气产生影响。由于这些差异的存在，对同一病症的施膳就不能千篇一律，必须根据不同的身体情况，制定相应的适宜措施，才能达到良好的调治效果。

因时施膳：春季，天气温暖，荠菜、芹菜、薄荷、菊花可以防治流行病、肝火旺、眩晕耳鸣等证；夏季，天气炎热、多雨潮湿，荷叶粥、绿豆藿香粥、冬瓜薏米粥、扁豆荷叶粥、银花菊花粥能够消暑生津、散热祛湿；秋季，天气凉爽、干燥，南瓜粥、莲藕粥、百合莲子粥、百合杏仁粥、杏仁川贝糯米粥可以养阴清热、润燥止渴；冬季，天气寒冷，狗肉、羊肉汤可以温补阳气。

因地施膳：东南沿海地区气候潮湿，居民易感湿热，感冒时，桑菊薄荷水可以清热除湿；西北高原地区气候寒冷干燥，感冒时，姜糖苏叶水可以温阳散寒、生津润燥。

因人施膳：因年龄、性别等因素不同，不同人的体质也有所不同。只有根据个人体质的特点，选择合理的药膳，才能改善体质，有利健康。

（五）勿犯禁忌

禁忌，是应用药物与药膳时均需注意的问题。禁忌表现在几个方面：一是有些药物相互之间不能配伍应用，如中药配伍的传统说法“十八反”“十九畏”。二是某些特殊状态时的禁忌，如妇女妊娠时各种生理状态都发生了变化，胎儿的生长发育易受外界影响，因而有妊娠禁忌，主要禁用一些性能峻猛或毒性剧烈类药，如大戟、芫花、巴豆等；破血逐瘀类药，如水蛭、三棱、莪术等；催吐类药，如瓜蒂、常山、藜芦等；通窍攻窜类药，如麝香、穿山甲等，以防伤胎、动胎。三是用膳禁忌，俗称忌口，指在应用某些药物或药膳时不宜进食某些药、食。如服用治疗感冒的药膳时，不宜进食过分油腻的食物，以防滞邪；用常山时忌葱，用地黄、首乌忌葱、蒜、萝卜。四是病症禁忌，某些病症也须禁忌某些食物，如高血压忌辛辣，糖尿病忌高糖饮食，体质易过敏者当忌鱼、虾等。

四、中医药膳的药性理论

（一）四性（寒、热、温、凉）

寒和凉之间、热和温之间，是程度上的不同。寒凉属阴，凉次于寒，用于治疗阳热证；温热属阳，温次于热，用于治疗阴寒证。

寒凉药食作用：清热泻火、凉血解毒、滋阴除蒸、泻热通便、清热利尿、清化热痰、清心开窍、凉肝熄风。

温热药食作用：温中散寒、暖肝散结、补火助阳、温阳利水、温经通络、回阳救逆。

平性药食是指寒热界限不明显，药性平和、作用较缓的一类药物、食物，如大米、玉米、党参、山药、甘草等。

（二）五味（辛、甘、酸、苦、咸）

五味的本义是指药物和食物的真实滋味。但药物和食物的滋味不止五种，辛、甘、酸、苦、咸是五种最基本的滋味，因而具有不同的治疗作用。五味不仅是药物味道，更是对食物及药物作用的高度概括。

辛：具有发散、行气、活血、开窍、化湿作用，如萝卜、洋葱、陈皮、生姜、芫荽等，用于治疗气滞、血瘀、窍闭、神昏、湿阻等证。

甘：具有补益和中、调和药性和缓急止痛的作用，如山药、大枣、甘蔗、狗肉、粳米、鸡肉等，用于治疗正气虚弱、肢体疼痛，以及调和药性、中毒解救等。

酸：具有收敛、固涩的功效，如乌梅、五味子、覆盆子等，用于治疗体虚多汗、肺虚久咳、久泻肠滑、遗精滑精、遗尿尿频、崩漏带下等证。

苦：具有清热泻火、泻降气逆、通泻大便、燥湿祛湿、泻火存阴等作用，如苦瓜等，用于治疗热证、火证、实证喘咳、呕恶、便秘、湿证、阴虚火旺等证。

咸：具有泻下通便、软坚散结的作用，如海带、海蜇、淡盐水、鸭肉等，用于治疗大便燥结、瘰疬痰核、瘿瘤、症瘕痞块等证。

（三）升降浮沉

升降浮沉能够反应食物、药物作用的趋向性，用于描述食物、药物的作用性质。

升：上升、升提。

降：下降、逆。

浮：升浮、上行而发散。

沉：重沉、下行泄利。

味辛、甘、淡，性温热之药通常具有升浮的特性，如花、叶、皮、枝等质轻者，炮制方法为酒制、姜炒升散。味苦、酸、咸，性寒凉之药通常具有沉降的特性，如种子、果实、矿物、贝壳等质重者，炮制方法为醋炒、盐炒收敛下行。

升降浮沉作为中药药性理论的一部分，具有重要的临床意义，它指导着医生如何根据病情选择适当的药物，以达到治疗效果。如顺应病位而治：病在上在表者，宜升浮不宜沉降；病在下在里者，宜沉降不宜升浮。逆其病势而治：病势上逆者，宜降不宜升；病势下陷者，宜升不宜降。

（四）归经

归经是药物作用的定位概念，即表示药物作用部位。即主要对某经（脏腑或经络）或某几经发生明显作用，而对其他经则作用小或无作用。

肝经：生地、枸杞、甘蔗、醋等。

心经：百合、牡蛎等。

肺经：罗汉果、白果、枸杞等。

脾经：鸡肉、芡实、无花果等。

肾经：首乌、熟地、芡实、芝麻、枸杞等。

大肠经：南瓜子、葵花子、松子等。

小肠经：莴苣等。

膀胱经：西瓜、田螺等。

胆经：茵陈等。

三焦经：栀子等。

心包经：益母草、钩藤等。

胃经：无花果、竹笋等。

（五）毒性

药物一般具有毒性或副作用，有“大毒”“小毒”“有毒”“无毒”之分。

任务实施

一、活动准备

1. 场地准备：中药药膳室。

2. 物品准备：柜台，不同种类的药材、食材，锅具、刀具等。

3. 人员准备：将同学分成若干小组，每组4~6人，一人担任组长，负责分配组内成员任务，共同完成药膳的方案制定和药膳制作。

二、活动实施

1. 接待顾客

按照规范礼仪及医药商品购销员的职业标准接待顾客。

2. 询问诉求

（1）询问顾客基本信息：顾客是否为患者本人，患者年龄、职业等。

（2）询问症病症状：是否有多尿、多饮、体重下降、头晕等现象，有无低血糖反应，症状持续时间，是否还患有其他疾病。

（3）询问就医史：最近是否就医、是否有定期测血糖等。

（4）询问用药史：是否在同时使用其他药物，使用的药物名称、用药剂量等。

（5）询问过敏史：有无过敏史，过敏药物、食物名称及成分等。

3. 确认进补药膳品种和数量

"根据您多尿、多饮、体重下降、头晕等现象，我建议您进补能够降糖、补充营养和电解质的药膳。"

4. 提出药膳食用指导

告知顾客药膳进补注意事项以及中药用药禁忌；询问顾客家中是否备有药膳熬制工具，如果没有建议购买；也可结合顾客情况向其推荐不同价格的保健品，如补铬锌类维生素胶囊，虫草类滋补品，蜂胶胶囊、苦瓜胶囊和葛根胶囊，金钱草代茶类饮品，给予顾客充分的选择余地。在提出药膳进补指导前应充分评估顾客的健康状况、用药禁忌及用药情况，再根据患者血糖水平、饮食习惯，制定药膳方案并指导实施。

5. 健康指导

可从个人体质、生活环境、日常饮食习惯、药材食材烹制、合理运动等方面对顾客进行健康指导。

6. 任务评价

评价细则

评价指标	评价要素
基本素养	待客接物落落大方，顾客进门必须主动招呼，使用礼貌用语，面带微笑、语调平和，举止端庄大方，不卑不亢
	仪容仪表规范，着装得体，不戴首饰、不染发，指甲干净整洁
	在整个问病荐药过程中仪态端庄，使用礼貌用语，沟通表达逻辑清晰
问病	能了解顾客的基本信息，注意沟通礼仪
	能有效获取顾客的症状、疾病史、用药史、家族疾病史、过敏史及既往健康状况等
药膳方案确定	能根据顾客的疾病或疾病的症状推荐药膳，制定药膳方案，药食选择合理
药膳制作	能恰当表达对顾客的关心，主动询问顾客需求，指导药膳制作
	能准确介绍药品、食物信息，包括药品名称、有效成分、主治功能、规格、有效期等
	能说明药食的不良反应、禁忌证，联合用药的相互作用
	能清楚告知顾客药膳服用剂量、服用时间及服用顺序，并教会顾客做好用药记录
健康指导	能从饮食、运动、情绪等方面对顾客进行健康教育
	能从烟酒、睡眠等生活习惯方面对顾客进行健康指导
	服务真诚专业，秉承以人为本的理念，有培养长期顾客的意识

7. 清场

按照6S企业管理标准清理实训场地。

【知识拓展】

中医药膳：杜仲腰花

【来源】《华夏药膳保健顾问》。

【组成】杜仲12 g，猪肾250 g，黄酒25 mL，葱50 g，味精1 g，酱油40 mL，醋2 mL，干淀粉20 g，大蒜10 g，生姜10 g，食盐5 g，白砂糖3 g，花椒1 g，食用油100 g。

【制作方法】1. 杜仲以水300 mL熬成浓汁，过滤杜仲渣。2. 在浓汁中加干淀粉、黄酒、味精、酱油、白砂糖搅拌成芡糊状，分成3份待用。3. 猪腰子剖为两片，刮去筋膜，切成腰花。4. 生姜去皮，切片；葱洗净切成节，待用。5. 炒锅烧熟，入油，烧至八成热，放入花椒烧香，再投入腰花、葱、姜、蒜，快速炒散，沿锅倾入芡汁与醋，翻炒均匀，起锅装盘即成，佐餐食。

【功效】补肾益精，健骨强体。

【应用】肾精亏虚证。适用于肾虚腰痛膝软，阳痿遗精，耳鸣眩晕，夜尿频多。还可用于肾炎、高血压、性功能低下者的膳食调理、辅助治疗。无病常食，具有强身健骨的滋养作用。

【方解】本方所治之证为肾虚所致，治宜补肾精、强筋骨。本方以杜仲、猪肾为主。猪肾具有补肾气、助膀胱等功能，常用于治疗肾虚腰痛、骨软脚弱、遗精盗汗等症，《名医别录》称其“和理肾气，通利膀胱”。杜仲甘温，入肝、肾经，能补肝肾、壮筋骨，《本草再新》认为其“充筋力，强阳道”。猪肾益精滋血助阳，杜仲入肾经壮阳气，二者相伍，可阴阳并调，而以滋化阳气偏重，故全方位助阳健身为主之药膳方。

【使用注意】本膳作为佐餐，对于肾阳虽虚，而尚不甚严重者具有调养作用。阳虚较重者，则本方力有未逮，但若长服则可缓以收功，仍具有较好功效。阴虚火旺者非本方所宜。

思考与练习

一、单项选择题

1. “三因”制宜是指（　　）。

A. 因时、因人、因地　　B. 因季节、因天气、因爱好

C. 因天、因地、因人　　D. 因身份、因地位、因性别

2. 以下表述正确的是（　　）。

A. 多吃反季水果　　B. 冬天多吃西瓜

C. 春天可吃荠菜　　D. 春天应多吃冬瓜

3. 下列食物，体质过敏者不宜多食用的是（　　）。

A. 蔬菜　　B. 水果　　C. 面食　　D. 鱼虾

4. 下列食物，糖尿病患者不宜多食用的是（　　）。

A. 苦瓜　　B. 西瓜　　C. 洋葱　　D. 木耳

5. 醋入（　　）。

A. 肝经　　B. 心经　　C. 胃经　　D. 小肠经

二、判断题

1. 茵陈入胆经。（　　）
2. 无花果入胃经。（　　）
3. 玉米偏热性。（　　）
4. 高血压患者可以多食用辣椒、洋葱。（　　）
5. 冬天可以多食用羊肉。（　　）

客观题参考答案

模块一　药学服务导言

任务一　药学服务礼仪

一、单项选择题

1. D　2. A　3. C　4. C　5. A　6. C　7. C　8. D

二、多项选择题

1. ABD　2. ABCD　3. ACD　4. ABCD　5. ABC

任务二　药学服务技术规范

一、单项选择题

1. D　2. C　3. D　4. D　5. B

二、多项选择题

1. ABCDE　2. ABCD　3. ABCD　4. ABD　5. ACD

模块二　处方调配与处方分析

任务三　药品处方调配

一、单项选择题

1. A　2. C　3. C　4. D　5. B　6. A

任务四　中药处方调配

一、判断题

1. ×　2. √　3. ×　4. ×　5. ×　6. ×　7. √　8. ×　9. ×
10. √

模块三　常见病用药指导

任务五　口腔溃疡用药指导

一、配伍选择题

1. C　2. A

二、填空题

1. 7～10　2. 地塞米松贴片　3. 冰硼咽喉散　4. 泼尼松　5. 30

6. 西地碘含片　7. 念珠菌感染　8. 饮酒或饮用含酒精的饮料

任务六　牙周炎用药指导

一、单项选择题

1. A　2. D　3. D　4. A

二、多项选择题

1. ABCD　2. ACD　3. AB　4. AC　5. ABCD　6. AC

任务七　痤疮用药指导

一、单项选择题

1. B　2. A

二、多项选择题

1. ABCD　2. ABD

任务八　手足癣用药指导

一、单项选择题

1. C　2. D　3. D

二、多项选择题

1. ACD　2. CD

三、判断题

1. ×　2. √　3. √　4. ×

任务九　急性上呼吸道感染用药指导

一、单项选择题

1. C　2. A

二、多项选择题

1. ABD　2. ABCD　3. BCD　4. ABCD　5. ABD

任务十　慢性咽炎用药指导

一、单项选择题

1. D　2. C　3. C

二、多项选择题

1. ABCD　2. ABCD

三、判断题

1. ×　2. ×　3. √　4. √　5. √

任务十一　气管炎用药指导

一、单项选择题

1. D　2. A　3. A　4. D　5. A　6. D

二、多项选择题

1. AC　　2. ABC　　3. ABCD

三、判断题

1. ×　　2. √　　3. √　　4. √　　5. √

任务十二　哮喘用药指导

一、单项选择题

1. D　　2. B

二、多项选择题

1. ABC　　2. ACD

任务十三　消化不良用药指导

一、单项选择题

1. A　　2. D　　3. D　　4. B　　5. B

二、多项选择题

1. ABCD　　2. AB

三、判断题

1. √　　2. √　　3. ×　　4. √　　5. √

任务十四　急性胃肠炎用药指导

一、单项选择题

1. B　　2. C　　3. D　　4. C　　5. A

二、判断题

1. ×　　2. ×　　3. √　　4. ×　　5. √

任务十五　消化性溃疡用药指导

一、单项选择题

1. B　　2. C　　3. C

二、多项选择题

1. BC　　2. AC　　3. ABD

三、判断题

1. ×　　2. ×　　3. √　　4. ×

任务十六　慢性乙型肝炎用药指导

一、单项选择题

1. C　　2. C　　3. A

二、多项选择题

1. ABD　　2. ABC

三、判断题

1. ×　　2. ×　　3. √　　4. ×　　5. √

任务十七　高血压用药指导

一、单项选择题

1. C　2. D　3. B　4. C　5. A

二、多项选择题

1. ABCD　2. ABD　3. ABCD　4. ABCD　5. ABD

三、判断题

1. ×　2. ×

任务十八　冠心病用药指导

一、单项选择题

1. D　2. D　3. A　4. D　5. B　6. D　7. D　8. D　9. C

任务十九　糖尿病用药指导

一、单项选择题

1. C　2. B

二、多项选择题

1. ABCD　2. BCD

任务二十　贫血用药指导

一、单项选择题

1. C　2. C　3. B　4. C　5. D　6. C

二、多项选择题

1. ABCD　2. ABCD

任务二十一　骨质疏松用药指导

一、单项选择题

1. A　2. A　3. D　4. A　5. B　6. D

二、多项选择题

1. AB　2. ABCD　3. ABCD

任务二十二　失眠用药指导

一、单项选择题

1. C　2. A　3. C　4. B

二、多项选择题

1. ABD　2. ABCD　3. AB　4. ABCD　5. ABCD

任务二十三　阴道炎用药指导

一、单项选择题

1. C　2. A　3. A　4. C　5. B

二、多项选择题

1. ABCD　2. ABCD　3. ABCD　4. CD

模块四 安全用药指导

任务二十四 解读药品说明书

一、单项选择题

1. A 2. B 3. A

二、多项选择题

1. ABC 2. ABCD

三、判断题

1. √ 2. √ 3. √ 4. ×

任务二十五 用药错误防范

一、单项选择题

1. D 2. A 3. A

二、多项选择题

1. ABCD 2. ABCD

三、判断题

1. √ 2. √ 3. √ 4. √

任务二十六 特殊人群用药指导

一、单项选择题

1. D 2. A 3. D 4. D 5. D

二、多项选择题

1. ACD 2. AB 3. ABCD 4. ABC

任务二十七 药物不良反应监测

一、单项选择题

1. A 2. B 3. C 4. B 5. C 6. A 7. D 8. D

二、多项选择题

1. ABCD 2. ABCD

模块五 医疗器械推荐及使用

任务二十八 常用医疗器械推荐及使用

一、单项选择题

1. D 2. C 3. B 4. C

二、多项选择题

1. AB 2. ABCD

模块六 药学综合服务

任务二十九 社区用药咨询服务

一、单项选择题

1. C 2. B 3. D 4. D 5. D

二、多项选择题

1. ABCD 2. ABC

任务三十 健康教育与健康促进

一、单项选择题

1. B 2. B 3. D 4. A

二、多项选择题

1. ABCD 2. BCD

任务三十一 药膳与合理进补咨询

一、单项选择题

1. A 2. C 3. D 4. B 5. A

二、判断题

1. √ 2. √ 3. × 4. × 5. √

参考文献

［1］万春艳，耿秀美. 药学服务技术［M］. 北京：化学工业出版社，2012.

［2］宋卉，吴争鸣. 药学服务技能与药师岗前培训教程［M］. 北京：中国医药科技出版社，2009.

［3］王桂梅，于勇. 药店零售与服务技术［M］. 2 版. 北京：中国医药科技出版社，2021.

［4］国家执业药师资格认证中心. 药学服务实务［M］. 北京：中国医药科技出版社，2016.

［5］中国手癣和足癣诊疗指南工作组. 中国手癣和足癣诊疗指南（科普版 2022）［J］. 中国真菌学杂志，2022，17（2）：89－93.

［6］兰晓鸥. 手足癣的诊断和治疗［J］. 中国实用乡村医生杂志，2020，27（7）：33－34.

［7］张敏敏. 消化性溃疡诊断与治疗共识意见［J］. 胃肠病学，2023，28（4）：208－225.

［8］胡伏莲. 消化性溃疡发病机制的现代理念［J］. 中华消化杂志，2005（3）：189－190.

［9］中华医学会肝病学分会，中华医学会感染病学分会. 慢性乙型肝炎防治指南（2022 年版）［J］. 中华肝脏病杂志，2022，30（12）：1309－1331.

［10］林星虹. 高血压分类及防治新概念［J］. 医学综述，2004（10）：606－608.

［11］代鲜鸽，别小宁，张爱萍，等. 高血压患者实施健康教育的效果评价［J］. 临床护理杂志，2011，10（1）：27－30.

［12］付作林. 冠心病的分型诊断与临床决策［J］. 山东医药，2011，51（23）：111－112.

［13］刘洋，曹丽娜，徐悦，等. 冠心病患者的健康教育与康复指导［J］. 中国中医药现代远程教育，2010，8（15）：116.

［14］张艳红. 论药学职业道德在药房工作中的意义［J］. 大家健康（学术版），2015（1）：251.

[15] 刘国英. 新形势下提升药学服务之我见 [J]. 中国民族民间医药, 2011, 20 (8): 12－13.

[16] 赖琪, 包旭, 牛犇. 药学信息服务的基本概念与发展 [J]. 中国执业药师, 2008, 5 (7): 26－30.

[17] 耿魁魁, 刘圣沈, 沈爱宗. 基于医院信息系统开展药物警戒的探索 [J]. 中国药物警戒, 2012, 9 (2): 77－80.

[18] 国家药品监督管理局执业药师资格认证中心. 药学综合知识与技能 [M]. 8 版. 北京: 中国医药科技出版社, 2024.

[19] 江景芝, 王海平. 疾病概要 [M]. 北京: 科学出版社, 2016.

[20] 侯志飞. 药学综合知识与技能 [M]. 北京: 化学工业出版社, 2012.

[21] 涂宏, 刘丽英. 常见病联合用药手册 [M]. 北京: 中国医药科技出版社, 2021.

[22] 陈维红. 药师用药交代实用手册 [M]. 北京: 人民卫生出版社, 2020.

[23] 张石革. 药师咨询常见问题解答 [M]. 4 版. 北京: 化学工业出版社, 2020.

[24] 中华医学会消化病学分会胃肠动力学组. 中国功能性消化不良专家共识意见 [J]. 中华消化杂志, 2016, 36 (4): 217－229.

[25] 李振新, 彭电. 实用药学服务技术 [M]. 北京: 化学工业出版社, 2021.

[26] 刘辉. 常见疾病用药手册 [M]. 广州: 广东科技出版社, 2018.

[27] 樊予惠. 药学服务技术 [M]. 郑州: 郑州大学出版社, 2015.

[28] 朱依谆, 殷明. 药理学 [M]. 7 版. 北京: 人民卫生出版社, 2011.

[29] 张守明. 常见病中西医诊断及合理用药 [M]. 北京: 中国医药科技出版社, 2016.

[30] 杜明华, 吴宏. 常见病用药指导 [M]. 北京: 中国医药科技出版社, 2013.

[31] 李俊. 临床药理学 [M]. 北京: 人民卫生出版社, 2013.